U0299567

流行病的故事

从霍乱到埃博拉

Pandemic

〔美国〕索尼娅·沙阿 著

Sonia Shah

苗小迪 译

Tracking Contagions,
from Cholera to
Ebola and Beyond

译林出版社

图书在版编目（CIP）数据

流行病的故事：从霍乱到埃博拉 ／（美）索尼娅·沙阿（Sonia Shah）著；苗小迪译.
—南京：译林出版社，2021.11
（医学人文丛书 ／ 梁贵柏主编）
书名原文：Pandemic: Tracking Contagions, from Cholera to Ebola and Beyond
ISBN 978-7-5447-8780-2

I.①流… II.①索… ②苗… III.①流行病学－医学史－世界
IV.①R18-091

中国版本图书馆 CIP 数据核字（2021）第 129523 号

Pandemic: Tracking Contagions, from Cholera to Ebola and Beyond by Sonia Shah
Copyright © 2016 by Sonia Shah
Published by arrangement with Farrar, Straus and Giroux, New York.
All rights reserved.
Simplified Chinese edition copyright © 2021 by Yilin Press, Ltd

著作权合同登记号　图字：10-2020-311 号

流行病的故事：从霍乱到埃博拉　[美] 索尼娅·沙阿 ／ 著　苗小迪 ／ 译

策　　划　　潘梦琦
责任编辑　　黄文娟
装帧设计　　周伟伟
校　　对　　孙玉兰
责任印制　　单　莉

原文出版　　Farrar, Straus and Giroux, 2016
出版发行　　译林出版社
地　　址　　南京市湖南路 1 号 A 楼
邮　　箱　　yilin@yilin.com
网　　址　　www.yilin.com
市场热线　　025-86633278
排　　版　　南京展望文化发展有限公司
印　　刷　　徐州绪权印刷有限公司
开　　本　　850 毫米×1168 毫米　1/32
印　　张　　13.625
插　　页　　4
版　　次　　2021 年 11 月第 1 版
印　　次　　2021 年 11 月第 1 次印刷
书　　号　　ISBN 978-7-5447-8780-2
定　　价　　68.00 元

主编序
生命、医学和人文故事

在我们能看到的所有现象中，生命现象是最神奇的。

伟大的美国物理学家理查德·费曼在他的畅销书《费曼物理学讲义》的开篇指出："如果某种大灾难摧毁了所有的科学知识，我们只有一句话可以传给下一个（智慧）物种，那么用最少的词汇来表达最多信息的陈述是什么？我相信这应该是原子假设，即万物都是由原子构成的。这些微小的粒子一刻不停地运动着，在彼此分离时相互吸引，但被挤压在一起时又会相互排斥。只要略加思考和想象，你就可以从那句话中得到关于这个世界的大量信息。"

"一切生命世界的行为都可以被理解为原子的颤动和扭动。"

一堆杂乱无章的原子在一定物理规则之下排列组合，变成了性质各异的分子，这是生命的物质基础，我们所了解的所有生命，都是建立在这个物质基础之上的；一堆性质各异的分子在一定物理规则之下排列组合，又变成可以从外界获取能量，从而完成自我复制的细胞，这是生命的原始状态。我们所知道的所有生命，都是从一个细胞开始的；一堆完全相同的细胞，在外界能量驱动下不断复制的过程中出现了几个随机的错误，生成了性质各异的新细胞，这是生物世界多样性的基础，我们所看到的各种美丽的生命形式，竟然都源于这些"不经意的复制错误"……

细胞的协同形成了器官，器官的协同塑造了小草和大树，塑造了小狗和大象，也塑造了你和我。

下一次，当你看到一棵枝叶被压弯的小草，奋力托起一滴露珠，在阳光里闪烁着晶莹；当你看到一株挺直了躯干的大树，轻松抖落一身雪花，在乌云下舞动着狂野；你是否会想：若干年前，我们都曾是一堆杂乱无章的原子？

下一次，当你看到一条摇头摆尾的小狗，当你看到一头步履沉重的大象，你是否会想：曾经有一天，我们都只是一个尚未分裂的卵细胞？

科学把我们带到了生命的源头。

费曼教授在谈及生命现象时还指出："我相信，（艺术家）看到的美丽对我和其他人来说也都是可以看到的，尽管我可能不如他在审美上那么精致……我也可以欣赏花朵的美丽，但我对花的了解比他所看到的外观要多。我可以想象其中的细胞和内部的复杂机制。我的意思是，（花朵）并不只在宏观的尺度上很美，在微观的尺度上，它们的内部结构和进化过程也很有美感……科学知识只会增加花朵的美感和神秘感，人们对花朵更加兴趣盎然、惊叹不已。"

将在10个月后长成你的那个受精卵细胞开始分裂了。

在第7周时，当超声波的探头第一次"听"到你的心跳，你的整个"躯体"才一颗蓝莓那么点大！

到了第9周，你长到了一颗樱桃的大小。你已经不再是胚胎，而是已发展为胎儿，虽然消化道和生殖器官已形成，但即使是最有经验的技术员，要辨出你是男孩还是女孩尚为时过早。

第15周到了，你仍旧只有一个苹果的大小，但你的大脑已经开始尝试控制你的肌肉。你能够活动肢体，甚至可以翻跟斗，吮吸大拇指的"坏习惯"也有可能已经形成了，但是你妈妈还不知道，也管不到你。

在第23周时，你猛增到一个木瓜的大小。这时你的听力已经相当发达，开始能识别妈妈的声音，以免日后一"出门"就认错了人。至于爸爸的声音嘛，没那么重要，再等一个月（第27周）吧。

第32周到了，你差不多是一颗大白菜的尺寸。这时你的味蕾已基本长成，你会在吞咽羊水的时候知道妈妈今天是不是吃了大蒜。你没有选择，只能习惯于妈妈常吃的食物，日后挑食也不完全是你的责任哦。

终于到第 39 周，你已经长到了一个西瓜的大小，感到了周围空间的狭小，稍稍展臂和伸腿都会引来妈妈的注意和安抚。于是你们俩默默地"商量"：时机成熟的话就到外面的世界去（来）看看吧。

从第一声响亮的啼哭开始，你踏上人生的旅途，义无反顾地一路走去。虽然欢笑多于苦恼，但是每个人都会生病，这是生命的一部分。

没有人能真正记住第一次生病吃药的感受：妈妈说你很乖，不哭也不闹；爸爸却说你一口全吐了出来，弄脏了他的衣裤。也没人能真正回忆起第一次看病打针的情形：妈妈说你很勇敢，还冲着打针的护士阿姨笑呢；爸爸却说你哭得那个惨啊，两块冰激凌才止住。

因为每个人迟早都会生病，所以我们有了医药学，一门专门研究疾病与治疗的学问。千百年来，医药学的精英们一直在探究生命的奥秘、疾病与健康的奥秘。在 21 世纪的今天，我们对于生命、疾病和健康的认知达到了不可思议的深度和广度。

1981 年 4 月 26 日，在迈克尔·哈里森医生的主持下，美国加利福尼亚大学旧金山分校医院进行了世界上首例成功的人类开放式胎儿手术。接受手术的孕妇腹中的胎儿患有先天性的尿路阻塞，出现了肾积水，这很可能导致胎儿在出生之前就肾脏坏死，危及生命。为了抢救胎儿的生命，做手术的医生给胎儿做了膀胱造口术，在胎儿的膀胱中放置了一根临时性的导管让尿液正常释放。胎儿出生之后，医生又进行了尿路再造手术，彻底解决了这个婴儿的遗传缺陷。

也许你开始想象，手术时这个胎儿才多大？他能感觉到疼痛吗？做这个手术的医生必须何等精准？也许你还会想：这种先天性的遗传缺陷是如何发现的？是哪一种先进的诊断技术隔着肚皮还有如此高的可信度，可以让接诊的医生如此精准地知道是胎儿的尿路出现了阻塞？

每年在美国出生的约400万婴儿中，约有12万（约占3%）患有某种先天性缺陷，其中一部分可以在出生后得到成功治疗。随着胎儿影像学和各种无创产前检查技术在过去几十年中取得突破性进展，我们对胎儿发育的了解也有很大程度的提高，越来越多的诊断工具使我们能够更精确地识别胎儿发育过程中出现的病情及其恶化的程度和速度，同时辅助我们开发新的医疗技术来帮助子宫内的胎儿早日康复。

如今，胎儿治疗被公认为儿科医学中最有前途的领域之一，而产前手术正成为越来越多具有先天缺陷的婴儿的一种治疗方案。在婴儿出生之前我们就可以相当准确地了解其发育和成长，及时发现可能出现的病变并实施治疗，这是所有家长的祈盼，也是几代医生的夙愿。

2012年4月17日，年仅7岁的美国女孩艾米丽成为第一个接受"融合抗原受体疗法"（Chimeric Antigen Receptor Therapy，简称CAR-T疗法）治疗的儿科患者。在其后的几个星期里，费城儿童医院的医生从艾米丽的血液中提取她的免疫T细胞，将其在体外培养，然后用最先进的生物工程技术对这些免疫T细胞进行了化学修饰，使得这些免疫T细胞能有效识别正在艾米丽体内野蛮生长的癌细胞。体外实验成功之后，这些修饰后的（融合抗原受体）免疫T细胞被重新植入艾米丽的血液中，再次与癌细胞决一死战。

从5岁开始，勇敢的艾米丽与一种最常见的儿童癌症——急性淋巴细胞白血病——顽强地抗争了两年，她的医生穷尽了当时已有的一切治疗方法，在短暂的疗效之后，癌细胞总是一次又一次卷土重来，侵蚀着她越来越虚弱的生命。这一次会有不同的结果吗？修饰后的免疫T细胞移植后，剧烈的免疫反应开始了，昏迷中的艾米丽在生与死的边缘足足挣扎了两个星期。她战胜了死神，苏醒过来，随后的测试震惊了所有人：癌细胞不见了，而那些修饰后的T细胞仍然在那里，准备清除任何试图卷土重来的癌细胞。

在许多人的眼里，这样的描述似乎只应该出现在科幻作品而不是科普作品中。如今，随着基因编辑技术的突飞猛进，我们的医疗技术已经精准到了患者免疫细胞表面标记分子的水平，大概不能更精准了。当然这只是开始，在分子水平和细胞水平上，我们对疾病和健康的了解才刚刚揭开了一角，还有许许多多的未知等着我们去深入探索。

如果说产前手术与CAR-T疗法代表了医药学发展的深度，那么全球基础公共卫生系统的建设和疫病防控则体现了医药学涉及的广度。例如，天花病毒被牛痘疫苗彻底灭绝，引起河盲症的盘尾丝虫已经在伊维菌素的围剿下成为濒危物种……

2019年6月18日，世界卫生组织在官方网站以"从3 000万到零：中国创造了无疟疾的未来"为题发文，高度赞扬中国人民在消除疟疾上所取得的成就：自2016年8月以来，中国尚未发生任何疟疾本地病例。

在20世纪40年代，中国每年有大约3 000万例疟疾，其中有30万人死亡。1955年，中国卫生部制定了《国家疟疾防控规划》，各社区团结一致，改善灌溉条件，减少蚊子滋生地，喷洒杀虫剂并推广使用蚊帐。地方卫生组织建立了防控体系，以尽早发现病例并及时制止疫情的蔓延。到1990年底，全国疟疾病例总数下降到12万左右，疟疾相关的死亡人数减少了95%。从2003年开始，在全球抗击艾滋病、结核病和疟疾基金的支持下，中国卫生部门加强了培训和灭蚊措施，人员配备、实验室设备、药品等方面都有改善。在其后 10 年间，全球基金提供了总计超过 1 亿美元的支持，帮助中国的 762 个县终结了疟疾，使每年的疟疾病例数减少到不足 5 000 例。

2010 年，中国提出了一个宏大的计划：在 2020 年之前消除疟疾，这是对 2000 年世界卫生组织《千年发展目标》中的疟疾目标的回应。为了达到这一目标，中国实施了一种高效的监测策略，在病例传播之前迅速发现并制止疟疾，它被称为"1-3-7"策略：在 1 天内必须报告任何疟疾病例；到第 3 天结束时，县疾控中心将确认并调查该病例，确定是否存在传播风险；到第 7 天结束时，县疾控中心将采取措施确保不再传播，包括对发现疟疾病例的社区成员进行检测。

在 2016 年上半年，全国范围内仅报告了 3 例本土疟疾病例，在 2017 年、2018 年和 2019 年均未发现本土病例，实现了 3 年无病例、彻底消灭疟疾的预定目标。

这是一项很了不起的成就，但是我们离高枕无忧的日子还差得很远。随着全球人口持续增长，全球化经济持续发展，对抗传染性疾病的基础公共卫生建设正面临着新的挑战。2020 年，新型冠状病毒引发全球疫情，很及时地给我们敲响了警钟。截至近日，全球被感染人数已经超过 250 万，死亡人数也超过 20 万，同时还造成了全球性的经济停摆，各种次生危机与相关的生命和财产损失也将是前所未有的。

有各国政府的高度关注和积极行动，有众多民间组织的志愿加入，有医药界的全力救治和疫苗及药物研发，人类终将凭借集体智慧战胜疫情。但是我们必须警钟长鸣，进行更多的战略投资和储备，健全及时的多重预警系统，才有能力应对各种可能的全球性健康威胁；我们必须携起手来，实现公共卫生资源与信息的共享，因为疫病是我们共同的敌人。

我们走在人生旅途上，有着各自不同的节奏、色彩和旋律，但是我们每个人的结局没有丝毫悬念，哪怕百转千回，必定殊途同归。

英国著名生物学家、教育家理查德·道金斯在他的畅销书《解析彩虹：科学、虚妄和对奇观的嗜好》中写道："我们都将死去，因为我们都是幸运儿。绝大多数人永远也不会死，因为他们根本就没有出生。那些本来可以成为你我，但实际上永远看不到这一天的人，加起来比阿拉伯的沙粒数目还要多。那些未出生的灵魂中肯定有比约翰·济慈更伟大的诗人，比艾萨克·牛顿更伟大的科学家。我们可以肯定这一点，因为我们的DNA可能造出的人数要远远超过实际出生的人数。在这种令人感到渺小的赔率中，却是你和我，本着我们的平常心，来到了这里。我们这些赢得了出生彩票而享有特权的少数人，怎么还能因为我们都要不可避免地回到出生前的状态而发牢骚？绝大多数人根本就没有这个机会！"

与生的权力一同降临你我的，是死的归宿。

普利策奖获奖作品《拒绝死亡》（*The Denial of Death*）的作者厄内斯特·贝克尔指出：死亡的威胁始终困扰着我们，但同时也激励着我们。贝克尔认为，我们有许多行为都源于对死亡的恐惧，都是为了减轻我们对即将不复存在的恐惧而进行的无谓努力。在这种恐惧心理的影响下，我们很难以一种平常心去面对死亡，以及死亡带给我们的悲伤。

2017 年 4 月 20 日，在生命的最后一个早晨，87 岁的查理·埃默里克和 88 岁的弗朗西·埃默里克紧紧地手牵着手，这对住在美国俄勒冈州波特兰市的老夫妇已经结婚 66 年了。

查理退休前曾经是一位受人尊敬的五官科医生，在 2012 年被诊断出患有前列腺癌症和帕金森病。在与多种疾病的抗争中，查理的健康状况愈来愈糟糕，生活质量每况愈下。他夫人弗朗西曾在查理工作过的一家印度医院负责营销和公共关系工作，晚年后一直被心脏病和癌症严重困扰，健康状况极不稳定。

2017 年初，查理感觉到终点正在临近，得知自己可能只剩下 6 个月的时间了，便跟弗朗西开始认真地讨论他们人生的最后选项：在何时何地以何种方式有尊严地死去？埃默里克夫妇仔细研究了俄勒冈州《尊严死亡法》的规定，该法律要求两名以上不同的医生进行检查，确定生存期6个月或更短的预后，并多次确认意图以及患者自行摄入致死性药物的能力，整个程序不得少于15天。非营利机构俄勒冈生命终选（End of Life Choices Oregon）的资深专家为埃默里克夫妇提供了专业的咨询，解答了他们和亲属的各种相关问题。

埃默里克夫妇做出了他们自己的选择。

在那个最后的早晨，查理和弗朗西坐在轮椅里来到大厅，与家人告别，然后紧紧地手牵着手，在处方药物的辅助下一起平静地离开了这个令人留恋的世界，他们的遗体捐赠给了科学研究。

女儿和女婿在二老的许可下记录了他们的谈话和准备工作，直到最后时刻，记录下他俩最终抉择的背景以及坚定的信念。这本来只是为家人留作纪念的，但最终埃默里克夫妇同意将这些影像记录剪辑成短片《生与死：一个爱情故事》，公之于众。"他们没有遗憾，没有未了的心愿。感觉这就是他们的时刻，知道他们能永远在一起真是太重要了。"女儿如是说。

自俄勒冈州1997年成为美国第一个将医学辅助死亡合法化的州以来，已经有1 000多名临终的患者在那里完成了医学辅助死亡。从许多方面看，医学辅助死亡仍旧极具争议，但关于死亡的选择和讨论是十分有必要的。

如今在发达国家里，绝大多数人死于繁忙的医院或养老院中，通常是在医生和护理人员的陪伴下。殡仪馆迅速移走死者并进行最后的护理和化妆，几天后在殡仪馆或教堂举行短暂的仪式，随后下葬或火化，一切就结束了。

我们能做得更好吗？如果可能的话，每个人是不是都应该在何时何地死亡方面有所选择？这不再是科学问题，而是人文的问题。

我们讲述生命的故事，在任何一个尺度上它们都是如此神奇美妙。我们讲述医学的故事，从防疫到治疗，它们都是如此鼓舞人心。我们讲述来自生命和医学前沿的人文故事：有急救病房的生死时速，也有重症监护室的悲欢离合；有法医显微镜下的蛛丝马迹，也有微生物世界里的隐秘凶手；有离奇死亡的扑朔迷离，也有临终关怀的爱与尊严……

译林出版社的"医学人文丛书"讲述的就是这样一些扣人心弦的故事。

医学人文丛书主编

梁贵柏

2020 年 4 月于美国新泽西

大流行（pandemic）：源自古希腊语"所有"（pan）和"人民"（dēmos），一种暴发并传染到整个国家、大洲或整个世界的疾病。

瘟疫究竟意味着什么？生活，仅此而已。

——阿尔贝·加缪

目录

导论　霍乱之子

霍乱杀人迅猛，其间没有冗长的健康衰退过程。新近感染者一开始还感觉良好，但不出半日，霍乱便会排空他或她的体液，仅留下一具蓝色的尸囊。

正因如此，感染之初，你甚至能在酒店享用一顿不错的早餐，吃着单面煎蛋，抿一口温热果汁。你可以开车通过漫天风沙、坑坑洼洼的道路，前往机场。在机场排队时，你也会自觉状态良好。哪怕这位杀手已悄然潜入你的消化道，你仍能将背包放入安检机器，甚至在咖啡馆买个羊角面包，在店门口一张凉爽的压模塑料椅上享受片刻喘息，等到广播沙沙作响，通知你的航班开始登机。

直到你迈过登机桥，寻着属于自己的那张微微破裂的软垫座位，你体内那个外来者才会在一次致命的、爆炸式的腹泻冲击中显露面目，突然间残酷地中断了你的这次越洋旅行。若没有现代医疗迅速提供救助，你面临的将是

50%的幸存率。

2013年的夏天，同样的故事就发生在美国精神航空公司从海地太子港飞往佛罗里达州劳德代尔堡的952次航班，坐在我前面的那位乘客身上。霍乱正在侵袭那个男人，而余下被困在登机门和飞机之间的闷热大厅里的乘客则准备登机。我们等待期间，机舱内正在进行紧急消毒。机组人员并未告知我们航班延迟一小时起飞的原因。一位工作人员从飞机里疾奔而出，穿过大厅去拿更多的补给品，不耐烦的乘客对他发出了一连串的质疑。他转过头吼着解释道："一个男的拉裤裆里了。"当时海地正处于一场可怕的霍乱疫情中，人们一听便清楚发生了什么。

如果这个患病男性的感染时间推后一两个小时，而且在我们都已就座之后才发病，我们的胳膊会和他的在共享的狭窄座位扶手上推搡，膝盖彼此擦磨，会触碰他也碰过的头顶行李柜，病原体就可能直驱我们体内。我曾在治疗霍乱的诊所和饱受霍乱侵袭的社区里四处探访疫情，却未曾料想这种可怕的病原体几乎在我的归途航班上找到了我。

会造成下一波潜在的世界级流行病疫情的微生物（或病原体）其实就在我们周围。我们尚不清楚它的名字或发源地，但可以先管它叫"霍乱之子"，因为我们知道它很可能会沿着霍乱走过的道路前进。

霍乱只是能在当代引发疫情的几种病原体之一，其他还包括腺鼠疫、流感、天花和艾滋病病毒，这些流行病能在人群间广泛传播。但霍乱在这些流行病中比较特殊。跟鼠疫、天花和流感相比，霍乱的出现和传播过程自源头起就被人类记录在案。自两个世纪前首次出现后，霍乱一直很活跃，它带来死亡和混乱的力量从未衰减，952次航班上的景象便是明证。而且，与艾滋病病毒这样相对新出现的病原体不同，霍乱在流行病中已经是个老手了。在2010年海地发生的最新霍乱疫情中，它已经带走了七条生命。

如今，人们认为霍乱只发生在贫穷国家，但并非总是如此。在19世纪，霍乱袭击了当时世界上最现代、最富裕的城市，富人穷人都不放过，从巴黎和伦敦一路杀到纽约和新奥尔良。1836年，霍乱在意大利夺走了法兰西国王查理十世的性命；1849年，它在新奥尔良杀死了詹姆斯·波尔克总统；1893年，它在圣彼得堡让作曲家彼得·伊里奇·柴可夫斯基一命呜呼。纵观整个19世纪，霍乱令亿万人患病，罹难者超过半数，可谓是世上传播最快、最令人恐惧的疾病之一。[1]

引发这一疾病的微生物被称作霍乱弧菌，是在英国殖民南亚内陆期间传至人类群体中的。然而，实则是工业革命的迅速变革给这一微生物摇身变为流行病病原体提供了机会。包括蒸汽船、运河和铁路在内的新出行方式，让霍

5

乱弧菌得以深入欧洲和北美内陆。迅猛扩张的城市中拥挤和不卫生的条件，让细菌能有效地一次感染多人。

霍乱疫情一再发生，给病发地的政治和社会机制带去了强劲的挑战。防控霍乱须寻求国际合作，建立有效的市政管理机制，提升社会凝聚力，但对于新兴工业化城镇而言，这一切都尚未成形。找寻解药（即清洁水源）需要医生和科学家们超越健康和疾病传播方面的固化思维。

致命霍乱在诸如纽约、巴黎和伦敦这样的城市肆虐近百年，人们才出手反击。要控制住霍乱，人们必须重新建构自身的居住方式，管理好饮用水源和垃圾，治理好公共卫生状况，建立国际关系，理解有关健康和疾病的科学。

这便是流行病的变革力量。

为防控霍乱弧菌等病原体，19世纪，人类在医疗和公共卫生方面做出了极富成效的改进，以至于在20世纪大多数时候，流行病学家、医学历史学家和其他专家学者都固执地认为发达社会已将传染病涤荡干净。西方国家"社会生活中的一个显著因素便是流行病的实质性消除"，这是病毒学家麦克法兰·伯内特爵士在1951年写下的。[2]他后来又在1962年写道："谁要是写传染病，就是写历史上的已逝之物。"[3]20世纪初，普通美国民众的平均寿命是50岁，到了 20 世纪末已达 80 岁。[4]

"流行病转型论"最初由埃及学者阿卜杜勒·阿姆兰提出，依据该理论，传染病在富裕社会中的消亡是经济发展带来的必然结果。随着社会进步，疾病类型也会跟着发生变化。生活在富裕社会的居民不再为传染病所困，主要是经受病程缓慢、非流行性的慢性疾病（比如心脏病和癌症）的折磨。

我要坦承自己也曾笃信这个理论。从我去过的地方来看，事实的确如此，例如，在我父亲长大成人的孟买南部贫民区，那里确实拥挤、不洁、贫瘠。我们每年夏天都在孟买度过，和亲戚们挤在一栋烂尾楼的一个两室公寓里。包括我们在内，楼里的数百位居民都直接把垃圾丢到院子里，用破败的塑料桶盛着自家污水倒进公用厕所，并在门槛上装两英尺高的踏板以防老鼠入内。与其他拥挤不堪、布满垃圾、规划堪忧的社会一样，感染在这里是平常事。

然而，每年夏末，我们登上回家的飞机，沿着我父母带着塑封的医学博士学位证第一次离开印度前往纽约时走过的路，似乎好不容易摆脱了那种传染肆虐的生活方式。我们一家生活在美国小镇，那里的饮用水源早已清洁干净；污水被合理控制、处理，远距离存放；公共卫生基础设施都已完备，传染病的问题已被解决。

但是，后来，让人们相当诧异的是，正是导致霍乱在

19 世纪肆虐纽约、巴黎和伦敦的相同条件，让这些微生物卷土重来。人类对偏远栖息地的开发将新的病原体引入人群。瞬息万变的全球经济带来了更迅速的国际旅行模式，也给病原体提供了新的传播机会。城镇化、贫民窟和工厂化农场的增加，让流行病得以燎原。霍乱曾得益于工业革命，如今霍乱之子开始从工业社会带来的影响中获益——数百年来化石燃料的燃烧向大气释放了过量的碳，由此导致了气候变化。

首个袭击富裕西方、打破所谓"后传染"时代美梦的新流行病病原体是人体免疫缺陷病毒（HIV，或称艾滋病病毒），它出现在 20 世纪 80 年代早期。尽管无人知晓它从何而来，该如何应对，但许多评论家仍坚信只要时候一到，医学自然能彻底摧毁这种自命不凡的病毒。以药物医之，再以疫苗驱之。公共辩论不顾艾滋病病毒带来的可怕生物威胁，只关心怎么让医疗体制更迅速地行动。事实上，我们从该病毒的早期命名就能看出，人们似乎想彻底否认这是一种流行病。一些评论家压根不愿接受该病毒的传染特质（却乐意以"恐同"的心态寻找替罪羊），直接宣称这其实是一种"同志癌症"。[5]

而后，其他流行病病原体依次降临，我们长期以来视为理所当然的预防策略和防控措施无法撼其毫毛。除了艾滋病病毒，还有西尼罗病毒、SARS 病毒、埃博拉病毒，以及各种可以感染人类的新型禽流感病毒。新近活跃的微生物已然学会了规避人类用来检测的药物，耐药结核病、复发性疟疾以及埃博拉都是如此。总之，1940—2004年间，共有超过300种新发或复发流行病出现在从未谋其面目的地区和人群中。[6]病毒攻击密度如此之大，哥伦比亚大学病毒学家斯蒂芬·莫尔斯承认自己确曾考虑过这些奇异新生物从外太空而来的可能性：真正从天而降的仙女座毒株。[7]

2008年，一本前沿医学期刊承认了这个已然明显的事实：发达社会流行病衰退的论述"完全被夸大了"。[8]流行病病原体已经复归，不仅出现在世上无人在意的贫困角落，也出现在最发达的城市及其富裕郊区。同年，疾病专家们在一张世界地图上用红点标注了每一次新病原体出现的地点。密集的红色区域覆盖了北纬30至60度、南纬30至40度。全球经济的命脉——美国东北部、西欧、日本和澳大利亚东南部——全被红色湮没。阿姆兰错了，经济发展没能为防控流行病提供万灵药丹。[9]

随着医疗体制逐渐认识到这一点，微生物的力量也被放大了，这是一支由微小有机体构成的军队，小到人类光凭裸眼根本观察不到，包括细菌、病毒、真菌、原生动物和微型藻类。如今的流行病专家非但没能征服这些微生物，反而开始大谈特谈打败它们日渐衰微的概率，癌症与精神

8

疾病曾被我们归因于生活方式和基因问题，流行病专家现在开始讨论它们实则是由某些尚不可控的微生物引发的可能性。[10] 驾驭微生物的老一套话术今已坍圮。2012 年，加州大学洛杉矶分校流行病专家布拉德·斯贝尔伯格就曾对满屋同僚说过："你们肯定听过这种比喻，什么我们非得打赢抗击微生物的战争。真的吗？微生物不可计数，合起来可能是人类数量的百万倍。我不认为人类有胜算。"[11]

随着新病原体数量上升，死亡人数也上升了。1980—2000 年之间，光在美国，由病原体引发的死亡数就上升了60%。其中艾滋病病毒导致的死亡占据很大的比重，但并非全部。除去艾滋病病毒，因病原体感染而死的人数增长了 22%。[12]

许多专家认为，一场与霍乱类似的流行病疫情正在路上。流行病学家拉里·布瑞里安特发起的一次调查显示，90% 的流行病学家都曾说过，一场将导致 10 亿人感染、1.65 亿人死亡、触发全球衰退、耗费人类 3 万亿美元防控的流行病疫情可能会在接下来的一两代人中发生。[13] 目前，由人类新发现的病原体——艾滋病病毒和 H1N1——所引发的两场流行病在传播速度和致命性上都比不过霍乱。艾滋病病毒当然是致命的，但它传播得很慢；2009 年的 H1N1 流感传播迅速且广泛，但致死人数仅占感染者人数的 0.005%。[14] 然而，新病原体在我们的动物同伴中已经引发物种灭绝等级的流行病疫情。1998年首次被人类发现的壶菌如今正导致许多两栖类物种灭绝。2004年，传粉昆虫开始消失，它们死于至今依然成谜的某种蜂群崩溃失调病。2006年，由真菌病原体锈腐柱隔孢引发的白鼻综合征开始大批杀死北美蝙蝠。[15]

这种对流行病即将到来的感知，部分是源于生物学意义上有能力引发这样一场大流行的病原体的确越来越多，但同样也反映出，在面对流行病疫情时，我们的公共卫生基础设施、国际合作模式和维持社会凝聚力的能力存在短板。现代社会迄今为止处理新型疾病暴发的手段不尽如人意。埃博拉病毒疫情是2014年初在几内亚一个偏远的森林村落里暴发的，若能一早在源头上遏制，仅用最简单、最便宜的手段就能轻易防控。但情况并未如此，病毒起初仅感染了几百人，仅在一年时间内就接连感染邻近五国，人数超过26 000人，防控须耗费数十亿钱财。[16]哪怕是我们熟识的、仅用药物和疫苗便能轻易控制的疾病，在本应有效止息疫情的富裕国家也失控了。2014年寒假期间一场始于迪士尼乐园的疫苗可控麻疹传播至七个州，令数千人感染。1996—2011年间，美国经历了15次类似的麻疹暴发。[17]

人们尚不清楚，哪种新病原体会在人间引发下一场大流行疫情，在海地登上那趟班机前，我已亲身遇过几个有力竞争者。

2010 年，我的两个儿子，一个 10 岁，一个 13 岁，他们俩宛如行走的痂块。他们的双腿露在薄薄的运动短裤下，在柏油道上踢破破烂烂的足球，从屋后的小桥上往岩石河床里蹦，还在坑洼的石造地板上晃荡。

那年春天，大儿子在膝盖上贴了一块创可贴，我本没留意。等他开始抱怨的时候，绷带边缘已经磨损，露出的胶黏剂已经粘了几天的粗砂。他说自己膝盖疼，但很容易就搪塞过去了。据他说，伤疤结痂在膝盖上方，但以他的秉性，不可能让伤口维持长时间静止以便结痂。只消看一眼创可贴中间那个暗红色的斑点就能明白，那个结痂的伤口肯定是被不断破坏的。我心想："这样当然会疼啊。"

几天后，他一站起来就痛得龇牙咧嘴。我还想："真是爱演。"第二天早晨，他跛着走到了厨房。

我们撕开创可贴，发现伤口根本没结痂，取而代之的是一块巨大的红色脓肿区域。其中最高的一个肿块甚至高达 1 英寸，即 2.5 厘米啊！而且往外流出一股病态的液体，沾到了创可贴上。

我们很快便得知，制造出这些脓肿的病原体叫作耐甲氧西林金黄色葡萄球菌，简称 MRSA（专家们一般读作"穆尔萨"）。这是一种耐抗生素细菌，最早出现在 20 世纪

10

　　　　　　　　　　　流行病的故事：从霍乱到埃博拉

60 年代，截至 2010 年，它杀死的美国人比艾滋病杀死的还多。[18] 儿科医生一般来说都平易近人，但那位医生看了一眼我儿子的膝盖后突然变得严肃起来。实验室检测结果还未出来，她就已开出一大堆处方：强效抗生素克林霉素和备用旧方磺胺甲恶唑，还要加上残酷的治疗方式——我们必须用热敷和虎钳式挤压将脓液从肿块里挤出来。这种挤压极其痛苦，因为脓肿层已经扩展到组织深处（我儿子光是想想就已哭出来了），这一操作还很危险，因为脓液里满是 MRSA。每滴脓液都必须精心收集和处置，以免其进入人体皮肤的细微裂缝，更糟的情况是滴入我们的地毯、床单、沙发或柜台中，这种细菌能潜伏一年之久。[19]

通过为期数周的挤压和药物治疗，感染似乎被控制住了。一位顶尖微生物学家告诉我："他很幸运，那条腿本来可能保不住。"[20] 然而，当我们走进儿科医生办公室接受随访时，才知自己还未见识到这一难以预测和控制的新病原体的最后阶段。

儿科医生告诉我，在有些家庭，所有成员都会感染上MRSA，连续几年重复不断地交叉感染。当时我已经做了一些调查，知道这种细菌是有本事置人于死地的。但为我们看诊的外科医生中，无一人知道如何预防重复感染，以及如何防止细菌从我儿子传到其他家庭成员身上。一位医生建议每两周做一次 20 分钟的消毒液泡澡。他随后添了一句："这不是个舒适的疗法。"好像还需要他这么澄清一下似的。他说，我们应该坚持消毒液洗浴，直到确定不存在残余细菌为止，也就是说，可能要洗几个月乃至几年。另一位医生推荐了同样的疗法，只是细节稍有不同，他让我们在泡澡水里加一半的消毒水。这个医生没提时间和频率这些细节，我当时极度震惊，也忘了问。

共识缺乏、治疗时间不确定，以及可怕的治疗方式本身，开始动摇我们的决心。我们开始疑惑：他们是在瞎编乱造吗？那个时候，关于消毒液治疗有效性的研究仅有一项，该实验是 2008 年进行的，其结果表明中等浓度消毒液洗浴能将 MRSA 的物质"去殖化"。但效果能持续多久？它在研究使用的材料上起作用是否意味也会在人体皮肤上起作用？最重要的是，它究竟能不能对人感染 MRSA 的频率产生影响？连这也是未知数。或许 MRSA 一直就在人体内部潜隐，或是感染者不知怎的注定要被感染，又或是因其他来源偶然染得，这样的话，其实消毒水压根没用。再者，正如我丈夫指出的，附近游泳池里有能中和 MRSA 的、高度氯化的水，在那儿定期游泳，可能会获得相同的效果。甚或是定期将皮肤暴露在阳光下也行。

医学在对付这一自负的细菌新手时存在诸多不确定性，这让我深感挫败。身为两位医学专家的孩子（一位是精神病学家，另一位是病理学家），我打小就认为医学能解决一切疾病。为何过去的言之凿凿，这么快便降格为"也许"和"可能"？

我回忆起全家遭遇 MRSA 前一年发生的事，不安又加深了。2009 年，一种全新的流感，即 H1N1 流感开始在本地中小学传播。为了让我的孩子能接种到 H1N1 流感疫苗，我同数十个烦恼的父母在小诊所喋喋争吵。但 H1N1 流感来得太快太猛，诊所压根就没这么多疫苗。等到我的两个孩子接种疫苗时，已经迟了；流感（大概率是 H1N1 流感，因为它是那个冬天大流行期间的主要毒株）已经开始在他们体内孵化。两个原本生龙活虎的男孩只能静卧数日，他们的身体为了驱逐病毒，发热至 39.4 摄氏度。至于MRSA，我们什么都做不了，什么也给不了。最终，孩子们从 H1N1 流感中康复，但全世界超过 50 万人死于那场疫情，其中美国的死亡人数就超过 1.2 万。在那个流感季余下时间里，跟我儿子在同一个足球场里踢球的那群男孩，陆续发出同样骇人的咳嗽声。[21]

没多久，就在 H1N1 流感和 MRSA 相继入侵我家宅邸几个月后，霍乱冲刷了海地，那里的人民已经超过一个世纪没见过这种疾病了。

接连发生的事件让我相信，我们所遭遇的这些怪异的新感染并不孤立，每次感染看似有其特定情境，但实则是一个更宏大的全球性现象的一部分。我曾花费数年时间报道人类历史上最古老的疾病——疟疾，如今我的兴趣被迅速激发了。大多数时候，流行病的故事是从病原体在人群中已固若金汤、吸血食肉时才开始讲述，至于它们如何触抵人群，又是从何而来，这样的背景故事还须将不同的线索和迹象拼凑起来才能得出。这是一项艰巨的任务，因为故事主题处于动态之中且不断演变；但这种背景故事至关重要，它给了我们从源头预防流行病的相关知识。一连串新病原体的降临，反而给了我们一个机会，去实时捕捉这种背景故事。我们有可能直接追踪到那种尚不明晰的机制和途径——微生物如何变身为引发大流行的病原体。

但如何着手去做的问题困扰着我。一个可能的途径是挑选一种新兴病原体，然后追踪它的发展脉络。这种方法在我看来有些冒险和功利。该选哪种病原体呢？虽然大流行的整体风险提升了，但没有人能说清楚哪种新兴或再现的病原体可以引发一场疫情。我只能做出合理猜测，已经有人这么做过了；但既然是猜测，就有可能猜错。大多数新兴病原体无法引发大流行。这其实就是道简单的数学题：只有极少量病原体会引发疫情。

还有其他方法，例如，深入研究某种已经深谙引发疫情之道的病原体的历史。这个策略稍安全些，但仍只能为我们理解现状提供部分见解。虽然霍乱、天花或疟疾的故事都很精彩，但毕竟各自根植于其特定的时代和地域内。而且还存在这么一个固有的悖论：针对某种病原体提供的历史信息越好、越详尽，其所导致的那场历史性大流行的条件就有可能越独特，由此与未来可能发生的大流行的相关性就越小。

我无所事事地浏览着关于新兴疾病的各种论文，偶然间发现微生物学家丽塔·科尔韦尔 1996 年在《科学》杂志上发表的一篇文章。这篇文章是由她为美国科学促进会所做的演讲整理而来。在演讲中，科尔韦尔认为可能存在一种"霍乱范式"，她常年致力于研究霍乱，而隐藏在霍乱故事背后的理念或许囊括了我们理解其他新兴疾病主要驱动力所需的所有线索。我当时突然想到，我要做的不正是把之前区隔开的两种方法结合起来吗？通过历史上的大流行疫情这一透镜来讲述新病原体的故事，我既可以展示新病原体出现和传播的方式，也可以呈现历史上的病原体通过相同途径引发大流行的过程。微生物通往大流行的这条小道，终会在两道暗光相交之处被照亮。

于是，我启程前往太子港的贫民窟、华南地区，以及新德里的外科病房，探寻新旧病原体的诞生地。我仔细考据流行病的历史，不仅是史书记录，还有已经刻进我们基因里的证据。我要踏进广泛的学科领域，从进化理论和流行病学，到认知科学和政治史，还有我自己的特殊经历。

我发现，尽管今时今日的经济、社会、政治变革步调与19世纪工业化时代极其相似，但仍然存在重要的区别。过去，深受流行病之苦的人对疾病驱动力的认知是模糊不清的。19世纪时，人们通过船只和运河带着霍乱漂洋过海，通过商业交易让它广泛传播，任其在拥挤的贫民窟里传染，所用之药令其病症更加凶险，却浑然不知原因和挽救方法。如今，当我们站在下一场大流行的边缘之时，那条从无害微生物到大流行病原体的多阶段旅途不再晦暗不明。每一个阶段都已暴露出来，供所有人观察。

本书便是要寻觅这趟旅途，从殖民时代的南亚荒原和19世纪的纽约贫民窟，到如今的中非雨林和美国东海岸的城市郊区。就霍乱及其后继者而言，这一切要从我们周遭野生动物的躯体说起。

第一章　跳跃

2011 年，为了搜寻新病原体的诞生地，我在一个阴 15
冷的雨天来到中国南方的广东省省会广州，寻找一个活禽
市场。

活禽市场一般露天经营，摊贩们在这儿将活体野生动
物贩售给顾客，供他们屠宰和食用。摊贩们提供的服务就
是人们常说的"野味"，像蛇、龟以及蝙蝠这样的珍禽异兽
被做成特殊佳肴，供人品尝。[1]

2003 年，正是在一家位于广州的活禽市场里，一种病
毒悄然传播，险些引发全球大流行。这是一种冠状病毒，
通常寄居在菊头蝠体内，这类病毒大多数情况下会引发轻
度呼吸道疾病。（人类 15% 的普通感冒是由此类病毒引起
的。）然而，在广州这家活禽市场里孵化出的病毒有其独特
之处。[2]

这种病毒从菊头蝠传播到了附近笼子里的其他野生动

物体内，包括貉、鼬獾、蛇和果子狸，而且病毒在传播过程中发生了变异。2003 年 11 月，菊头蝠病毒的一种突变形态开始感染人类。

该病毒与其他冠状病毒一样，会感染呼吸道内的细胞。但与其较温和的同类相比，这种新病毒能直接"修补"人类的免疫系统，破坏被感染的细胞，让其失去向附近细胞发出病毒入侵警报的能力。于是，约四分之一的感染者一开始像是患了普通流感，但迅速就恶化为威胁生命的肺炎，患者受感染的肺部积满了脓液，身体极度缺氧。在接下来的几个月里，该病毒感染了超过 8 000 人，因其造成急性呼吸综合征，人们称之为"非典型性肺炎"（SARS）。774 人病逝。[3]

疫情过后，SARS 病毒消失了。宛如一颗熊熊燃烧的星星，一下子用完了所有燃料。SARS 杀人过于迅猛，根本来不及传播得更远。科学家指出，活禽市场正是这一怪异新病原体的起源地，随后中国政府便开始严厉打击，许多市场关门大吉。

霍乱也源自动物躯体。霍乱宿居的生物生活在海洋中，是小型甲壳纲桡足类动物。它们身长约一毫米，身体呈泪滴状，仅有一只亮红色的眼睛。它们无法游动，故被认为是浮游生物，在水中漂浮，利用向外张开的长触角抵御重力向下的牵引，这些触角就好像是滑翔机的机翼。[4] 人们很少了解这种生物，但它们其实是地球上数量最多的多细胞生物。每一只海参上都可能附着超过 2 000 个桡足类动物，而一只人类手掌大小的海星身上也可能附着好几百个。某些海域的桡足类动物密度过高，海水因此变浑浊，而且仅仅一个季度之内，一只桡足类动物就可以产出差不多 45 亿个后代。[5]

霍乱弧菌便是这种桡足类动物的微生物搭档。霍乱弧菌隶属于弧菌属，是呈逗号形状的极微小细菌。尽管它能在水面漂浮、自给自足，但宿于桡足类动物体内外时明显能让它们获得最大满足。它们会粘在桡足类动物的卵囊上，排列在它们的内脏里。弧菌在桡足类动物体内发挥了重要的生态功用。甲壳纲动物会将自己包裹在由几丁质（chitin）聚合物形成的硬壳外表中，桡足类动物也不例外。它们一生中会有几次类似蛇那样蜕下过长的皮肤，加起来每年会丢弃 1 000 亿吨甲壳。弧菌便以这些丰富的几丁质为生，它们总共有效循环了海洋里 90% 的过剩几丁质。若不是因为它们，桡足类动物外骨骼所形成的山丘会吸光海洋里所有的碳元素和氮元素。[6]

弧菌和桡足类动物会在温暖、盐度较大的近岸海域大肆繁殖，新鲜而富含盐分的水流会在这些地方相汇，比如位于世界上最大的海湾孟加拉湾湾口的广阔湿地苏达班。

这是一片海陆相交的低地，长久以来人类难以踏足。孟加拉湾的咸潮每天不断冲刷苏达班低洼的红树林和滩涂地，海水甚至可以灌入内陆约 500 英里，暂时将高地化作岛屿，这些被称作"焦地"的岛屿会随着潮涨潮落出现再消失。气旋风暴、毒蛇、鳄鱼、爪哇犀牛、野牛，甚至孟加拉虎都盯上了这片沼泽地。[7] 统治南亚次大陆直至 17 世纪的莫卧儿王朝的皇帝们都不愿染指苏达班，19 世纪的评论家们则干脆称它为"丛林密布、疟疾频发、野兽出没的淹没之地"，且能"诞育邪恶"。[8]

到了 18 世纪 60 年代，东印度公司掌控了孟加拉，自然也包括苏达班。英国移民、猎虎人和殖民拓荒者拥入这片湿地。他们雇用成百上千的当地人，砍伐红树林，建造护堤，种植水稻。不过五十载，苏达班近 800 平方英里的森林已经消失。在整个 19 世纪，人类定居点已经扩张到原本无人踏足、无法穿越、富含桡足类动物的苏达班 90% 的区域。[9]

在这些新近为人类征服的热带湿地里，人类与滋生弧菌的桡足类动物之间的接触从未如此频繁。苏达班的农民和渔民生活在一个潜于半咸水域之下的世界里，弧菌在这里极为繁盛。弧菌穿透人体并不是件难事，比如，一个捕鱼人坐在船边用水洗脸，或是一个村民从被洪水侵入的井里舀几口水喝，都能轻易摄入少量肉眼不可见的桡足类动物，而其中每个桡足类动物都可能包含多达 7 000 个弧菌。[10]

这种亲密接触使得霍乱弧菌"溢出"或"跳跃"到我们体内。起初它不会受到款待，人体的防御机制本就可以驱逐类似的闯入者，我们胃部的酸性环境能消灭大多数细菌，而寄宿于我们消化道的微生物也会与之激烈竞争，更不要说还有免疫细胞在持续巡逻。但假以时日，霍乱弧菌持续接触人体环境，便会逐渐适应。它会获得各种能力，举个例子，其尾部长长的如头发般的细丝会提升与其他弧菌细胞结合的能力。有了这样的细丝，弧菌便能结合形成强大的菌落，粘连在人体消化道壁上，就好像浴帘上的浮垢。[11]

霍乱由此成为人畜共患病（zoonosis），zoonosis 源自古希腊语 zoon（动物）和 nosos（疾病）。霍乱弧菌是一种能够感染人类的动物微生物。但此时，它还算不上大流行级别的杀手。

霍乱作为人畜共患病，只能感染那些接触宿主动物（即桡足类动物）的人类。霍乱弧菌是一种被束缚的病原体，无法感染任何位于其受限的感染范围之外的人，亦即没有接触富含桡足类动物的水体的人类。但当许多人同时接触桡足类动物时，霍乱弧菌还是可以引发疫情，只是这时的疫情往往有其自限性，通常会自行瓦解。

　　一个病原体若要引发持续的感染潮，必须能直接从一个人传到另一个人（至于是普通流行还是大流行，要看感染潮能传播多远）。也就是说，它的基本再生数必须大于 1。基本再生数（亦即 R_0，英式英语爱好者一般读作"R-naught"）描述的是不存在外部干预的情况下，单个感染者所能传染的易感者平均数。比如，你患了感冒，传染给了你儿子和他的朋友。如果这个假设的情况就是你所传染的所有人数，那么你这场感冒的基本再生数就是 2。如果你还传染给了女儿，那么基本再生数就是 3。

　　这一数值的计算对疫情暴发至关重要，因为利用它能立即预测疫情未来的发展方向。如果从平均情况来看，每次感染所能引发的新感染数小于 1——你传染给儿子和他的朋友，但他们不再传染给其他人，那么这次疫情就会自行消退，就类似每个家庭的生育数少于两个的情况。这跟感染有多致命没有关系。但如果平均来看，每次感染还能引发一次新感染，那理论上疫情会无限期持续下去。而如果每次感染引发的新感染数大于 1，就意味着大量人口面临生存威胁，事态紧急，亟须引起关注。在这种态势下，若缺乏干预措施，疫情会以指数级扩大。

　　换句话说，基本再生数就是对人畜传染病病原体与跨过这道门槛的人类病原体之间差异的数学表达。人畜传染病病原体的感染者无法将之传染给另一个人，所以这种病原体的基本再生数总是小于1的。但随着它对人类的攻击力不断完善，传播的能力也会提升。一旦病原体的基本再生数越过1，它就能越过传染门槛，离开原本的宿主，成为一种真正的人类病原体，在人体内自我维持。

能让人畜传染病病原体获取直接在人与人之间的传播能力，切断其与宿主之间联系的机制有很多，霍乱弧菌是通过获得产生一种毒素的能力而做到的。

这种毒素是弧菌的拿手项目。正常情况下，人体的消化系统会将食物、胃液、胰液、胆汁以及各种消化道分泌物输送到肠道，肠道内层的细胞则会提取其中的营养物质和液体，留下大量固体排泄物排出体外。弧菌毒素改变了人体肠道的生化状态，使器官正常功能发生逆转。被弧菌侵占的肠道不再吸收食物和水分来滋养身体组织，反而从组织中吸出水和电解质，并将它们与排泄物一起冲走。[12]

弧菌成功跃为人类病原体，要归功于毒素在两个至关重要方面做出的贡献。第一，毒素让弧菌摆脱了竞争者：大量体液卷走了肠道里的其他细菌，（以强劲的小菌落的形式附着于消化道壁的）弧菌便能不被干扰，定居在人体器官内。第二，毒素确保了弧菌获得从一个感染者传播到另一个感染者的通道。这种排泄物沾在没洗净的双手上，或是落入被污染的食物和水中，哪怕只是一小滴，都可能将弧菌传染给新的受害者。现在，只要弧菌能进入某个人的体内并引发疾病，就能再传播到其他人体内，这些人是否曾接触桡足类动物、是否曾吞下苏达班那富含弧菌的水已无关要旨。

这种新病原体引发的第一次大流行发生于 1817 年 8 月的一场大雨之后，就在苏达班一个叫作杰索尔的村庄。咸海水淹没了该地区，富含桡足类动物的咸水灌入人类的农场、房屋，渗进水井。霍乱弧菌悄悄潜入当地居民的身体里，寄居在他们的肠道中。根据现代数学模型的计算，毒素让霍乱弧菌的基本再生数稳定在 2~6 之间。一个受感染的病人至多可以再传染给其他 6 个人。数小时之内，霍乱的第一批受害者就被活活吸干了，每人每天排出超过 14 升的乳白色液状便，这让苏达班的溪流和粪坑里布满粪便。[13] 这些粪液渗入了农民的井里。人们的手和衣服沾到了粪液水滴，每一滴中都满是弧菌，它们正翘首以盼感染新宿主。[14]

22　　孟加拉人管这种新疾病叫 ola（意为"大清洗"）。它取人性命的速度快过人类已知的所有疾病。一万人死于那场大流行。不过几个月时间，这场新瘟疫就已经攫获孟加拉近 20 万平方英里土地。[15]

霍乱首战告捷。

微生物无处不在，新病原体似乎可能源自任何地方，从它们隐藏的角落渐渐浮现，自四面八方涌向人类。兴许它们早就宿居于我们体内了，就等着成为致病菌的新机会，又或源自无生命环境，比如土壤、岩石或冰核的孔洞内，或是来自其他许多种微生物生态位。

但大多数新病原体并不是这样诞生的，因为它们不是以随机的方式进入我们身体。微生物只会顺着我们给它们铺好的路走过来，而这些道路有其特殊的路线。尽管有无数种微生物可能成为人类病原体，但大多数新型人类病原体都如霍乱弧菌和SARS病毒这般，源自其他动物的躯体。新出现的病原体中有超过60%源自我们周边的羽翼生物，其中一些来自驯化动物，比如宠物和牲畜，而大部分（超过70%）来自野生动物。[16]

自人类与其他物种共处以来，微生物就持续在不同物种间扩散，变身为新病原体。人类猎杀和食用其他动物，便会直接接触到它们的内部组织和体液，这给病原体提供了好机会。蚊子或扁虱这些昆虫的叮咬，会将其他动物的体液带到我们的身体里，也可能带来病原体。这些是智人与其他动物之间密切接触的古老方式，可以追溯至远古时期，也正是这些方式带来了一些最古老的病原体，比如，疟疾就是通过吸血的蚊子从灵长类动物传到我们体内的。

要让动物微生物转变为人类病原体，必须将物种间的亲密接触时间延长，因此，从历史上看，不同的动物微生

23　物对我们产生的伤害程度不一样。"旧世界"的生物与我们共处了数百万年，相比与我们仅相处了数万年的"新世界"生物，从前者体内诞生的病原体要多得多。源自其他灵长类动物的人类病原体数量所占比例极高，尽管灵长类仅占整个脊椎动物的 0.5%，但让人类负担最重的病原体中有20% 来自它们（其中包括艾滋病病毒和疟疾）。这也是为什么许多人类病原体的历史可以追溯至一万年前的农业革命初期，当时人类开始驯化其他物种，且与这些动物有了长期的密切接触。我们从牛身上感染了麻疹和肺结核，从猪那儿感染了百日咳，从鸭子身上感染了流感。[17]

尽管动物身上的微生物已经进入人体千年之久（反之亦然），但从历史来看这仍然是个缓慢的过程。

然而，今非昔比。

科学家彼得·达斯扎克主管一个跨学科组织，该组织负责调查人类和野生生物中出现的新兴疾病，正是他发现菊头蝠乃 SARS 病毒的宿主。某日，我在他位于纽约的办公室内与他见面。他说自己是偶然进入猎捕疾病这个行当的。达斯扎克在英国曼彻斯特长大，小时候想成为一个动物学家。"我最爱的是蜥蜴。"他说着便指了指他的宠物、人工繁殖的马达加斯加日行守宫，那只守宫正一动不动地待在前门旁的发光玻璃罐中。然而，他读大学时，所有关于蜥蜴行为的研究项目都满员了。达斯扎克只好转向一个研究蜥蜴疾病的项目,当时他觉得:"我的天哪,这也太无聊了。"[18]

然而,那项研究却让他成为世界上最著名的疾病猎手。20世纪90年代末,达斯扎克在疾控中心工作,当时爬行动物学家开始留意到世界各地的两栖动物数量突然下降。没有几个专家认为这是疾病使然。彼时的生物学家认为病原性微生物不可能导致其宿主物种整体覆亡。毒力若如此强大,会适得其反:如果某个病原体杀害宿主过快或过多,它们很快就会无处可宿了。据达斯扎克回忆,生物学家们"发展出各种标准理论"来解释两栖动物衰微的原因。他们认为肇因可能是一种污染物,或是突如其来的气候变化。但达斯扎克怀疑杀死两栖动物的是一种我们从未见过的感染,当时他已经发现有一种疾病导致南太平洋整个树蜗牛种群灭绝。

1998年,达斯扎克发表了一篇论文,指出引发世界范围内两栖动物衰微的是一种真菌病原体,即蛙壶菌。病原体得以传播最可能的情况是由于人类破坏性活动的加速,特别是将两栖动物作为宠物和科学研究对象的需求逐步增加。[19]

还有一件事让他震惊。将蛙壶菌引向两栖动物的这一不断加速、极具破坏性的力量,也在释放能感染人类的病原体。随着湿地被填平，森林被砍伐，不同的物种正前所未有而又持续地接触彼此，这给动物微生物创造了溢出并进入人体的机会。这些变化正以空前的规模和速度在全球范围内持续进行。

动物微生物转变为人类病原体的这条道路正迅速变为高速公路。[20]

拿西非国家几内亚的西南角举例。这一地区曾覆盖着世界上生物多样性程度最高的森林，大片未开发的森林让人难以踏足，森林动物和人之间接触有限。生活在森林里的野生动物不会遇到人类，也不会误入人类定居点。

这种情况在 20 世纪 90 年代发生了变化，几内亚森林在这一时期被不断破坏。为了逃避军队与叛乱组织之间长期、血腥、复杂的冲突，一群难民从邻国塞拉利昂和利比里亚逃到了森林中。（起初他们试图在森林区域的中心城镇盖凯杜设立难民营，但叛军和政府军持续袭击这些营地。）[21]

难民们砍伐树木，腾出空地种植玉米，用木头建造小屋、生火。叛军也开始伐木，靠贩卖木材来为他们的战斗筹措资金。[22] 到了 90 年代末，这片森林的变化甚至已经能从太空中看出来了。70 年代中期的卫星图片显示，几内亚邻近利比里亚和塞拉利昂的丛林看起来就像一片绿海，间

25

或出现几个零星的棕色孤岛，代表为建设村庄而开辟的林中空地。1999 年的卫星图片则显示出完全不同的情形：一片不剩多少树木的棕色海洋，绿色森林孤岛在其中间或出现。整片区域的原始森林仅剩下 15% 了。[23]

如此大规模的毁林行动对森林生态系统究竟有多大的影响，至今人们仍未完全描述清楚。当人类定居到许多物种赖以生存的森林中时，它们很可能就这么消失了。我们知道的是，仍有一些物种幸存下来，它们挣扎求生，在与人类居住区相隔越来越近的情况下，迁往剩余的森林中生存。

这其中就包括蝙蝠。蝙蝠幸存下来是合乎情理的，它们是广泛分布、极具韧性的生物。地球上的 4 600 种哺乳动物中，有 20% 是蝙蝠。而且，巴拉圭的一项研究发现，某些种类的蝙蝠数量在人类踏足的森林中会比完好无缺的森林中更多。[24] 不幸的是，蝙蝠还是可以感染人类的微生物的良好宿主。通常数百万只蝙蝠聚居，某些种类的蝙蝠可以存活 30 年，比如小褐蝠。蝙蝠还拥有非同寻常的免疫系统。举个例子，因为它们的骨骼和鸟类一样是空心的，所以它们不像其他哺乳动物那样从骨髓中产出免疫细胞。由此，蝙蝠体内包含了广泛而独特的微生物，这些微生物是其他哺乳动物所没有的。由于蝙蝠会飞，它们能携带这些微生物传播很远的距离，有些蝙蝠甚至会迁徙，一次旅行数千英里。[25]

随着几内亚森林被砍伐，蝙蝠与人类之间就更可能产生新的交集。人们开始猎杀蝙蝠以取其肉，而宰杀过程会让猎人接触富含微生物的蝙蝠组织。某些蝙蝠以人类定居点附近的果树为生，当地人则可能接触蝙蝠的唾液和排泄物。（众所周知，果蝠的进食习惯不佳，它们的"作案手法"一般是摘取成熟的水果并吸出其汁液，没吃完的、沾满唾液的水果就扔在地上。）

无人知晓是何时，但就在某个时刻，一种蝙蝠病毒——埃博拉丝状病毒——被释放出来并开始感染人类。埃博拉会在人体中造成出血热，且能杀死 90% 的感染者。[26] 研究人员在 2006—2008 年间收集了塞拉利昂东部、利比里亚和几内亚民众的血液样本并做分析，结果显示，将近 9% 的人已经接触了埃博拉病毒：他们的免疫系统已经产生了针对该病毒的特异性蛋白质，也就是抗体。[27] 2010 年的一项研究抽调了加蓬共和国乡间的 4 000 人，这些区域没有暴发过埃博拉疫情，但研究得出相似的结果，将近 20% 的人已经接触过病毒。[28]

但无人留意这一切。持续的冲突切断了补给路线和通信网络，难民躲在丛林之中得不到外界帮助，甚至连"无国界医生"等最坚定的援助组织也被迫撤离该地。孤立的局势加上暴力事件令联合国称西非难民的困境为"世界上最严重的人道主义危机"[29]。

直到 2003 年政治暴力止息，躲藏在几内亚丛林中的难民才开始缓慢与外界重新取得联系，病毒的存在也才为人所知。2013 年 11 月 6 日，埃博拉病毒在盖凯杜外围的一个森林小村落里感染并杀死了一个两岁大的孩子。这个孩子或许拿起了一个从附近树上掉下来的、沾满蝙蝠唾液的水果玩弄，又或是他的家长在抱起孩子前不久刚处理过新近屠宰的蝙蝠。这很可能不是盖凯杜地区的居民第一次在当地蝙蝠身上遭遇埃博拉病毒。但这一次，盖凯杜居民不再同以往一样孤立。病毒有了传播的机会。

2014 年 2 月，一名卫生保健工作者将病毒携带到当地其他三个森林村落。不出一个月，在几内亚森林地区至少已经出现四起聚集性病例，触发了各自独立的传染链。[30]

等到 2014 年 3 月医院官员和援助人员向卫生部和世界卫生组织发出疫情暴发警告时，病毒已经传播到了塞拉利昂和利比里亚。[31]六个月后，病毒入侵该区域的各大城镇中心，疫情规模每两到三周扩大一倍。依据建模者的推测，每个感染者至少会再传染 1～2 人，该流行病的基本再生数在 1.5～2.5 之间。在没有采取防疫措施的情况下，埃博拉疫情会以指数倍增。[32]

埃博拉以前就在这片大陆上引发过疫情。自 20 世纪 70 年代以来，中非地区的偏远村庄里就一直出现零星、偶发的疫情，通常发生在干雨季交接的时候，很可能与果树结果时间有关，果子会吸引大量迁徙蝙蝠到来。但这种病毒从未在西非引发过这般毁灭性的疫情。在疫情最严重的三个国家，数千名埃博拉感染者很快便让当地脆弱的经济和卫生医疗基础设施不堪重负。时任世界卫生组织总干事陈冯富珍说："没人在有生之年经历过这么大规模、如此紧急的流行病大暴发。" [33]

2014 年 9 月，各大疾控中心估测埃博拉有可能在整个西非地区感染超过 100 万人。[34] 事实证明，这一估计是过度的，但许多人认为这么大规模的感染仍有可能发生。埃博拉已经给我们的其他灵长类朋友带去了毁灭性打击，比如与果蝠食用同种水果的大猩猩和黑猩猩。在整个 20 世纪 90 年代和 21 世纪初，埃博拉已经杀死了全世界三分之一的大猩猩，黑猩猩的死亡比例也差不多。2015 年初，几内亚、塞拉利昂和利比里亚的疫情终于开始衰退，但已经有超过一万人病死。[35]

埃博拉是从非洲森林动物传入人类的新型动物微生物中最具戏剧性的一个，但它并非唯一。

猴痘本是在中非啮齿类动物中传播的病毒。它与现已灭绝的天花病毒乃是同属，后者在 20 世纪杀死了 3 亿～5 亿人。猴痘在人体内会引发一种临床上与天花难以区分的疾病，整个身体会出现辨识度高的凸起性病变（痘），尤其是在脸部和手部。与天花不同的是，猴痘是一种人畜共患病。但根据加利福尼亚大学流行病学家安妮·芮默因主持的一项研究，这一疾病开始愈加频繁地在人类中传播。[36]

2005—2007 年间，芮默因追踪了刚果民主共和国 15 个偏远村庄里的猴痘病例。她从感染者体内采取血液样本，并证实猴痘病毒确是罪魁祸首。她做病例统计时发现相比于 1981—1986 年间，2005—2007 年间猴痘感染者的人数已经翻了 20 倍。[37]

这种增长是由各式各样的因素造成的。首先，人与啮齿类动物之间的直接接触更加普遍了。毁林让更多人居住在中非森林的周边或内部，而携带猴痘病毒的啮齿类动物也生活在森林之中。[38] 由于野生动物狩猎业和当地渔业已经崩溃，许多人开始猎食森林里的动物，其中就包括人们以前从未食用的啮齿类动物。停止接种天花疫苗也起着推波助澜的作用。20 世纪 70 年代末，全球发起一场旨在消灭天花的大规模疫苗接种运动，让接种者终身建立针对天花整个病毒属种的免疫力，其中就包括猴痘。然而，该接种运动于 1980 年在刚果民主共和国告终，1980 年之后出生的人极易感染猴痘，就像几百年前的人们极易感染天花。[39]

目前，猴痘病毒仍然与啮齿类动物拴在一起，芮默因推测这种动物很可能是绳松鼠，但尚不确定。该病毒仅在偶尔情况下能直接人传人。据芮默因的同事、生态学家詹姆斯·劳埃德-史密斯说，猴痘在人类中的基本再生数位于 0.57～0.96 之间，正好离实现从人畜传染病到人类病原体的跨越差一点点。而且猴痘所感染的中非人口分布相对偏远、分散，并没有那么多人可供它感染传播。[40]

幸运的是，就算猴痘走完了从动物微生物向人类病原体的转变之路，它应该也无法产生天花那样巨大的影响，为对抗天花而研发出来的疫苗与药物很可能可以抑制适应了人类的猴痘病毒传播。但芮默因说，猴痘是我们能察觉出的恶魔。猴痘与天花相似，它会引发一种难以忽视的独特病症，在"溢出"的微生物中算是相对容易追踪的了。某些引起较不明显症状的微生物很可能沿相同的溢出途径传播，但并未被人类发现。有些甚至可能已经存在了。

SARS 病毒的产生也是这样一种突然扩张的结果，活禽市场的规模及其贩售的千奇百怪的动物帮助完成了这一扩张。

SARS 病毒并非新物，将蝙蝠带入人类生活范围，亦非新事。香港大学病毒学家裴伟士说 SARS 病毒"很可能已经在蝙蝠体内存在数百年了"，他的团队最先分离出病

流行病的故事：从霍乱到埃博拉

毒。[41]野味菜谱以及将蝙蝠带入人类生活的活禽市场也由来已久。

直到活禽市场的占地面积和交易规模双双扩大，令菊头蝠体内一种病毒转变为人类病原体的一系列偶然事件才有可能发生。

与此类似，马来西亚养猪场规模扩大后，一种叫尼帕的蝙蝠病毒传播到了人类之中。面积日益增大的马来西亚养猪场开始占用蝙蝠栖居的森林地带，这使得猪和蝙蝠之间出现了从未有过的亲密接触。猪的食槽就被安放在蝙蝠栖息的果树附近，蝙蝠粪便掉入这些食槽里，猪便能接触到蝙蝠身上的微生物了。在一个特别宽阔的养猪场里，尼帕病毒感染了非常多的猪，甚至开始溢出到当地猪农体内，其致死率高达40%。尼帕病毒如今还在南亚频现，每年都会在孟加拉国暴发，令70%的感染者死亡。[42]

这种溢出不仅发生在偏远社会、贫穷的热带地区，还发生在像纽约这样的全球经济中心，以及美国东北部的富庶郊区。

西尼罗病毒是候鸟所携带的一种黄病毒，1937年首次被人类分离出来，并以乌干达行政区域西尼罗命名。携带这种病毒的候鸟很可能在数十年前就已经飞来美国了，特别是飞到位于大西洋迁徙路线上的纽约，该路线是鸟类在北美的四大主要迁徙路线之一。这种病毒可以通过蚊虫叮咬实现溢出，一旦蚊子叮咬了受感染的鸟再叮咬人类，就会将病毒传入人体。

尽管西尼罗病毒持续且反复进入美国，而且蚊子叮咬现象一直存在，但直到1999年美国才暴发疫情，彼时距离人类识别该病毒身份已过去50多年。

这是因为地方鸟类族群的多样性限制了人类与病毒的接触。不同鸟类对这种病毒的易感程度是不同的，知更鸟和乌鸦特别容易感染，啄木鸟和鹤则不容易感染，因为它们长满厚重羽毛的躯体如同一个屏障。只要当地鸟类族群足够丰富，不受病毒影响的啄木鸟和鹤数量依旧众多，病毒的数量也就不会很多。病毒从鸟类跨越到人类的概率依然渺小。

31　　　然而，包括美国在内，世界上任何地方的生物多样性都在骤降，鸟类生物多样性自不例外。城市扩张、农业工业化和气候变化，以及人类活动造成的其他破坏，都在稳步毁坏鸟类栖息地，减少与人类接触的鸟类物种数量。但鸟类栖息地毁坏并不会对所有族类产生同等影响。一些所谓"特化种"的物种受到的打击极大，它们的生存依赖严苛的环境条件，当条件发生变化，它们就很难存活下来，比如帝王蝶、蝾螈，以及啄木鸟和鹤。当树木被伐倒，巢穴被踏平，首先消失的就是这些物种。如此一来，像知更鸟和乌鸦这样的"泛化种"便有了更多的食物和更大的栖息地，它们是一群手腕高明的机会主义者，哪里都住，什么都吃。它们的数量在空出来的区域内猛增。

随着美国鸟类多样性的衰落，啄木鸟和鹤这样的特化种消失了，而北美知更鸟和乌鸦的数量则爆炸式增长。（过去25年间，北美知更鸟的数量增长了50%～100%。[43]）地方鸟类族群重新排序，这稳步增加了病毒感染的比例，当比例足够高时就给了病毒扩散到人类的机会。在某个时刻，病毒越过了这道门槛。1999年夏天，西尼罗病毒感染了纽约市皇后区2%的人口，超过8 000人。[44]病毒一掌控局面，就开始无情地传播。五年内，本土48个州相继出现西尼罗病毒感染；到了2010年，估计北美已有180万人感染了西尼罗病毒，从纽约一直到得克萨斯州和加利福尼亚州。专家们认为西尼罗病毒应该是赖着不走了。[45]

美国东北部森林物种多样性的消失，同样也让蜱传病原体有了扩散到人类中的机会。在原始且封闭的东北部森林，林地动物丰富多样，比如花栗鼠、黄鼠狼和负鼠等。这些生物让蜱虫数量受限，一只负鼠仅通过简单的毛发梳理，一周就可以杀死将近6 000只蜱虫。然而，随着东北部郊区的扩张，森林被纵横交错的道路和高速公路切割成小块林地。负鼠、花栗鼠和黄鼠狼这样的特化种消失了。与此同时，鹿、白足鼠等泛化种填满了整个区域，但它们不能像负鼠和花栗鼠那样控制当地的蜱虫数量。负鼠和花栗鼠数量一减少，蜱虫数量立马就呈爆炸式增长。[46]

结果，蜱传微生物持续扩散到人类身上。莱姆病螺旋体就是一种蜱传细菌，它最早是在 20 世纪 70 年代的康涅狄格州老莱姆镇出现在人体中并引发传染疫情的。如果未能接受治疗，这种细菌所引发的莱姆病会给感染者带去麻痹、关节炎及其他大麻烦。1975—1995 年间，感染病例翻了 25 倍。据疾控中心估计，时至今日，每年仍有 30 万美国人被诊断出患有莱姆病。其他蜱传微生物也在溢出。2001—2008 年间，能引发与疟疾相似的疾病的蜱传田鼠巴贝虫感染的人数增长了 20 倍。[47]

无论是西尼罗病毒还是莱姆病螺旋体及其亲属，目前都不能直接在人与人之间传播。然而，它们正在持续改变和适应。在世界其他地方，野生物种的重新排序也导致病原体向人类扩散。从全球来看，12% 的鸟类族群、23% 的哺乳动物族群和 32% 的两栖动物族群正面临灭绝风险。1970 年以来，这些生物的全球总数已经减少了近 30%。这些物种损失将如何改变微生物在物种之间以及跨越物种的分布，导致某些病原体跨越扩散的门槛？这些还有待观察。[48]

我家里新冒出来的病原体 MRSA 的菌株就来自动物。猪携带 MRSA，它们将细菌传给了肉类处理人员，细菌随即出现在超市出售的屠宰好的猪肉中，但人们是否会因为食用肉类感染 MRSA 仍是悬而未决的问题。艾奥瓦大学一项研究表明，从艾奥瓦州各个百货商店里收集来的肉类样本，有 3% 携带 MRSA。在荷兰，猪携带的 MRSA 菌株引发了人类群体中 20% 的 MRSA 感染。[49]

我从未住得靠近猪场，但大家都知道我是吃猪肉的。这不是什么值得炫耀的事情，因为我成长在一个极其严格的素食主义家庭。我父母从小就是耆那教徒，这种信仰宣扬极端的非暴力，它的主要原则是不伤害任何其他生物，信徒甚至不能踩踏草丛（你可能会踩中昆虫）或呼吸细菌，所以我笃信耆那教的奶奶和外婆在祈祷的时候会戴上白色的棉制口罩，堵上嘴巴。我小时候，信仰耆那教的婶婶甚至都不接受我递给她的金鱼小饼干，仅仅因为饼干外形是鱼的样子，就有了罪恶的含义。但事情不该如此吧，耆那教本应教导人们须善良而温柔地对待动物，比如在蚁丘上撒糖，或者像我爷爷以前那样去耆那教徒运营的动物庇护所，亲手喂食从屠宰场救出的牛羊。让我感到羞耻的是，在这些令人敬佩的传统中，我唯一坚持下来的是不参观动物园，不杀死进入我家厨房的苍蝇、蜘蛛和蚂蚁。

当然，一个真正的耆那教徒永远不会参与侵占野生动物栖息地的行为，也不会将动物驱赶到巨型农场和市场里并以此获利，正是这些行为将动物微生物带入了人类之中。

我不会这样做。所以，或许发生在 MRSA 感染我儿子后一年的事情自有其道理：这种新病原体明显开始具备在人与人之间传播的能力，而这是它成为大流行病原体的首个必要前提。

第一次感染过去数月后，儿子再度感染 MRSA，又需要服用一轮带微毒性的抗生素了。他在服药期间发热，只能离校回家休息。当天我把家里的车开出了城，所以他只能自己走回家。我十分担心他这次发热，急忙开车赶回家。是他的身体对抗生素产生了反应，还是因为他体表的 MRSA 不受抗生素影响？我们怎样分辨究竟是哪个原因呢？如果是他的身体对抗生素产生反应，还有没有其他有效药能供他服用？在细菌引发红疹之前，我们已经排除了一整类药物。另外，要是 MRSA 已经突破了抗生素的攻击，那它会更加深入他的身体，栖居在他的组织和器官里吗？我翻阅过一些病例，明尼苏达州一个 20 岁大学生的肺部发生了 MRSA 感染，还有一个七岁小女孩右臀的 MRSA 感染扩散到了她的肺部。这两个人都病逝了。[50]

数月后，儿子的第三次 MRSA 感染在他的手肘内部出现。毫无疑问，MRSA 这次的确已经住在他体内了。他具有防护功能的皮肤并没出现裂痕，外部入侵物是进不去的。所以，这次感染显然应该是从内部而来。我丈夫从他病变的肿块里挤出了五汤匙的脓液。

我们没有遵循医嘱定期在消毒水里沐浴。我试过几次，但皮肤变得像蜥蜴一样粗糙，就放弃了。然而，为了控制细菌传播，我们还是做了其他同样严格的卫生措施。勤洗澡，勤洗衣，还弄了一个无菌盒，里面放了洗手液、一次性纱布和消毒喷雾剂。我们在炉子上置放一个原本废弃的锅子，定时把绷带和敷布放在里面煮沸消毒。

但并没什么用。儿子的肿块治好半年后，我大腿后面出现了一个火辣辣的红点。

我拿着一面手持镜，拗了好多动作（这些年参加瑜伽课程学到的技能终于在现实中有了用武之地）才看到一个蜘蛛咬痕般的小小肿块，那里的皮肤像被火把烧着一样疼。肿块很快就变大变硬，我开始不穿牛仔裤了，后来甚至连内裤也不穿，避免非必要的碰触和任何微小的压迫。就这样过了五天，我才走进医生办公室，医生拿起手术刀就开始往肿块里挖。半小时后，我摇摇晃晃地哭着回到家里，伤口处放着一大团纱布用来吸布满 MRSA 的脓液，脓液流了好几天。

MRSA 表现出其作为有影响力的人类病原体的关键能力：尽管我们留意到了它的存在，并尽力控制它，但它仍然成功地从一个人的躯体传到了另一个人的躯体。在我们家有限的人口数量中，MRSA 的基本再生数突破了临界值 1。

34

相较于更宏大的万物秩序，MRSA、SARS病毒、西尼罗病毒甚至埃博拉造成的死亡人数其实相对是少的。美国每年死于车祸的人数就超过了这些新病原体在地球上任何时期内致死人数的总和。我们之所以仍要关注它们，是因为它们开启了一段像霍乱弧菌那样的病原体曾走过的旅途。我们能看到这条路到底通往何方。

可以肯定的是，苏达班湿地诞生的霍乱弧菌数量巨大。从漂浮在大海上的温和海洋性菌种的源头算起，弧菌走过了很长一段路。但作为一种病原体，它的未来仍未可知。一种病原体若要引发大流行，必须感染人口的很大一部分，麻烦之处在于，人类四散在世界各处，相距甚远。要做到这一点，霍乱必须无处不在，能穿越海洋、跨越大洲，甚至在绵延数千英里的沙漠和苔原上传播。但病原体本身是微小且无法自行移动的，它们没有翅膀也没有腿，没有任何可以自主移动的手段。若仅凭借自己，它们就会像孤岛求生者一样，永远被放逐在隐蔽的诞生地。

要在成为大流行病的旅途上迈进一步，霍乱必须完全仰仗我们。

第二章 移动

我第一次听微生物学家马克·斯利夫卡聊起一只叫
"小嚼"的宠物草原犬鼠，是在波士顿一家威斯汀酒店的
宴会厅里，那是11月一个寒冷的清晨。斯利夫卡是痘病
毒方面的世界顶尖专家，适才在一小群传染病专家面前做
了一次报告，这些专家都是来参加流行病动力学专题报告
会的。

斯利夫卡告诉我，2003年，小嚼的主人在刚刚得到它
之后，把它带到兽医那儿检查身体。这只宠物一直在打喷
嚏和咳嗽，他们很担心它的身体状况。兽医决定对小嚼实
施氧气雾化治疗，他将小嚼放在一个仓鼠球（由塑料制成
的空心球）中，同时透过通风孔把氧气射入球内。

兽医当时并不知道，作为本地物种的小嚼（草原犬鼠
是一种北美地松鼠）已经暴露在源于半个地球之外的病原
体杀手面前了。这只动物曾被关在一家宠物配送中心，与

它关在一起的还有一箱通过商业航班自加纳抵达的动物，工作人员正要把它们送往宠物行业。[1]那个箱子里有 1 只冈比亚巨颊囊鼠、9 只睡鼠和 3 只绳松鼠，它们是在加纳的撒加科夫附近被俘获的，而当地 40% 的绳松鼠以及超过三分之一的人类，已接触痘病毒了。[2]

小嚼以及关在同一家宠物配送中心的其他几十只草原犬鼠都开始打喷嚏、咳嗽，因为它们全染上了猴痘。猴痘病毒在小嚼的皮毛下形成病灶，源源不断渗出这种病毒；而它肺部的病灶则使它呼出的气体中也携带了病毒。兽医将小嚼放在仓鼠球里做雾化治疗，正好让整个球体里充满了气溶胶病毒。换句话说，斯利夫卡认为兽医制造了一颗痘病毒炸弹。

当兽医打开仓鼠球让小嚼出来时，炸弹被引爆了。一团猴痘病毒粒子飘进了房间，它们感染了 10 个人，不仅包括当时正好在房间里的，还有稍后碰巧从房间门口路过的。最后，被加纳宠物感染的小嚼和其他草原犬鼠一共将猴痘传到了 6 个州，感染了 72 个人。幸运的是，进入美国的猴痘病毒是一种毒性温和的西非亚型，而非更为致命的中非亚型。仅有 19 人必须入院接受治疗。[3]

我觉得斯利夫卡应该很喜欢这个故事，一名兽医无意中制造出一种致命生物武器，多讽刺啊。但若不是因为有了商业航班，猴痘是不可能离开加纳丛林进入小嚼的小小身体里的，商业航班给了病原体一双翅膀，也给了它一张实现全球传播恰好需要的免费机票。航班不仅把这些受痘病毒感染的啮齿类动物运入美国，还将来自欧洲的一种真菌——锈腐柱隔孢——带入了纽约。这种真菌很可能是粘在探险者布满泥土的靴子上，从欧洲腹地的蝙蝠洞穴内进入美国的，它能入侵并消溶蝙蝠的表皮。2006—2012年之间，该真菌引发的白鼻综合征在美国16个州和加拿大4个省杀死了数百万只蝙蝠，导致蝙蝠的整体数量下降了超过80%。[4]

航空旅行不仅能带着病原体满世界跑，还决定了这些病原体所能造成的大流行的形态和传播范围。你可以打开一张世界地图，虚构一次流感的现代大流行。理论物理学家德克·布洛克曼2013年时就曾这样做过。整个流行模式将是混乱无序的。疾病可能首先在某地暴发，而后随机在欧洲和北美出现，中间没有任何经停站，就好像猴痘先在加纳暴发，然后直接出现在了得克萨斯州的一家宠物配送中心。似乎没有什么模式可以解释这种传播，而且没人能猜到病原体接下来有可能会跳去哪里。

但布洛克曼发现，如果在一张绘有连接各个地点的航线地图上虚构同样一场大流行，就能看出一些端倪。在这张地图上，纽约与3 000英里外的英国伦敦之间的联系，要比仅300英里外的普罗维登斯和罗得岛的联系更加紧密，这就是直飞航班带来的便利。在一张航班时刻表上虚构一次流行病传播，其结果就没有在一张普通地图上看到的那么混乱了。大流行宛如投石入湖激起的层层涟漪，不断向外辐射。布洛克曼的地图显示，流行病更多地是受我们的交通网络而非自然地理环境影响。[5]

若不是因为 19 世纪发展起来的新型运输模式，霍乱根本不会引发大流行。霍乱在国际舞台上首次亮相前夕，跨洋运输才刚开始重塑整个工业世界，快帆船和轮船在大洋中来回穿梭，新建的运河将人和商品运送到各个国家的腹地。要传播霍乱弧菌这样的水生病原体，这种运输系统再合适不过了。

你或许会认为，霍乱弧菌这样的海洋生物因为生活在海洋之中，就能抵达世界上任何一个海岸。毕竟海水都是相连的，而且一直处于循环之中。目前世界上流速最快的洋流厄加勒斯洋流正好就把位于霍乱老家印度洋西南部的海水径直送往非洲南端——印度洋与大西洋的交汇处。[6]当然了，一些漂得比较远的弧菌寄居桡足类动物确实有可能借用这股水流，冲出南亚。

但事实上，若仅凭霍乱弧菌自身的移动能力，它几乎是静止不动的。霍乱弧菌可寄居的桡足类物种中有超过75% 会一直待在自己发生进化的那片浅浅的表层海域。极少数会搭上洋流顺风车，但很快也会被大洋的深层海水制服。大洋是海中的撒哈拉沙漠，那里食物稀少到威胁生存的地步，且生长缓慢。[7]

人类当然能携带这种微生物，但也仅仅是携带而已。霍乱患者的确是行走的病毒播种者，他们的粪便以及被粪便污染过的手或个人物品都会沾染弧菌。霍乱弧菌在人体中的寄居期很短，哪怕患者没在短时间内死亡，弧菌寄居的时间最长也不超过一周。19世纪霍乱初现之时，寄居期如此之短，霍乱弧菌几乎不能到达距苏达班5 000英里、人口稠密的欧洲。

霍乱要实现异地传播，人口大规模聚集是前提。一大群易感患者接连感染后，弧菌存续的时间就能延长，其影响的地理范围也会扩大。但对病原体来说，这种传播形式是不可持续的。如果同时有大量人口患病，细菌自身也会覆亡，因为它所有潜在的携带者要么死了，要么产生了免疫反应。但与此同时，若只有少量人口患病，病原体依次感染足够多的旅行者以实现长距离传播的机会就会减少。

即便真有足够多的旅行者供霍乱弧菌传染，它也只能在旧大陆的土地上肆虐。要点燃全球大流行的导火索，霍乱必须能抵达新世界以及19世纪生活在那里的、易受影响的、忙忙碌碌的人们，包括定居者、奴隶和原住民。霍乱必须穿越深海大洋，一定得有某个人或某个东西捎上它。

欧洲人和美国人认为霍乱是落后的东方特有的疾病，断不会出现在文明的西方国家。1831年的一部法语巨著里就提到，霍乱是"域外来者……在亚洲未经耕种的干旱平原发迹和演变"。他们有意称其为"亚洲"霍乱，以区别于当时他们称为"霍乱病"（cholera morbus）的普通腹泻。[8]

例如，法国基本不担心当时的情况，一位法国评论者就自豪地宣称："除了英格兰，没有哪里不忠实遵循卫生准则。"[9]巴黎有钱人中意空旷的庭院以及灌满香氛沐浴水的大理石浴缸，这样的地方岂是泥泞、长满红树林的苏达班比得上的。[10]云泥之别，巴黎可是启蒙运动的中心。世界各地的医学生都来到这座城市新建的医院里，向法国顶级医生学习最新技术和发现。[11]

41 　霍乱还是缓慢但坚定地走到了欧洲的大门口。1817年秋天，霍乱沿着恒河向上游行进了1 600英里，在一个军营中夺走了5 000人的性命。1824年，霍乱辐射到中国和波斯，那年冬天停留在了俄国。几年后，印度暴发第二波感染潮。1827年，英军入侵旁遮普；1830年，俄军进攻波兰。霍乱如鬼影般随军前进。[12]

1832年3月末，霍乱占领巴黎。在没有现代医学遏制的情况下，霍乱杀死了一半的感染者，并引发一系列恐怖的病症。患者不会出现悲惨的结核性咳嗽，也不存在看似富有情调的疟疾热。区区几个小时，霍乱的脱水效应就会使受害人的脸部和皮肤起皱，双颊凹陷，泪管排空。血液则会变成焦油状，凝结在血管中；缺乏氧气的肌肉剧烈颤抖，有时甚至会撕裂。随着器官逐个衰竭，患者会陷入急性休克，而意识却保持清醒，并持续排出大量液状便。[13]

故事不胫而走：病人吃午饭时还好好的，等上甜点的时候就死了；男人回家发现门上贴了纸条，上面写着妻儿已在医院病逝的消息；火车司机在乘客面前突然倒下。[14]受害者可不只是紧抓胸口、倒在地板上，他们的肠道会不受控制地释放出大量液状便。霍乱的病状极不文明、令人羞耻，是对19世纪大众情感的冒犯。历史学家理查德·埃文斯就写道，这个异域入侵者让开明的欧洲人变回了野蛮人。[15]

埃文斯写道："想到自己可能在有轨电车上、餐馆里，或是在大街上，突然发生止不住的腹泻，而且是在几十或几百个体面人旁边，这种感觉一定跟想到死亡一样恐怖。"[16]的确如此，可能不止于此。

霍乱引发了各种持续的恐惧，其中之一就是过早下葬。如今我们能通过各种发出哔哔嘤嘤声的仪器来监测我们的重要器官是否衰竭，除了少数吸睛的罕见病例，生死之间的灰色领域其实已经很狭窄了。但在19世纪，这片灰色领域要比现在宽阔得多，传说，有的尸体本来被裹在整齐的裹尸布里，但日后挖掘出来时被发现肢体扭曲、骨头折断，已成白骨的手埋在扯乱的、落满了报纸和杂志碎片的头发里，这些都是死前极力挣扎的证据。

42 医生们就死亡的确切症状，以及所谓"真死"和"假死"之间的区别争吵了几个世纪。1740 年，杰出的法国医生让-雅克·温斯洛认为当时一些普遍存在的死亡测试——扎针和外科切口——缺乏精准性。（可怜的温斯洛还是孩子时就曾两次被错误宣告已死亡而被装入棺材。）有些人认为最靠谱的死亡信号应该是躯体的腐化。但这种方法对死者亲属来说是严峻且充满恶臭味的考验，他们可能被迫等待所爱之人身体腐烂，之后才能哀悼。即便到了这份上，也还是有人坚持认为尸体是活着的，只是昏睡过去而且长了坏疽。

应对死亡或曰"疑似死亡"的躯体的新律法、新发明、新方法开始出现，减少了误判死亡的问题。18 世纪 90 年代，巴黎的各个太平间实施了一套新制度，工作人员必须给尸体戴上专用手套，如果尸体的手指出现比较大的颤抖，就会牵动一根细绳，并推动一个大锤子敲打警报器。安保人员会遵循当地医生的指导在太平间里巡视，聆听是否存在异响。（如今，我们在生者中寻找死亡的迹象；彼时，人们在死者中寻找生命的迹象。）1803 年的一项法律规定，在疑似死亡与葬礼之间应相隔一天，以免有人弄错。1819

年，法国医生勒内·雷奈克发明了听诊器，能让医生听到心脏微弱跳动的声音（同时，也防止别有用心的医生为了听心跳声而直接把耳朵压到女性患者的胸脯）。英国皇家人道协会等慈善组织也相继成立，其成立伊始的目的是拯救溺水者的生命，但由此引发了探讨生死之间更细微差别的运动，提高了公众意识。（皇家人道协会的口号是"一息尚存，绝不言弃"，沿用至今。）[17]

霍乱扰乱了生死差别的特征，把巴黎人吓坏了。霍乱很轻易就能让活人看起来像具尸体：病人浑身泛蓝，肌肉凹陷，一动不动。"人们太容易弄错状况，"一位医生在1832年霍乱暴发时期抱怨道，"有次我把一个病人登记成'已死'，结果其实他在几个小时后才真正去世。"[18]延迟下葬的规定实际上在疫情期间就已被推翻了，死者尸体和那些疑似过世的人一道被堆到摇摇晃晃的四轮马车上，尸体多到偶尔会从车上直接掉到大街上。所有"尸体"都被埋在巨大的墓穴中，一共埋三层。

地方当局宣布禁止在市中心举行公众集会或举办集市。⁴³他们给病患的房子做好标记，把活人也圈禁在里面。尽管采取了这些举措，但丧葬队伍还是连绵不断。教堂被漆成黑色。市医院里躺满了无法动弹、处于生死边缘的病人，在霍乱的摧残下，他们的肤色呈现吓人的紫色。一息尚存的病患则以酒代药，麻醉自己。旅法美国记者 N. P. 威利斯写道："这真是极其残忍的情形。他们坐起来，从一张床移到另一张床，脸色依旧惨白，嘴唇呈蓝色，还穿着白色的病服，看上去真的就像一具具痛饮狂欢的尸体。"装满死者的马车沿着城市鹅卵石路行进，他们的血和体液就这样不断从车上泄下。

在那个可怕春天的夜晚，巴黎的精英们依旧参加精心打扮的化装舞会，他们否认和蔑视霍乱带来的死伤，将自己装扮成病态死尸的模样，跳起了"霍乱华尔兹"，而他们中的许多人确实即将变成这副模样。威利斯参加了一次这样的所谓霍乱舞会，他写道，有个男人打扮成霍乱本尊，"穿着骷髅盔甲，装着布满血丝的红眼，行走的瘟疫应有的其他可怕行头也一应俱全"。时不时就有且饮且舞的人摘下面具，面露紫色，倒地不起。霍乱杀伤力太大，死者就这样穿着舞会服装直接下葬了。[19]（巴黎的霍乱舞会以及威利斯的报道激发了巴尔的摩一位时年 30 岁的讽刺作家的创作欲望，埃德加·爱伦·坡就此写下《红死魔的面具》，这部短篇小说描述了一场化装舞会，一个戴面具的人物"从头到脚打扮成仿佛从坟里爬出来的模样"，给"在血淋淋的舞会大厅里狂欢的寻欢作乐者"带去了死亡。）

到了 4 月中旬，霍乱已经杀死了超过 7 000 名巴黎人。最终的死亡人数至今仍不明确。为了减少恐慌，政府直接停止公布死亡数据。[20]

那些有本事逃离城市的人，将一个崩溃的社会留在了身后。虽有护士、医生和警官们共同管理，霍乱依旧毫无顾虑地肆虐。[21]"霍乱！霍乱！如今这是唯一的话题，"威利斯哀叹道，"路上的行人随身带着香樟袋，并在鼻孔里滴几滴香醋——这是横跨所有阶层的普遍恐慌，有能力走的人都逃走了。"约五万名惊慌的巴黎人逃离城市，成群的避难者挤满了道路、河流甚至海面，他们将霍乱带到了新大陆，传播效率甚至比先于他们抵达的水手、商人和士兵还要高。[22]

他们步行逃出城，坐上马车，再划船往下游去，最后登上远洋船。因为有了新的贸易路线，他们很快就将霍乱传遍了大洋沿岸，甚至深入北美内陆。

44

哥伦布时代后的几个世纪，跨越大西洋仍然充满危险，人类仅偶尔为之。荷兰人抵达了后来的纽约市所在地并定居下来，之后在有需要的情况下，也只一年一次包船横渡大西洋。这趟艰难又烧钱的旅程要花费八周时间，部分原因是谨慎的船长会选择避开经过北大西洋禁航区的最短路线。在整个英国殖民时代，严苛关税和海盗掠夺扼杀了船家们跨越大西洋运送货物和人的愿望，纽约、波士顿和费城的港口经营惨淡。哪怕到美国从英国独立出来时，一个人想横渡大西洋也得等当地船家公布开船日期，还得期待有足够多的货物和其他乘客同行，如果万事俱备，通常还需要在港口城市度过一周或更长时间，等待适宜的风向和天气。

拿破仑战争期间，整个欧洲闭关，波士顿和费城的港口抓住了这个机会，获取了与中国之间有利可图的部分海上贸易。1817年，霍乱刚在苏达班兴起，雄心勃勃的美国船队则在新近成立的曼哈顿银行公司（后来成为跨国巨头摩根大通集团）的资助下，创立了跨大西洋航运中一种全新的事物：美国港口与利物浦、伦敦和勒阿弗尔等欧洲港口之间的定期航运服务。人们再也不用在港口甲板上苦苦等待了。这些邮船属于黑球、库纳德等航运公司，它们每周从美国启航，满载乘客、邮政包裹和其他物品跨洋往返。[23]

17—18世纪，仅有约50万欧洲人成功抵达新大陆。而在跨大西洋的邮船出现后，不到百年就已有3 000万欧洲人乘船前往美国。大西洋原本是霍乱传播的天然生态屏障，如今已成为人与货物及其在不知情的情况下携带的看不见的微生物真正的通途。

登上邮船的乘客很容易把弧菌传给未感染者。头等舱乘客享受着优雅的住宿环境和精致的餐点，而大多数海上乘客挤在三等大舱里，他们未得到清洗的手和身体紧紧贴在一起。夜幕降临或天气不佳时，舱门必须关闭，这会把三等舱乘客困在甲板下面的船舱中，里面的空气潮湿而污浊。一位体验过这种航运的记者抱怨道："三等舱乘客在吃饭前要先把虫子从食物里挑出来，在闷热、发臭的双层铺位上进食，或是在可供150人睡觉的大隔间那种炎热且散发恶臭的环境中吃饭，都这样了，他们怎么还会记得自己是个人类？"几百名乘客只能共用为数不多的几个厕所坑位，排泄物与底舱污水混杂在一起，渗入各层甲板。[24]

登船作业本身就会把霍乱传给乘客。每次起航前，船员都会从当地人洗澡和排泄的溪流、河湾里取水，灌到船上的饮用水桶里。要是霍乱袭击了船队起航或途经的任何一座城镇，人们不经意间就会将当地的弧菌带到船上的饮用水中。这些水就这样被装在几乎没怎么清洗过的木桶和木箱里，跨越大洋。在整个旅途中，乘客们喝的和做饭用的都是这些水。[25]

一旦霍乱袭击乘客，整艘船就会成为霍乱弧菌的流动传染源，这些船会将受污染的排泄物直接排到它们途经的海洋、海湾和港口中。[26]

这些船只自身也可能会携带霍乱弧菌，哪怕乘客登船时是未被感染的。19世纪的船只运输各种哺乳动物、鸟类、植物以及其他有意或无意带上船的生物。牲口、伴侣动物乃至害虫都有可能匆匆登船。藤壶、软体动物、藻类以及其他易受霍乱弧菌感染的海洋生物则会钻入木制船体并附着在上面，从而完成无法依靠自身达成的长途旅行。
（一种微小的、喜钻入红树根部的甲壳纲动物钻孔团水虱，就是这样的"搭船客"。在19世纪70年代，这种团水虱会在某个时刻钻进木制船体，直接从老家印度洋"搭顺风船"到达大西洋，如今它们仍在大西洋沿岸繁衍生息，用力咀嚼着佛罗里达及别处的红树林的根部。）

船只的压舱物（用来让空船在水体中也能保持平衡的重物）也在全世界散播了数千种物种。木制运输船一般使用干压舱物，比如几吨沙子、泥土和石头，这些东西内部就生活着蟹、虾、海蜇、海葵、海草和藻类等生物。人们抵达目的地上岸时，会将这些干压舱物铲到距离聚居区几英里外的地方丢弃，由此造成大量外来物种入侵。少数易受弧菌感染的甲壳纲动物可能就处于一堆干压舱物中，它们跨越大洋，创造了一片新的殖民地。

铁制船使用的压舱水携带霍乱的效率更高。铁制船具有水密性，因此可以利用水来压舱，而且铁制船还比木制船更快、更坚固，存储空间也更大。世界上第一艘铁制蒸汽船修建于1820年，从伦敦驶往法国勒阿弗尔，再沿河开到巴黎。1832年，欧洲已有铁制船开往非洲和印度。

海洋生态学家J. T. 卡尔顿写道，"压舱水"是海洋生物运输的一种途径，"其涵盖的生物广度以及运送效率在陆上和海上都无可匹敌"。[27] 现代研究表明，压舱水每周能携带约 1.5 万种海洋生物漂洋过海，霍乱弧菌就位列其中。人们从受霍乱侵扰的欧洲和亚洲的浅海湾与河口中吸纳了数百万加仑压舱水，其中每一加仑都可容纳数百亿个病毒样颗粒，等待着在跨洋后自由行动。[28]

说回陆上，当霍乱兴起之时，美国内陆大多还处于难以踏足的蛮荒状态。整个国家的大多数道路不过是穿越森林和泥沼的泥泞小道，倾倒的树和烂泥就能轻易将马车和货车的前行之路阻断数周。走陆路将货品运进运出这个国家，哪怕只是走数十英里路途，其耗费的时间和财力也和跨洋水运至英国无异。[29]

相形之下，船舶运输灵活且可靠。新发明的蒸汽船能让乘客循着天然水道抵达各地，比如 300 英里长的哈德孙河，从阿迪朗达克山脉一直流到纽约，还有 2 000 英里长的密西西比河，源自明尼苏达北部，流入墨西哥湾。

但在 19 世纪中叶之前，美国东部连绵不绝的阿巴拉契亚山脉仍是一堵巨大的屏障，将密西西比河五大湖沿岸的船运贸易与依凭哈德孙河和大西洋发展起来的国际航运贸易区分开来。[30] 霍乱弧菌或任何一种水源传染病原体就算抵达美国海岸，也无法通过水道深入中西部内陆。

1825 年开放的伊利运河改变了一切，它将大西洋的咸水与内陆水网的淡水连接起来。这条运河径直穿过阿巴拉契亚山脉，连接了哈德孙河和远在 300 英里之外的伊利湖（连接点为水牛城所在地）。这是一个工程奇迹，当时的总造价达到天文数字般的 700 万美元（约相当于 2010 年的 1 300 亿美元），纳撒尼尔·霍桑是这样描述的："这条高速水道连接了两个世界之间的繁忙贸易，在此之前，二者甚至无法互通有无。"伊利运河让内陆与海岸间的交通成本缩减了 95%，它改变了整个水道南部终点站——纽约——的经济地位。多亏了这条运河，纽约甩开了费城、波士顿和查尔斯顿等与之竞争的港口城市，成为"万船之城，两侧堤岸泊满了船只，绵延不断，船桅如林，其他城市实难相提并论"，一位观察者这样描述道。[31]

运河急剧促进了贸易，但同时也让世界上其他地方的微生物病原体深入美国社会的各个角落。为了庆祝运河通航，达官显要们从世界上的著名大河——恒河、尼罗河、泰晤士河、塞纳河、亚马孙河等等——盛来 13 瓶河水，再加上一瓶伊利运河的河水，一起倒入纽约湾的漩涡之中。此举是为了庆祝水路贸易进入便捷的新阶段，但更准确地说，这种仪式开启了水源传染疾病的新时代。[32]

运河交通极为繁忙。哪怕是沿岸最小的村庄，每天也会发出窄窄的运河船只，没日没夜地在运河上行驶。三万人在运河的 83 个船闸与渡槽之间辛勤劳作，用马和骡子拉

48

船前行，一户户人家就住在岸边，维护运河的各项日常功能。到 1832 年，共有 50 万桶面粉以及超过 10 万蒲式耳小麦通过伊利运河那浑浊的浅水运往各处，更别提仅这一年就有总长度达 3 600 万英尺的木材从中运过。运河船上堆满了原木，挤满了乘客，有时甚至要在船闸排队等候长达36 个小时才能通行。

随小麦和茶叶等货物一起来的，还有移民潮。移民们从横渡大西洋的纵帆船下来后，骑马沿着运河前进，行出运河水道后转移到新船上，继续走水路向西航行，由此带来了霍乱。[33]

1832 年春天，从霍乱肆虐的欧洲跋涉而来的成千上万移民抵达北美东海岸的各大海港。霍乱首先侵袭了蒙特利尔和魁北克，两城乃是遍布北美的河流与运河网络的西北部终点站。11 个残酷的日夜过后，霍乱在加拿大的这两座城市杀死了 3 000 人，且有往周边运河城镇蔓延的趋势。一旦霍乱侵入运河系统，就相当于拿到了侵袭北美大陆其他地区的船票。许多士兵从纽约出发向西前往伊利诺伊的争议领土，与印第安人的英雄"黑鹰"作战。霍乱如影子一般跟随他们西进。数十名士兵在江轮上就已病倒，他们被遗弃在路上，就此播撒下了新疫情的种子。其他人则惊恐万分，四散而逃。一个路人从休伦湖南端的密歇根州底特律赶往格拉夫堡，沿途竟陆续遇到六名被霍乱感染的逃兵，第七个逃兵的尸体正被猎狗啃食。"一些士兵死在了树林里，尸体已被狼吃了个干净，"研究霍乱的历史学家J. S. 钱伯斯写道，"其他人则倒在了乡野或道旁，尸体无人敢碰。掉队的幸存者四处游荡，无处可依，因他们被视作致命疾病的传染源头。"整个派遣队伍有超过一半的士兵死亡或离队，"一枪都没开过"。

至于下游的纽约，超过七万名居民因听闻霍乱侵入北美而逃离城市。[34] 如今，伊利运河所开创的大运河时代踪迹难觅。马里兰州切萨皮克和俄亥俄运河的现状佐证了伊利运河急剧的衰落。伊利运河于1831—1924年间曾是运输采自阿勒格尼山脉的煤矿的要道，如今基本上就是个休闲娱乐区。长长的河渠大多已经干涸，沿岸专供船闸管理人及其家属居住的值班房也已坍圮。只有房屋的石基以及周边水泵残留下来，隐匿在矮矮的木瓜林中。屋子的厕所就在几码之外，如今已被用花哨的合成纤维制成的浅蓝色移动厕所取代，这些厕所供路过的自行车车手使用，下方便是沿着运河的旧拖道，骡子和马曾在这些道上拉船前行。这里的河流水面宽阔但水较浅，仅够勉强通航，却吸引着皮划艇爱好者前来，胆大的当地孩子也会冲进树林，跳入河里，享受一番夏日畅游。[35]

尽管运河已经被人遗忘，但它们开启的贸易运输时代持续至今，速度甚至更快。

运河和蒸汽引擎，加上煤、轧棉以及工厂时代的其他奇迹，首次破除了全球经济的历史束缚。几百年来，世界的经济生产保持相对平稳的态势，每个世纪仅增长约1.7%，饥肠辘辘的人类基本是靠自身新陈代谢的微薄力量来勉强生存。然后，人们突然释放了化石燃料原本被埋藏的力量，引发了工业革命。在不到一个世纪的时间（1820—1900 年）内，世界经济生产总量翻倍了，而且持续不断地增长。过去的 60 年间，全球贸易增量巨大，翻了20 倍，其增长率高于人口或 GDP 增长率。[36]

运河埋下了自身衰落的种子。各条运河将美国人带入国际贸易体系之中——水牛城的农民第一次享受到新鲜的长岛牡蛎，以及茶叶和糖这样新奇的外国商品，与此同时，打开了他们永远满足不了的胃口。对更快、更强大的交通的需求，像癌细胞一样扩散，运河是完全跟不上这种发展速度的。毕竟它们只有约四英尺深。起初，铁路兴起；然后是高速公路；如今，飞机负责运输全球贸易中价值最高的货物，睥睨一切。

莱特兄弟于 1903 年发明的这种机器，现在每年都会携十亿人冲上云霄。[37] 这些乘客可不只是在少数几个大城市的著名机场间来回，他们还会前往成千上万的小城镇机场，这些机场甚至位于最偏远、航线最漫长的国家。美国约有

1.5万座机场，但全世界可不止这些：刚果民主共和国也有超过200座机场，泰国有100座，截至2013年，中国有将近500座。[38]

纽约今天已不再是全球交通运输网络的中心。中心已转移。全球最大、最繁忙的10座机场，9座在亚洲，其中7座在中国。[39]如果说美国的对外门户是纽约，中国的对外门户就是香港，看得见或看不见的"货物"在这里被装上飞机，数量比世界其他地方都多。霍乱靠船帆和蒸汽引擎走遍世界，霍乱之子则能依凭飞行抵达寰球。[40]

活禽市场数量的增长为SARS病毒扩散至人类创造了条件，但真正让其散播到整个世界、触发2003年全球大流行的是现代空运网络，以及一家不起眼的商务旅馆——位于香港九龙中心地带的京华酒店。

彼时，华南地区首批"非典"病人被急匆匆地送入当地医院，其中就包括广州的中山大学孙逸仙纪念医院。该院的临床医生拼尽一切治疗"非典"病人，但他们自己的生活也要继续。其中就有刘剑伦医生，他在结束了一轮治疗"非典"病人的值班后，消毒换衣，离开广州，南下90英里抵达香港去参加一场婚礼。几个小时后，他入住京华酒店的911号房间，就是在这儿，他体内的SARS病毒粒子开始逸出。[41]

有太多病毒从刘剑伦体内逸出到房间里，几个月过后，调查者仍能从地毯里发现病毒存在的基因证据。[42] 刘剑伦将 SARS 病毒传给了酒店的另外 12 名住客，我们至今仍不清楚这是怎么做到的。或许他们同乘过电梯，又或是他曾在房门外咳嗽或呕吐，而其他人路过了那段走廊。还有可能他用擤过鼻涕的手扶过廊墙，而其他人也恰好碰过那堵墙。甚至有可能是在他冲厕所时，病毒通过气溶胶传播离开了他的房间。[43]

51

我们知道的情况是，与刘剑伦同期入住的客人是一群跨国移动的旅客。2012 年冬天，我入住了这家旅馆（现已更名为维景酒店），我发现与自己同时入住的客人也来自世界各地。酒店酒吧里灯光昏暗，吊顶上贴满了光滑的黑色瓷砖，说西班牙语的夫妻正安静地饮酒，一个满头白发的澳大利亚人正在浏览英文报纸的商业版。没过多久，我无意中听到他跟一个瘦削的亚洲商人讨论他在坦桑尼亚和印度尼西亚的金融交易。

说回 2003 年，与刘剑伦同期入住的一位客人是空乘人员。她是飞到新加坡之后才入院的，她把病毒传给了她的医生，而这位医生当时正打算飞去纽约参加一次医学会议。他最远飞到了德国柏林。在京华酒店被刘剑伦感染的其他客人登上了飞往新加坡、越南、加拿大、爱尔兰和美国的航班。不出 24 小时，从刘剑伦体内逸出的 SARS 病毒已经传到了 5 个国家；最终，SARS 的踪迹出现在了 32 个国家。正是因为有了航空运输的奇迹，一个感染者就能引起一场全球性的暴发。[44]

许多人担心在乘坐飞机的过程中会被传染某些"病毒"，但实际上只有某些特定的病原体才会在飞机上轻易传播。那些经由直接接触传播的病原体，不太可能在航班上扩大自身规模。2014 年，西非埃博拉疫情的头一年，人们了解到，仅有两名感染者乘坐过飞机，而他们在飞机上均未将病毒传染给其他人。[45]〔埃博拉这样的接触传播病原体，最容易传播的场合还是葬礼仪式（人们会象征性地为感染者的尸体洗浴），以及医疗机构（临床医生频繁处理感染病人），此二者在 2014 年疫情传播中扮演了举足轻重的角色。〕经由介体传播的病原体也极少能熬过航空旅行，比如蚊虫传播的西尼罗病毒和登革热。现代飞机舱中凉爽、干燥的环境，对携带这些病毒的蚊虫而言是致命的。

至于 SARS 病毒这样的呼吸道病原体，则很适合在航空环境下传播。这些病原体通过人类咳嗽、打喷嚏或气溶胶形式释放出的微末体液传播，这些超小水滴可在空中悬置许久，飞机起飞时只有一个感染者，抵达目的地时可能已是一飞机的感染者了。经由航空运输传播的病原体还有一种同样强劲但不被留意的传播方式，那就是航空大大扩

52

展了感染者的移动范围。感染者一般因为身体虚弱而无法通过其他交通方式实现移动。举个例子，以前，外科病人对传染性病原体的全球传播几乎没有推动作用，做了手术的病人相对而言是无法行动的。但今时不同往日，外科病人做好手术后可以满世界旅行，甚至将病原体从手术室带到地球的另一边。

例如，每年都有成千上万来自美国、欧洲、中东和其他地区的所谓"医疗游客"飞到印度等国做手术。20 世纪90 年代初的市场改革，让印度经济在几十年里保持8% 的年增长率，印度的现代化私立医院如今使用与西方医院相同的标准实施治疗。然而，因为印度全国仍普遍存在贫困和低薪酬情况（以及其他一些因素），医院能以较低的成本完成病人手术。结果，那些想以可承受的费用做器官移植、膝关节置换或心脏外科手术的外国病人，便成群结队地来到印度。[46]

与 20 世纪 80 年代相比，这是一种惊人的逆转。那时的印度在经济上如一潭死水，像我们这样的移民家庭回去探亲时，行李箱里会装满自己认为到时用得上的医疗用品，这样就不必依赖当地质量参差不齐的卫生服务了。有条件的印度人则会飞往纽约或伦敦，寻求高科技医疗护理。

20 世纪 80 年代，印度各个城市的机场还是荧光灯昏暗、摇摇欲坠的建筑，隶属各个帮派的年轻男子穿着紧身纽扣衬衫，蓄着胡子，瘦骨嶙峋，他们沿街叫喊，询问乘客要不要打车，而穷困潦倒的一家几代人则焦急地紧紧抓住手中的机票。人们最好不要去公共厕所，那里的马桶永远是堵住甚至漫溢出来的。今天，新德里英迪拉·甘地国际机场已然是一座闪耀的建筑，配有高档咖啡馆、硕大的彩色抽象壁画，以及自动人行道，时髦又年轻的商务旅客拖着他们的黑色小行李箱从上面快步走过。2012年，我前往印度，在机场找到了去往梅第奇医院的指示牌，该院是印度众多新建的、由公司所有的私人医院之一，可以满足"医疗游客"的需求，而且它就在机场行李领取处外面不远的地方。[47]

53 据梅第奇医院的发言人说，该院15%的病人是前来做手术的外国人，他们在这里须支付的费用仅为西方国家手术费的五分之一。从机场到医院只有很短一段车程，这家医院是一幢辉煌的建筑，拥有一个开阔而郁郁苍苍的花园，周围用铁栏围住，内外隔绝，旧世界的一切只存在于铁栏之外——小贩推着飞满苍蝇的木制手推车出售鲜榨果汁，工人们蹲在地上做饭，炉中冒出滚滚浓烟。铁栏里面的医院则像极了博物馆，有高高的天花板、白色的大理石瓷砖地板和巨大的磨砂玻璃墙。

在一扇磨砂玻璃门后，是一间专为"医疗游客"及其家属设置的休息室。房间里面的印度人屈指可数，大多是东亚人、中东人和西方人，他们拖着连塑料膜都没来得及揭掉的行李箱。他们坐在黑色的皮沙发上，一边看平面电视，一边享用免费的热饮。医院的国际患者服务团队负责组织治疗方案，协助病人和家属办理签证，提供接机服务，安排酒店预订和康复后的观光旅行。他们甚至提供餐饮和娱乐方面的门房服务。[48]

这些"医疗游客"看起来过得很舒服，然而，一旦开刀，他们的内部组织便会接触新德里独一无二的微生物环境，他们会把手术中沾染的微生物带回家。接受外科手术的人特别容易被传染性病原体影响。当手术刀切开皮肤的保护层，身体内部与外部环境的区隔便会消失，生活在皮肤表面上、病床周围空气里、手术设备和其他物品上的微生物就会通过切开的伤口长驱直入。巨细靡遗的消毒措施也很难彻底阻拦它们。这些进入人体的微生物很可能会茁壮成长，因为手术本身（更不用说病人术前的健康状况）会降低患者的免疫系统功能。

梅第奇医院的病人感染率差不多与美国医院的一样低，甚至可能更低，但二者引发病人感染的细菌完全不同。先举一例，印度医院里的大多数细菌是革兰氏阴性菌，相较于在西方医院中占主导地位的革兰氏阳性菌，它们被包裹在更加坚韧的外膜中，由此对抗生素和防腐剂更具抵抗力。（细菌的名称源自汉斯·克里斯蒂安·革兰，正是他研究出 **54**

了区分两种细菌的测试标准。）另外，印度承受着细菌性疾病带来的沉重负担——腹泻和肺结核每年造成约100万印度人死亡，而且官方对抗生素的使用没有任何约束（不用任何处方，你能在印度任何地方买到抗生素），这导致印度的许多细菌性病原体已有了抗生素耐药性。美国发生的医院感染中有20%对普通抗生素产生了耐药性，而这一比例在印度则高达50%。[49]

新德里金属β-内酰胺酶-1（NDM-1）这种极有害的病原体，至少在2006年就已出现在新德里。这实际上是一种叫作质粒的DNA片段，能在不同种类的细菌之间传播。它的危害在于能令细菌对14种抗生素均产生耐性，包括强效静脉抗生素，这是在其他治疗方法均告无效的情况下不得已才能使用的抗生素。当NDM-1插入一个细菌性病原体时，它基本上就是让这种细菌变得无药可医。仅有两种不甚完美的药物能抑制NDM-1感染：硫酸粘菌素，这是一种较古老的抗生素，因其毒性在20世纪80年代被人类弃用；替加环素，这种昂贵的四环素目前仅被批准用于抑制软组织感染。[50]

凭借强大、高速、相对舒适的空中旅行，最鲜为人知的病原体如今也能跨越大洲大洋。NDM-1借助"医疗游客"的身体离开了印度的手术室。2008年，斯德哥尔摩市郊一家医院在一次测量细菌水平的常规测试中，从一名

59 岁男子的尿液中分离出了 NDM-1 细菌。这名男子正是在新德里染上这种细菌的。瑞典和日本相继出现了其他病例，这些病例都与前往印度或巴基斯坦做整容手术或器官移植手术的病人有关。2010 年，三名美国病人被发现感染了 NDM-1 细菌，三人均曾在印度接受过医疗看护。2011 年，土耳其、西班牙、爱尔兰和捷克共和国都有病人被离析出了 NDM-1 细菌。到了 2012 年，"医疗游客"帮助 NDM-1 辐射到了全世界 29 个国家。[51]

目前，NDM-1 质粒大多是在宿于人体内部的无害细菌种类里发现的，比如宿于健康人类口腔、皮肤和肠道内的肺炎克雷伯菌，以及消化道内的大肠杆菌。然而，促使这种质粒传播开来的"医疗旅游业"依旧活跃、有利可图。工业化国家的卫生医疗费用持续飞涨，病人们不得不乘飞机离开祖国，寻找更便宜、更迅速的治疗方法。哪怕出现了 NDM-1 质粒，他们也没想把自己紧握在手里的机票退掉。这些病人以及其他人把 NDM-1 携带得越远，这种质粒在传播进程中能遇到的细菌种类就越多，它转移到某种危险的细菌病原体的可能性也就越大。

要是这样的病原体被 NDM-1 质粒侵入，将给医学带来沉重负担，导致几乎无法阻止的感染。没有什么手术值得冒这种风险。"所有的医学成果都将终止，"新德里甘加拉姆爵士医院的医学微生物学家钱德·沃塔尔预测道，"骨髓移植，这种或那种移植，都将消失。"[52]

令人难以置信的是，我们的交通网络轻而易举就能促使像 NDM-1 这样的潜在大流行等级的病原体传播开来，而且自霍乱时代以来，交通网络完成这一任务的速度更快、更高效了。

但我们并不是移动性的被动受害人，也不会因为充满恶意的微生物乌云尾随我们就再无翻身余地。全球分布是大流行的必要条件，却不是独立的充分的条件。哪怕病原体真的无处不在，也只有当它们在目的地遇到恰当的传播机会时才有可能引发大流行。一种广泛分布的病原体要是没有遇到这种机会，就跟拔去尖牙的蛇一样无害。

而且，病原体对特定的传播模式十分依赖，不能灵活变通。一旦病原体适应了某种传播模式，就无法轻易更改自身逐渐形成的、在不同感染者之间传播的复杂机制。从历史上来看，这也是那些蚊虫传播病原体无法进化为水源传播病原体的原因，而后者也无法进化为空气传播病原体。然而，虽然它们的传播模式相对固定，但它们能利用的传播机会是流变的：这种机会几乎完全由我们人类的行为形塑。

56　　的确会有一些病原体利用人类社会不可或缺的亲密行为（比如性行为或其他彼此处于呼吸范围的亲密举动）来

传播自身，但仍有许多病原体是通过更模糊不清、错综复杂的方式传播的，这些方式相对罕见或者比较容易被改变。举两个例子：弓形虫病原体的传播首先需要啮齿类动物食入弓形虫卵，而后猫捕食啮齿类动物，人再把自己暴露于受感染的猫的猫砂盆附近；病原体枪状双腔吸虫的传播则需要蜗牛孵化虫卵，然后蚂蚁吸入蜗牛的黏液，再由食草动物食用蚂蚁。

像霍乱弧菌这样的病原体，其传播需要人类持续摄入自己的排泄物。这算是个好消息，我们很容易就能剥夺它的传播机会，因为停止摄入彼此的排泄物对人类而言既无关生存，又不会影响社会稳定。坏消息则是，有时各种历史条件会合谋，将最不必要、最危险的行为变成近乎无法避免的局面。

第三章　污秽

排泄物是病原体进行人际传播的完美载体。粪便从人类体内刚刚排出时，满是细菌和病毒。以重量计算，粪便的 10% 由细菌组成，每克粪便最多包含 10 亿个病毒粒子。一个典型的人类个体，每年能产出 13 加仑的粪便（以及 130 加仑的无菌尿液），创造出一条富含微生物的垃圾河。除非我们控制和隔离这些垃圾，否则它们很容易就会沾到脚底，贴到手上，污染食物，渗入饮用水中，使病原体从一个受害者传播到另一个。[1]

幸运的是，几个世纪前，人们就已经明白，要实现健康的生活就必须将垃圾与我们自身隔离。罗马、印度河流域与尼罗河谷的古代文明，早已知道如何处理垃圾，使其不至于污染食物和水源。[2]

古罗马人会用水将垃圾冲离他们的居住区，任其在荒郊野外腐烂。他们通过木制和锡制管道网络将偏远、无人居住的高地上的淡水引入城市，这些管道每天都能给一个住户运来 300 加仑的淡水，根据美国国家环境保护局的数据，这是现在美国人平均耗水量的三倍。罗马人主要将这些水补给浴室和公共喷泉，但也会用在公共厕所里——大型水沟上方摆着带锁眼形开口的长凳，人们坐在上面如厕，同时一股新鲜的水在他们脚下流动。[3]

从公共卫生的角度来看，用水冲走排泄物的一个主要优点是从排出到分解这段关键时期内，不需要安排人手去处理富含微生物的粪便。水就这么把它冲走了，简简单单。但这样做的缺点是会使排泄物移动，由此产生大量被污染的流动水，而这些流动水会污染饮用水源（以及许多其他东西）。既然对新鲜清洁水源的喜爱让古代人建造出了供水管网，那自然也让他们明白了清洁饮用水的重要性。人们会嘲笑那些在未经过滤处理的水里洗澡的人，更别说那些直接喝的人了，他们还遵从古希腊医生希波克拉底的建议，只饮用烧开后的水。[4]

不管怎么说，这些卫生措施本应该在任何时代存续，但事实并非如此。到了 19 世纪，古罗马人的欧洲后代们来到纽约定居，但他们已然遗忘了祖先的良好习俗。他们很容易接触到彼此的排泄物，以至于每人每天摄入的食物和饮品中都可能含有两茶匙的粪便。[5]

在某种程度上，这种 180 度的转变与 4 世纪基督教的兴起有关。古希腊人和古罗马人都维持了仪式化的卫生习惯，更别提印度教徒、佛教徒和穆斯林了。印度教徒在每次做完"不洁"行为和每次祈祷后都必须洗澡。穆斯林每天须做五次祷告，而每次祷告前都必须清洗三遍，进出其他许多场合前也必须清洗。犹太人乐于在每次用餐、祷告、上厕所前后洗澡。相形之下，基督教对用水清洁的卫生仪式没有做任何详尽规定，一个好的基督徒只需要在他的面包和酒里洒些圣水，就能让这些食物圣化。毕竟，耶稣本人在坐下来用餐前也是不洗手的。知名的基督教徒会公开宣扬用水清洁自身乃是表面的、肤浅的、堕落的。有人这么说过："一副干净的皮囊和一套干净的衣服，装扮的是一个不干净的灵魂。"最圣洁的基督徒会穿着满是虱子的刚毛衬衣，算是世界上最不爱干净的人之一了。果不其然，537 年哥特人毁坏罗马水道后，基督教欧洲那些不爱洗澡的领袖们压根就没想重建，或者建造其他精细的供水系统。[6]

到了 14 世纪中期，腺鼠疫抵达欧洲。基督教欧洲的领袖们和世界任何地方的领袖一样，面对自己无法理解的威胁，他们把责任推给自己最喜欢提及的替罪羊——用水清洁。1348 年，巴黎大学的医生们特地谴责了热水澡，他们宣称用水洗澡会打开皮肤毛孔，使疾病进入体内。国王亨利三世的外科医生安布鲁瓦兹·帕雷[1]附和道："蒸汽浴和澡堂子都应禁止，人在洗浴的时候，体表的肉和整个身体都会变软，毛孔张开，有毒的水蒸气便会迅速进入人体内并引发猝死。"他在 1568 年写下这些话。在整个欧洲大陆，罗马时代遗留下来的浴室均被关闭。7

　　既然中世纪的欧洲人对水的日常功用和道德意义都有所猜忌，他们便尽可能少地处理自己的排泄物，并减少喝水的欲求。他们的饮用水直接取自窄浅的井、泥泞的泉和浑浊的河，若水尝起来不太对劲，他们就干脆用啤酒代替原本就很少摄入的水。8那些有条件的人则会选择"干洗"。17 世纪的欧洲贵族用香水掩盖自己肮脏的身体所散发的臭味，还用天鹅绒、丝绸和亚麻包裹自己。17 世纪的一位巴黎建筑师声称："比起古代人的洗浴和蒸气浴，亚麻织品能更方便地保持身体清洁。"他们会用镶有红宝石的金耳勺从耳中挖耵聍，用镶有花边的黑色丝绸擦拭牙齿，以此避免用水清洗自己。"水是我们的敌人，"卫生史学家凯瑟琳·阿申博格写道，"必须不惜一切代价避免接触。"9

　　这种避免接触带来的后果是几百年之中人类与动物粪便密切接触，工业化时代之前的人类完全习惯于这一情况，

---

[1]　安布鲁瓦兹·帕雷（1510—1590），法国医生、解剖学家，被视为现代外科与病理学之父。

甚至视之为有益的状态。中世纪欧洲人常年生活在脚下的各种粪便散发的臭味之中，自己排出的还只占少数。他们与充当食物或交通工具的家畜生活在同一屋檐下，牛、马和猪排出的粪便要比人类多得多，但人们对在何处储存这些粪便显得更不上心。[10] 至于处理自己的粪便，一些人就直接坐在房间或是屋外厕所里的简易便桶上解决，他们管这叫"茅房"。稍微复杂一点的方法包括在室外或地窖中手工挖坑，有时还会用石头或砖块松散地衬砌（就像建污水

池和私人金库那样），可能再安上无底座位或蹲板。如何收集和处理排泄物取决于每家住户的想法，当局几乎未做规定。[11] 排泄行为本身在当时并不像现在这般隐秘和羞耻。16 和 17 世纪的君主，比如英格兰的伊丽莎白一世和法国的路易十四，会在上朝时公开"放任自流"。[12]

x

叫作新阿姆斯特丹的小镇时，把这些中世纪思想和卫生方法也带了过去。荷兰人直接就在地面上建造开放式的茅厕，还把他们的排泄物直接倒在大街上，这样"猪就可以拱食，在上面撒欢打滚"，新阿姆斯特丹的一名官员在1658年这样写道。英国人于1658年控制了这块殖民地，并重新命名为"新约克（纽约）"，他们同样把排泄物储存在所谓"露天粪池"中，也会直接倒在街上。[14]

中世纪的这些做法一直持续到19世纪，哪怕原本几千来人的小镇已经成了拥有几万居民的小城市。到1820年，茅厕和粪池占据了全城十二分之一的面积，成千上万头猪、牛、马、流浪猫狗在街头晃荡，任意排便。[15] 1859年，一位官员抱怨道，纽约的户外厕所与茅厕"污秽不堪，条件恶劣，液体积滞，腐烂物质满溢，流出的污水让人无法忍受"。这些未经处理的污水就这样在公寓的背面和人行道上腐烂数周甚至数月。房东会在地面铺上木板来遮盖这些污物。城市巡视员汇报说，一旦有人踩压这些木板，下面就会挤出一股"浓浓的绿色液体"。[16]

市政府偶尔会雇用私人团队收集充斥街头的动物和人类粪便，然后当作肥料变卖，这一举动令布鲁克林区和皇后区一跃成为18世纪中叶美国最具生产力的农业县。人们管这种肥料浇灌叫"污水农耕"，这种方式并未持续发展，因为人们找不到任何一个有效隔绝的地方来储存亟待运走的粪便。残留在码头的恶臭堆积物招来了附近居民的抱怨，而且作为一种政治恩惠，市政机构倾向于把这种活儿交给私营承包商，这些承包商接了活儿却不干事。[17]

如此，大多数的城市排泄物就这么沿着大街渗透，甚至浸入地里。这些污秽被压缩成"沿着人行道边缘的路堤长脊"，19世纪40年代末的一位报纸编辑阿萨·格林尼这样写道。[18] 行人和马就在粪便上践踏，慢慢把它们踩成了稠密的毯状。格林尼在日记里记道，在这层覆盖了整条街道的深厚"淤泥"之下，原本的街道石板"几乎再也看不到了"。极少情况下，城市会把街道清扫干净，当地人看到干净的街道反而会吓一大跳。一位一辈子住在城里的老妇看到新近清扫的街道，发出惊讶的评论，格林尼引用了她的话："这些石板到底是从哪儿冒出来的？我以前一直不知道原来街道是铺了石板的。真是荒诞啊！"[19]

这些早期的工业化市镇依旧沿用中世纪的卫生措施，结果创造出非常适合霍乱疫情暴发的条件。这些地方与欧洲乡村完全不同，后者已经形成了处理排泄物的习惯。在中世纪欧洲人生活的偏远居住点，土层较厚，人口密度低。当他们的粪坑要达到容量极限的时候，可以直接掩埋旧坑，再在旁边挖个新坑；他们把便盆直接倾倒在街道上，但街上本来就没什么人流；排泄物可能会渗入地下，但土壤中各种各样的矿物质、有机物和微生物会捕获并过滤这些污物，使其在进入地下水之前就被轻易分解。[20]

曼哈顿岛上的情况则很不一样，其储存和过滤垃圾的能力十分有限。曼哈顿是一系列岛屿中最大的一座，这些岛屿散落在哈德孙河口，还包括史丹顿岛、总督岛、自由岛、艾利斯岛、罗斯福岛、沃德岛和兰德尔岛。两条微咸的河流从曼哈顿岛两侧流过——西边的是哈德孙河，东边的是伊斯特河；大西洋的潮汐也会拍打岛岸。两条河流正好在曼哈顿岛南端相遇，搅起水底的沉积物，向水层输送营养物质。河口的牡蛎长得很大，一般要切成三块才能食用。（今天，你在下曼哈顿的任何地方往下挖，只要挖得够深，就能发现空牡蛎壳，都是早期的牡蛎盛宴留下的。）尽管本地水域富含水生动植物，但早期的荷兰农民失望地发现，曼哈顿岛的土壤只有三英尺深。这样的土壤是留存不了多久的。在这一层浅浅的土壤之下，是由片岩和福德姆片麻岩构成的断裂基岩。纽约人后来意识到，这种基岩确实能承受住高楼大厦的重量，但也让地下水很轻易也很危险地暴露在排泄物中，因为排泄物被随意堆在地下水上面没多远的地方。新产生的人类粪便渗入薄薄的土层，直抵基岩。岩石的细小裂缝变成了地下"高速公路"，粪液能沿着这些细缝深入好几百码。[21]

这些地理特征使得城市的饮用水补给特别容易被污染。曼哈顿的用水原本就很紧张：包围曼哈顿岛的哈德孙河和伊斯特河的河水太咸，无法饮用；收集雨水作为饮用水也被证明有危险，等雨水滴到居民肮脏的屋顶时已经沾满了灰霾和烟尘，"看起来跟墨水一样黑了，闻到那个味儿你肯定不愿喝"，一个当地居民提到。[22]（早在1664年，饮用水源稀缺就被认为是定居曼哈顿岛的一个严重弊端。最后一位荷兰总督彼得·斯图维森特就抱怨说："这里连一个水井和水箱都没有。"）岛上唯一一个方便取用的饮用水源是约70英尺深的积水塘，这是一个在后退的冰川上凿出的水壶形小池子。然而，随着城市人口逐渐向北扩张，制革厂和屠宰场之类的有害产业被推到了积水塘边。很快这个小池子就变得"又脏又臭"，在《纽约新闻报》上，一位居民在写给所有市民的公开信里这样抱怨。1791年，市政府购置下积水塘的所有权，卫生官员们呼吁将其完全排干。工人们开凿运河和沟渠，将补给积水塘的各个泉水排干。1803年，纽约市下令对排干了的池塘进行填埋，奖励每个往里倾倒整整一车物品（其实就是垃圾）的纽约人五美分。[23]

在这之后，纽约人只能取用地下水（这些水是从地表渗入地底的），他们在街角挖建了公共水井。井挖得很浅，这很危险。现今的标准是要求井的套管至少有50英尺长，而且要在套管下方再钻一些距离，以抵达未受污染的地下水。19世纪，曼哈顿的水井只有约30英尺深。其中一口井就坐落在纽约最臭名昭著的贫民区五分区的茅厕和粪池之间，这口井通过曼哈顿公司建造的木制管道系统每日向全市三分之一的居民供应 70 万加仑的地下水。[24]

纽约人其实知道他们的饮用水受到了污染。1830 年，一份本地报纸刊载了这样一封来信：

> 我毫不怀疑，城里许多人胃疼的一个原因就是不纯净乃至有毒的曼哈顿恶劣水源，数以千计的居民每天都频繁使用不干净的水。大家都清楚这种令人厌恶的液体很难入口，所以基本不把它当作日用饮品，但你们要知道，我们社区饮食里的极大一部分都须通过这一可怕的液体作为介质制成。我们的茶和咖啡由水制成，我们的面包里也混合着水，我们的肉和蔬菜是放在水里煮熟的。还好我们的亚麻织品逃过一劫，"没有两种东西"比肥皂与这污糟的水"更不相容"。[25]

"在夏天的周日喝下一杯这样的东西，你受得了吗？"1796 年，一家当地报纸这样抱怨道，"等不到周一早晨，你就会开始恶心想吐；城市扩张得越大，这种恶果就越严重。"[26] 一位当地医生则留意到，城里的井水一般都会引起人们腹泻，或许可以治疗便秘，这些污水是"来自附近洗涤池（粪水池）的良药"，"其中的某些盐类成分，对某些症状来说是极为有效的"。

1831 年，纽约科学院（当时还是自然历史学院）的科学家发现，上游州县的河水每加仑中含有的有机和无机物质少于 130 毫克，而纽约市的井水几乎是半固态的，每加仑含有超过 8 000 毫克的渣滓。就连曼哈顿公司的一名前任主管在 1810 年时也不得不承认，这些水里富含饮用者"自己的排泄物，还有马、牛、狗、猫的排泄物，以及其他各种腐化的液体，满满当当"。[27]

当然，纽约人并不知道被污染的水是会传播致命疾病的。但他们清楚水有股怪味，所以不会直接饮用。他们把水加工制作成啤酒，或是在水里加入酒，比如杜松子酒，又或将水煮沸来泡咖啡和茶。这些措施不仅让水更易下咽，也摧毁了其中的粪便微生物，甚至可以杀死霍乱弧菌。20% 酒精度的杜松子酒能在一个小时之内杀死霍乱弧菌，热饮也可以做到。[28]

不幸的是，纽约人面对的不只是被粪便污染的地下水，地表水也被污染了：拍打堤岸的河水灌入岛内，在纽约的大街小巷形成水坑，甚至灌入人们的地窖。

讽刺的是，纽约市地表水的污染源自人们的主动作为，始于一些较富裕的居民开始清洗他们的茅厕。

这一行为本可以帮助清洁饮用水源，只不过这些富人选择在最方便的地方丢弃自己茅厕里的脏物，那就是在河里。由于当地居民觉得这样的行为实在有碍观瞻而且臭气熏天，市政府便规定只能在晚上倾倒粪便。（这也是为什么人类排泄物被称作"夜土"。）该规定让情况更糟了。满载恶臭粪便的不结实的马车趁着夜色匆匆行过鹅卵石街道，奔向码头，一路上不断洒落粪便。马车抵达码头后，人们有时在没留意的情况下把粪便倒在了系泊的小船上。1842年，一位城市巡视员就报告说："恰好被系在倾倒范围内的小船要么整个被倒满，要么被装了一半。有些小船直接被突如其来的粪便重压，沉入水底。"[29]

比大街上满地粪便更糟的是，粪便经由地下水汇集成山。在较理想的地理条件下，被倾倒入海的粪便会被海浪和洋流带到更远的海域，但曼哈顿岛周围的水域是不流动的，陆地也松软泥泞。虽然哈德孙河与伊斯特河的水流会将水体冲离岛岸，但大西洋的海浪会把它们再推回来。所以，纽约市必须定期清理河道，以保障河流的通航能力。另一个原因是河流水域持续受污染，沉入水底的排泄物为河流增加了细菌繁殖的理想养分。"当太阳沉在河上时，真的可以看到河水在冒泡"，1839年一个本地人留意到，河流"底部的腐化物质中确实冒出了很大的气泡"。[30]

曼哈顿居民持续接触被污染的河水，周边水陆情况与岛上没有区别。（从地理条件来看，曼哈顿及其周边岛屿就好比是温带的苏达班，两地均由河口附近的低洼群岛构

　　　　　　　　　　流行病的故事：从霍乱到埃博拉

成。）远在纽约建城前，曼哈顿岛就常年经受海水倒灌淹没。岛上的原住民德拉瓦人在被荷兰人驱赶之前，能在大潮之时乘独木舟从岛的一边径直划到另一边。冬天，他们换上冰刀鞋，能从今天的市政府所在地滑到格林威治村，乃至滑到哈德孙河畔。

漫灌的海水会迅速退回海洋，这让岛上的原住民得以避开洪水，但19世纪的纽约居民做不到。战争以及城区扩建令高地夷平，让溪流与运河阻塞，这些水道无法再为洪水提供退路。独立战争过后，岛上近一半的树木被焚毁，要么是因为森林起火，要么就是因为战后重建的动荡状况。乔治·华盛顿在1781年写道，岛上"各种树木都不见了"，仅剩下"低矮的灌木丛"。岛的北部原本点缀着超过500座高低起伏的山丘（"曼哈顿"这个莱纳佩语名称意为"多丘之岛"，正是受这些山丘启发得来），如今都已成为平地。原本就在积水塘后面不远的邦克山已被夷平。那些本可作为洪水疏通管道的溪流、运河和沟渠要么被垃圾堵塞，要么被填平。[31]

漫灌最严重的地区是低矮的下沉地，这些地方是人类从海洋那里"夺回"的。市政府曾将一定面积的海水与池塘以"水体用地"的名义卖给企业，企业则将水排干，并在土地上建造房屋。超过130英亩的沿岸土地以此种方法被"夺回"，原本呈尖状的曼哈顿变成了圆弧形。[32]原本的积水塘也被占用了。[33] 但这些重获的土地并不像曼哈顿基岩之上的土地那般稳固。这些区域满是垃圾和松土，在建筑的压力下压缩和变形，如同厚砖之下的松散砾石。当地基压缩，房屋势必下沉。

每天两次涨潮带来的洪水冲刷着城市街道，对大多数居民来说，这成了无法避免的事情。受粪便污染的水积在坑洼之中，停留在居民的地窖和后院，淌过街道，灌入水井。人类的排泄物找到了深入纽约市肌理的方法。像霍乱弧菌这样的病原体要做的，就是搭上便车，长驱直入。

1832 年春天，曼哈顿大旱。岛上脆弱的地下水资源枯竭，富营养化污水与淡水的相对比例增加了。河流变得更咸，阳光火辣，导致浮游生物数量疯长，浮于海面、以浮游生物为食的桡足类动物数量自然也大幅增长。

夏天，霍乱来了。

第一批报告病例出现在排泄物满布、浮游生物成患的河边。6 月 25 日，曼哈顿岛东岸，住在伊斯特河岸樱桃街一幢房屋一楼的裁缝菲茨杰拉德，搭渡轮前往布鲁克林。他随后患上霍乱，并感染了妻子和两个孩子，一家四口均病逝。几天后，两英里外的西岸，一个叫奥尼尔的男人喝得烂醉如泥，不慎跌入哈德孙河，也被霍乱害死了。与此同时，霍乱袭击了一艘泊在伊斯特河边的渔船（就在樱桃街南边不远处），以及詹姆斯小巷 15 号和奥利弗街（都位于河边，距离樱桃街都不过几个街区）。[34]

来自这些早期病人消化道的霍乱弧菌迅速传播到城市的饮用水源中。那个夏天实在太热了，一些纽约人受不了酷热，开始用玻璃杯盛水直接饮用，甚至对那被普遍厌弃的臭味都不管不顾。每杯水里包含了两亿个肉眼看不到的霍乱弧菌。[35] 尽管前面提到有不少专门预防措施可以杀死霍乱弧菌，但不讲道德的小贩和酒保可不管这么多。斤斤计较的小贩一般都会兑水稀释自己贩售的牛奶，廉价小酒馆的酒保也会在酒饮中加水。当纽约人把兑了水的牛奶加入热茶和咖啡中喝掉，或是饮下稀释了的鸡尾酒时，便会摄入致死量的霍乱弧菌。[36]（虽然一杯 20% 酒精度的杜松子鸡尾酒能在一小时内杀死霍乱弧菌，但 15% 酒精度的就不行了。）[37] 不直接饮水也不喝兑水热饮和鸡尾酒的人，则通过其他各种食物接触霍乱弧菌。牡蛎很可能是霍乱感染的一个来源，当时十几个牡蛎的价格便宜过一根热狗；人们冲洗当地菜市场时，被污染的水会溅到水果和蔬菜。[38] 被污染的水由曼哈顿公司供应给纽约民众。人们把水桶放在水龙头下，待装满水后提到公寓与邻居分享。杂货铺还会免费将水送给船上的乘客和光顾店铺的客人，以带动生意。[39]

一户又一户人家因感染霍乱死亡。在一间应对霍乱的临时医院里，一对夫妻、妻子的母亲、两人的儿子、仆从、一个叔叔在四天之内相继去世。在沃伦街街尾，靠近哈德孙河的地方，一个受到惊吓的过客写道，在"肮脏又恶劣"的地下公寓里，他发现一个孩子"躺在一堆床单旁边，因疼痛而扭动"。这所公寓里已有五名住客死亡，死者的尸体被运走，如今只剩下这个孩子和他的母亲了。医生询问孩子他的妈妈在哪儿，孩子指了指旁边成堆的旧衣服，震惊的医生那里发现了女人的尸体。[40]

生活在填土上的人受疫情影响尤其深重。五分贫民窟的居民们在填埋的积水塘上建造了住房，这些人大多是潦倒的移民和非裔美国人。许多人都被送进了霍乱临时医院。在其中一间临时医院里，超过一半病人病逝。[41]

这种疾病令市里的医生们大吃一惊。有位医生汇报了自己为一对为霍乱所苦的夫妻上门看诊的经过。他们的床和日用织品"沾满了无色无味的液体"，那个妻子不停地尖叫着要喝水，丈夫就趴在妻子旁边，医生伸手去摸他的脉搏。"摸他皮肤的感觉，与我之前诊脉时的触感完全不一样，尽管我见过许多临终之人，他还是让我深感恐惧，"医生写道，"我无法相信自己用手摸的是个一息尚存的人。"两个将死之人的手都起了褶皱，像是"之前一直在清洗"，他接着写道，"或者说更像是死了多日的人的手"。[42]

纽约人安慰自己说，这种疾病倾向于侵袭"底层、肮脏、不洁、街道狭小、住房污秽的地区，那里住的都是全市最穷、最低贱的人"，当时的人是这么认为的。然而，哪怕这种描述正确，其中的真实原因是大多数富裕的纽约人已经逃离了这座处于疫情中心的城市。只要给霍乱机会，它一定一视同仁，穷富皆杀。例如，它带走了一位市议员的性命，还杀死了当时的美国首富、裘皮大王约翰·雅各布·阿斯特的女儿。富人也住在填土上。百老汇街26号的大宅所在曾是伊斯特河的一处河湾，三名妇人以及四名护士和仆人几天之内都死了，据医生报告，"她们都是年轻、富有、温和的女人"。一个仅在宅子里留宿一晚的四岁孩子也病死了。医生们当时留意到，所有病患"要么在地下室干过活，要么在地下室睡过觉"。生活在杜安街街尾、维斯特里街和德斯布洛西斯街（就是现在的特里贝卡区）的纽约富人中也出现了聚集病例，这一地区的土地也是填埋哈德孙河得来的。[43]

不久后，霍乱每天都夺走一百多人的生命，在全城四分之一的区域里肆虐，"似乎直到它耗尽了臣服者的气力"，一位困惑的纽约医生这样形容，而后又"在其他地方兴起，甚至是在很远的区域"。[44]一位居民在霍乱疫情期间将两个女儿送出城，他在写给女儿的信里说："我无法步行到圣马克楼，霍乱成了我们现在所听所想的唯一的事情……它的可怕行径仍将继续，活力丝毫没有衰退的迹象。"[45]住在科特兰街的一位店主在日记里也写道:"两个月了,每天早晨我都能在百老汇看到三到六辆救护车,把霍乱病人送往医院。"[46]

69

到了7月中旬,城市逐渐停摆,虽然安静了许多,但人们还是能听到将尸体运往墓园的马车发出的声音,看到因焚烧死者衣物和被褥而升起的浓烟。[47]商铺歇业,市政府取消了每年一度的独立日庆祝活动。"疾病依旧凶猛,大有扩张之势,"前市长菲利普·豪伊在日记里写道,"愿上帝减轻它的严重程度,缩短它肆虐的时日!"[48]

对那些从小就习惯了室内卫生间系统的人来说,该系统将最后一滴排泄物水滴纳入闪亮的瓷制便器口,再用水将其冲到几英里之外的地方,这是再自然不过的事情,因此,席卷19世纪纽约的垃圾管理危机像是另一个世界才有的离奇事。但并非如此。用抽水马桶和流动的水代替茅厕和便坑的卫生革命,是有选择地发生的,世界上仅有部分地区实现了这一变革。而且,在世界某个角落享有传播机会的病原体,如今能轻易传播到其他地方,所以从某些方面来看,今天的我们几乎和两百年前的人一样受到病原体的巨大威胁。

自吸食粪粉时代以来,西方人对人类排泄物的态度发生了180度的大转变,但对动物排泄物的态度仍相对轻慢。

举个例子，养宠物狗在美国是司空见惯的事，许多人认为狗粪是无害的。因此，许多社区允许家养宠物随时在街道、院子和公园里大便，饲主们用薄薄的塑料袋装着狗粪，遛狗的时候就这么拿在手里晃荡好几英里。家得宝公司园艺中心的一名工人告诉我，他要拿去评奖的马铃薯就是直接种在狗粪里的。据一份调查显示，44% 的狗主人不打算回收处理狗粪，他们的理由是狗粪可以直接用作肥料。[49]

结果，人行道和院子里随处可见狗的排泄物，这些粪便沉入土壤，挥发到空气中，流入水道里。美国各个水道的细菌污染有三分之一源自狗的排泄物，相较于商业区，这种污染在住宅区更加常见，因为宠物狗也生活在这些区域。（科学家称这种现象为"菲多假设"。）[50] 空气中也存在狗粪。一项关于芝加哥、克利夫兰和底特律室外空气污染状况的研究发现，冬季树木凋零之际（树木由此无法向空中散发细菌），大多数气溶胶化的细菌来自狗粪。[51]

狗粪绝不是什么无害肥料，它既是环境污染物（美国国家环境保护局就是这么分类的），也是可感染人类的病原体的源头。狗粪与人粪一样，沾满了病原微生物，比如各种大肠杆菌、蛔虫和其他寄生虫。美国人感染寄生虫的最常见原因之一就是接触狗粪。犬弓首蛔虫在狗体内十分常见，而由于狗粪无处不在，它们很轻易地就传播到了环境之中。这种蛔虫能感染土壤和水源好几年。孩子们在受

70

感染的泥土里玩耍时，可能会拾起这种寄生虫，当他们不经意间把手指伸到嘴里时，寄生虫就可能会进入他们体内。由于缺乏针对犬弓首蛔虫的有效诊断标准，这一感染甚少被诊断出来，然而，最近的一份调查显示，6岁以上的美国人中大约有14%感染过这种寄生虫。人体内的犬弓首蛔虫会引发哮喘和一系列神经系统疾病。[52] 狗还会携带多房棘球绦虫，这种绦虫在人体内会引发一种与肝癌相似的疾病。在瑞典、美国阿拉斯加以及中国部分地区，这一感染带来的问题日益严重。[53]

这种对宠物粪便的微生物效能的不经意忽视，也扩展到了牲畜粪便上。尽管父母们会购买大量尿布，把孩子身上的粪便痕迹清除干净，但当他们参观农场和州举办的农牧业博览会时，却牵着孩子走在布满牲口排泄物、宛如19世纪纽约街道般的人行道上。我们日常食用的牲畜所居住的环境，若以人的标准衡量简直就是中世纪。鸡舍、猪圈、兔笼等都是粪便堆叠，动物直接在粪便上睡觉和生活。

过去，在种植与畜牧兼有的混合农场，牲畜粪便会被用作农作物肥料。之所以能这样，是因为动物粪便的数量大致与周边农作物的肥料吸收能力匹配。情况已经改变。如今，农场产出的动物排泄物要比农作物的吸收量大得多。牲畜数量更多了。美国猪场的平均面积在1959—2007年间增长了200倍，同时期内肉鸡养殖场的面积增长了

300 倍。[54]

71

由此，美国牲畜产出的固态粪便总量是人类产出的 13 倍。[55] 农民们为了处理掉千万加仑量级的牲畜粪便，会加水后将液体泵入未经处理、占地好几英亩的粪池（"化肥坑"）。农民将这些粪水浇到庄稼地里，但由于当地作物无法全部吸收，粪水便会渗入地下水，流入地表水道。粪水还会产生一股异味以及由污水形成的细雾，遮蔽晾晒的衣物、汽车和位于农场下风向的民宅。[56] 住在"化肥坑"不远处的一位居民说道："你不可能在室外举办生日派对。你不会再筹备任何事情，天天都想着这股臭味和飞蝇。"（《纽约时报》援引一位女士的话说，因为附近有一个"化肥坑"，她记得自己办公室里每天会飞过 1 000 多只苍蝇。）虽然已有防止动物排泄物进入地表水道的联邦法规，但法规并未被严格执行。风暴发生之时，粪池会漫溢出来，粪水便流入周边水道。2013 年，威斯康星州有超过 100 万加仑粪水流到了周边环境中。最严重的一次粪水泄漏事故发生在 1999 年的北卡罗来纳州，当地遭受飓风袭击后，2 500 万加仑粪便泄入河流之中，其中的大肠菌污染了当地 9% 的饮用水井，杀死了数以百万计的鱼类。[57]

这种广泛存在的粪便污染为许多新病原体创造了传播机会。志贺毒素就是其中之一，由它生产出的大肠杆菌被称作产志贺毒素大肠杆菌。全美饲养场里的牛约有一半感染了志贺毒素，若天气凉爽，这种微生物能在环境中存活数周甚至更久时间。该毒素感染人类后，会引发便血性腹泻以及威胁生命的并发症，包括溶血性尿毒症综合征，该病会导致肾衰竭。多达 5% 的感染者病故，三分之一的幸存者须忍受一辈子的肾脏问题。

自 1982 年首次发生有报道的疫情以来，产志贺毒素大肠杆菌已侵袭了全球 50 个国家。尽管人类持续采取抑制措施，但每年仅在美国就有 7 万人感染产志贺毒素大肠杆菌。美国、加拿大、英国和日本等工业化养牛场普及度高的国家，存在较高的疫情暴发风险；住得离养牛场越近，感染的风险就越高。[58]

但风险远不仅仅存在于农场区域，因为受粪便污染的农产品会被运往世界各地供当地人消费。2011 年，产自埃及的一批葫芦巴种子引发了近 3 000 英里外的德国的一次疫情暴发。这次疫情有两点值得我们关注。第一，它表明受粪便污染的产品可影响这么远的地方，身处全球食物链上的每一个人都有感染风险。第二，它告诉我们病原体能充分利用被粪便污染的环境，不仅可以增加传播机会，还能变得毒性更强。

第二点其实涉及微生物交换遗传物质的方式。我们人类是"垂直"交换遗传物质的，也就是从父母传给孩子，而微生物则能在彼此撞压过程中实现遗传物质的"横向"

交换。科学家们称这一过程为"水平基因转移"。这个过程一般发生在微生物密集汇聚的地方，被粪便污染的环境正好提供了这样的有利环境。[59]

水平基因转移让许多病原体变得更加致命。霍乱就是凭借这一过程变为全球大流行杀手的，当一个噬菌体（一种可感染细菌的病毒）撞击弧菌，便会给予它分泌毒素的能力。水平基因转移还创造出了 MRSA，金黄葡萄球菌从另一种病毒那儿获得了分泌杀白细胞毒素的能力，同时还从作为近亲的细菌物种那里获得了耐抗生素的遗传能力。这是 NDM-1 质粒在不同细菌物种之间游移的结果，NDM-1 赋予了它们强大的耐药力。[60]

引发 2011 年德国疫情暴发的病原体，通过两次水平基因转移增强了自身的致命性。先是一种噬菌体感染了一种无害的大肠杆菌菌株，将分泌志贺毒素的遗传物质传给了它，由此制造出产志贺毒素大肠杆菌。第二次水平基因转移则令病原体获得了分泌更多毒素的能力，还能抵抗一系列抗生素的作用。结果，一种极为致命的产志贺毒素大肠杆菌菌株 O104: H4 就此诞生，相比常规的产志贺毒素大肠杆菌，它使得出现危及生命并发症的患者数量翻倍。[61]

在 2011 年之前的某个时候，这种病原体传播到了埃及的葫芦巴农场，深入葫芦巴种子内部，就此避过农民在种植前实施的消毒措施。[62] 德国 50 家公司引进了共计 16 吨肉眼辨识不出的受感染种子，卖给了全国上下的园丁和农民，种子长出嫩芽。2011 年春天，汉堡市内及其周边的居民食用了拌有葫芦巴芽儿的沙拉，O104: H4 就这样悄然潜入他们体内。[63]

患者纷纷拥入诊所和医院，不明就里，甚至已经无法清楚地说话。他们"意识变得模糊，无法准确地用言语表达自己的意思，也不知道自己身在何处"，汉堡的肾病专家罗尔夫·斯塔尔这样写道。患者遭遇的肠胃炎症状包括血性腹泻。一位女性患者的大肠生了坏疽，她的左侧结肠必须切除，而肌肉痉挛让她无法言语。斯塔尔说："这完全是全新的临床场景。"

在疫情的尾声，整个欧洲有 4 000 人患病，虽然该病起于德国，但法国也有不少病例。近 50 人病死。一些幸存者发展出癫痫等严重的神经系统症状，这是感染的后遗症。[64]

我们尚未看到该病原体的结局。O104: H4 在完成了对人体的粗暴折磨后，跟从牛身体内排出的方式一样，随着粪便从人体内排出。疫情消退后的几个月里，幸存者持续将病原体随粪便排出，形成了一股源源不断的完整病原体流，这些病原体进入环境后，会与其他微生物混合和匹配。[65]

当我们与这种新卫生危机带来的病原体奋力搏斗时，还须面对由旧卫生危机炮制出的病原体，这些旧危机持续在世界上大部分穷困潦倒、治理不善的地区蔓延。让我们快进到纽约第一次霍乱暴发的 178 年之后，前往伊斯帕尼奥拉岛，也就是海地。海地大多数人口仍在使用与 19 世纪纽约居民一样的污水处理方式。2006 年，仅 19% 的海地人口能使用马桶或厕所。海地最大的贫民窟索莱伊城的一位居民解释道："孩子要是想大便了，我们直接递给他一个小碗，拉完了我们就把粪便倒在空地上。"还有一些人会使用"飞厕"，这是比较委婉的称呼。他们拉在"塑料袋里，然后把袋子扔到垃圾堆或附近的运河中"，非政府组织"海地草根观察"的一位监督记者这样写道。那些抛放在海地街头和空地上的粪便不易移动，雨水本有可能将它们冲进大海，但现在会被各种垃圾阻塞，比如塑料袋、泡沫塑料容器、蔬菜残渣和处在各种分解状态下的被丢弃的鞋子。[66]

　　生活在南亚贫民窟里的居民也同样会接触人类粪便。我在新德里的埃克塔维哈尔贫民窟见到这么一个小男孩，他毫无顾忌地蹲在空旷水渠旁边大便，而这条水渠穿越附近的非法定居点；与此同时，一个身着轻薄纱丽的女人和她的三个孩子就蹲在不出 20 码、黄沙飞舞的渠岸上吃午饭。在印度超过 5 000 座城镇中，仅有 232 座建有下水道系统，能将粪便排走，但这些下水道也只能起到部分作用。其他城镇的居民必须自行到室外空地排便，世界上还有 26 亿人只能这样解决排泄问题。人们也可以选择使用各式各样的"干厕"，由此而来的干粪定期由印度 120 万"手工拾荒者"清理，他们像 19 世纪纽约的夜间拾荒者一样，徒手或用锡罐收集粪便。拾荒者将粪便收集到一个篮子里，再带到指定垃圾场，比如水体附近。[67] 无论是由拾荒者徒手捡拾，还是被下水道系统排走，发展中国家的绝大多数人类粪便都会被排放到人们日常生活所利用的溪流、河流、湖泊和海洋之中，导致微生物极为密集。[68]

对于数十亿缺乏充足的卫生设施的人来说，这个问题是显著的公共卫生灾难。每年约有 200 万人死于腹泻以及肠道寄生虫、血吸虫病、致盲沙眼等其他疾病，而清洁的垃圾处理系统能有效预防这些疾病。但这不仅仅是发展中国家人民的问题，而是每个人都须面对的问题。人们轻视被人类粪便污染的环境，这为病原体提供了扩张、传播乃至引发可能影响所有人的新流行病的秘密渠道。

在海地，这种流行病就是霍乱。

2010 年 1 月，7.0 级大地震重创海地，十个月后，一支联合国维和部队从尼泊尔加德满都直接抵达海地，当时加德满都正遭受霍乱侵袭。部队驻扎在太子港北部山地的阿蒂博尼特河上游。这处设施虽名义上是联合国营地，但其实是由尼泊尔士兵设计和修造的。由于海地没有自己的下水道系统，士兵们便动手把该设施的垃圾处理系统也建好了。海地人早就知道这么做是不对的：从营地出来的简陋下水道将污水排进一条小溪，而溪水又流入阿蒂博尼特河。居住在营地附近的居民看得到、闻得到，后来还有记者记录了下来。[69]

这不是救援工作者第一次在没有选择的情况下将排泄物排到海地的水道之中。2010年早些时候，红十字会和其他救援组织曾将1.5万个化学剂马桶里未经处理的排泄物倒入一个露天坑中，整个坑有四个足球场那么大，就挖在库尔德萨克平原的含水层之上，而该含水层为首都太子港供应稀缺的饮用水。[70]

虽然没有证据表明来自化学剂马桶里的排泄物将病原体带入了海地的饮用水源，但尼泊尔士兵建造的下水道里的排泄物毫无疑问污染了饮用水。士兵们抵达没几天，霍乱弧菌就进入了阿蒂博尼特河。被弧菌污染的河水奔向河口三角洲，成千上万海地农民在此种植水稻。农民们的生活极为依赖三角洲的微咸河水，他们会将河水运入灌溉渠中，还会用河水沐浴，并直接饮用。他们不可能不被感染。余下的海地人也无法幸免，他们从未接触过霍乱，所以压根没有抵抗力。不到一年，海地的霍乱患者就比世界其他地方加起来还要多了。[71]

同样，新德里卫生设施堪忧的状况也让NDM-1细菌长驱直入，进入当地水源。2010年的一项调查发现，在当地饮用水源收集的水样中，4%的样本包含NDM-1细菌，而

171 份水样中有 51 份取自街巷里的水坑。[72] 目前尚不清楚印度人是否从受污染的水源感染了 NDM-1 细菌，但这是有可能的，而且有证据表明其他地方也在发生同样的事。[73]

从更宽广的视角来看，真正的麻烦还藏在别的地方。只有当垃圾的体积超过可用来处理它的空间时，垃圾管理才成为问题。也就是说，人类和动物数量的多少与密度，直接引发了这个麻烦。污秽仅是症状，人口密集才是症结。

第四章　人群

若不是凭借 19 世纪中叶的城市增长，1832 年的那次 大暴发很可能成为纽约霍乱的绝唱。

那次疫情的严峻形势为霍乱自身铺就了毁灭之路。到那年夏天，城内的易感者悉数为霍乱所俘。上报确诊病例超过 5 800 人，但这大约仅占真实病例数的 1%～30%（因为轻症病例一般没有上报）。上报死亡病例将近 3 000 人。若把未上报病例考虑进来，霍乱几乎可以说是横扫了整座城市。只有那些感染但未病死的患者幸存了下来。[1] 现代试验表明，这些幸存者已经对该病原体免疫了。哪怕纽约人在 1832 年之后再饮下几加仑受霍乱弧菌污染的水，这种病原体也无法掀起另一次大流行。[2]

纽约就此回归常态。著名商人约翰·品达德在 1832 年 8 月中旬的一封信里写道："商店悉数开张，行人成群结队地出门，街上挤满了运货马车和行李车。这与 7 月中旬的景象截然相反，当时我们放在（珍珠街上的）集市里贩卖的纺织品卖都卖不动，仿佛是被闲置在'死荫的幽谷'中……现在，一切生机、嘈杂、笑脸重又出现，职员们忙着接洽订单，行李工忙不迭地打包和拆包，每个人的脸上都洋溢着欢乐和活力。"[3]

然而，霍乱并未远离。弧菌悄悄躲藏在沿岸和地表的水体中，甚至会时不时引发一些容易被人忽略的零星孤立病例。它还可能退回所谓的"活的非可培养"状态，这是一种活力停滞状态，细菌的细胞开始缩小并停止复制，等待条件改善再做谋划。（牛奶里的病原性细菌和污水里的细菌分别遇到巴氏灭菌和氯化环境时就会退回这种状态。）不管怎样，霍乱隐匿起来了，关于 1832 年大流行的记忆渐渐变得模糊。[4]

与此同时，点燃新一轮疫情的燃料正在不断积蓄。

在 1832 年和 1849 年两次霍乱大流行之间成长的一代人，开启了在拥挤的城市生活的"新实验"。欧洲和北美的人类就像被磁铁吸引的铁一样，拥入新兴崛起的城市。1800—1850 年间，法德两国的城市人口翻了一番。几乎在同一时期，伦敦的人口翻了两番。1830—1860 年间，美国的城市人口增长了超过 500%，这一增速是全国总人口增速的三倍。[5]

许多人拥入城市，寻找新的制造业工作，相较于他们放弃的农业劳作，这样一份工作提供了更好的薪水、更多的保障。然而，人们没料到的是，工业化带来的经济变革还引发了其他出人意料的人口大规模迁移，纽约在这方面拔得头筹，而这个故事要从 1845 年一艘蒸汽船将一批特殊的马铃薯运到爱尔兰讲起。[6]

数百万赤贫爱尔兰佃农的生存要仰仗马铃薯，他们管马铃薯叫"降自天堂的上帝礼物"。一个爱尔兰劳工平均每日最多能消耗约 4.5 千克马铃薯，这相当于一个现代美国人两周的消耗量。爱尔兰劳工需要更多的马铃薯来维持体力。他们食用这么多马铃薯并不是因为有多么喜欢，而是因为这种农作物富含淀粉和热量，而且很容易种植。由于当时的英国对爱尔兰实施歧视性政策，爱尔兰佃农仅有一星半点的边角土地用来养家。马铃薯是他们唯一买得起的农作物。[7]

但佃农们对这种块茎作物的过分依赖隐藏着危险，一旦有能感染马铃薯的病原体出现，他们的日常饭食便可能全无着落。1845 年，这样一种病原体随着一大堆马铃薯来到爱尔兰，这些马铃薯感染了一种真菌性病原体，其名称来源于古希腊语中的"作物终结者"。致病疫霉起源于墨西哥的托鲁卡山谷，在 1845 年之前，它从未登陆爱尔兰岛，因为在慢速帆船航海时代，任何感染了这种病原体的马铃薯还没等被运上岸，就已经变成糊状了。但是，蒸汽航运的出现缩短了航行时间，被感染的马铃薯能在新鲜状态下运抵目的地。这些马铃薯一旦被种进土里，其内部的病原体便会迅速扩散，隐秘地感染周边作物。被感染的作物看起来挺正常，但地底的根部其实已经腐烂。当农民试图刨马铃薯时，他们发现自己的手上沾满了臭臭黏黏的糊状物。佃农们将无法食用的马铃薯碎片堆在一起，却在无意中确保了病原体的回归，每年春天，真菌都会从这些马铃薯堆中重新萌发，准备破坏当年的作物。[8]

马铃薯粮无法食用，饥荒便出现了。150万人在这场饥荒中丧生。另有150万人逃离了被致病疫霉摧毁的乡村地区，地主愿意为逃往海外的佃农提供补助，虽然爱尔兰政府要求地主为饥荒救济做出更多贡献，但他们其实更希望挨饿的佃农们直接离开。[9]

1847—1851年间，约有85万爱尔兰难民登陆纽约。[10]其中仅最富裕者有能力继续深入美国内陆，余下的主要是非熟练劳工和被辞退的仆人。据1847年本地一份面向爱尔兰人的报纸报道，他们无食可吃，无处可依，"身上的钱完全不够付交通费，更别提准备旅途吃食了"，他们抵达的港口曼哈顿，即将成为地球上最拥挤的地方之一。[11]

岛上再没多余的地方搭建房屋，也没有快速换乘网络把城市较远的郊区与不断扩张的制造业区和港口区连接起

　　　　　　　流行病的故事：从霍乱到埃博拉

来。本地人和初来乍到者都只能住在离工作地不远的地方，或者至少是住在通勤可达的地方。人们就这样聚居在这些经济活动中心附近，就像附着在桥墩上的藤壶。

许多爱尔兰饥荒难民都落脚在以一个五道交叉路口为中心扩张开来的居民区里，该居民区后来就直接被命名为五分区，它正好就建在被垃圾填平的积水塘上。

爱尔兰人的到来刺激了房地产的繁荣。为了容纳新居民，房主直接在居民区原本两层半的木质建筑之上随意扩建。他们还在后院里建新房，在一个长 100 英尺、宽 25 英尺的地块上塞进两座甚至三座房屋。他们将马厩改造成公寓，还出租阁楼和地下室，有些无窗卧室高度太低，住在里面的人甚至无法站立。[12] 这些加盖措施仍无法满足五分区的住房需求，房主这时候开始拆毁老旧的木质房屋，为修建廉价公寓腾出土地，他们着手建造可容纳尽可能多的人的四层或六层砖楼。第一座廉价公寓完工于 1824 年，坐落在五分区摩特街 65 号，高出周边房屋一截，一位本地记者形容它"像是烂疮上长的一个疣"。房主在沿街公寓后面的地块上修建了更多的廉价公寓，不过只有沿街公寓一半的大小。这些"后院公寓"的前后左右都没有窗户，居民通过唯一的透气孔能看到两座建筑中间那条昏暗、布满茅厕的小巷，而这些孔洞上则搭满了晾衣线。一些房主甚至在自己的地皮上搭三栋廉价公寓，或者在院子公厕旁搭建小棚屋。[13]

　　房地产的繁荣带来的经济效益令拥挤的状况得以延续。房主可不会在自己修建的这些黑暗、逼仄的房子里居住。（廉价公寓要比其所替代的木质建筑更高更大，内部自然也就更暗，房主几乎不会在楼里安装当时一般家庭使用的煤气灯。）[14] 房主转而将廉价大楼整租给了"二房东"，而这些"二房东"则在公寓一楼经营沙龙或杂货铺，再把楼上的公寓房间出租。他们靠这种买卖赚了不少钱，坐地起价，一般情况下利润能达到300%。高昂的租金反而加剧了拥挤程度，因为没什么钱的租户只能收留寄宿者，以分摊租金。五分区差不多有三分之一的居民是寄宿在别人家里的。[15]在柏树街上一座典型的廉价公寓内，一间144平方英尺大小的房间里住了五户人家，屋内两张床需要供这么多人分享。[16]

　　五分区条件最恶劣的住房其实位于地下。第六区有超过1 100人住在地下室，其中包括地下旅店，一个床位——其实就是架在两根木杆之间的一块帆布——每周的租金是37.5美分。纽约的医生宣称他们能从苍白的脸色和身上散发的霉味判断出谁是地下居民。有人说，这股气味渗透到"每件衣服之中，尤其是羊毛衫，头发和皮肤也染上了这股味道"。

过去，穷人一般生活在城镇和乡村的外围。五分区扭转了这种模式，将穷苦人汇集到了一起。性工作者发现在集中分布的贫民窟里能找到很多客人；整个城市的穷人几乎都靠破败的建筑物遮风挡雨；这里的居民的人均收入是城市中最低的，由此，帮派、犯罪和卖淫活动不断涌现。像五分区这样的贫民窟，逐渐成为人类学家温迪·奥伦特所说的"疾病工厂"。与发动机将燃料转变为运动的原理如出一辙，一星半点病原体就能引发大流行。在曼哈顿，五分区这个"疾病工厂"并不位于偏远、孤立之地，而是坐落在城市的中心地带。

五分区给整个纽约市带来了巨大的健康隐患，纽约官员对这一点仅有些许模糊概念。他们一度考虑过推倒部分居民区，以便修建一座监狱，但因为害怕臭气熏天的居民区会暴发疾病并传染给监狱犯人，最终就没付诸行动。五分区以外的大多数居民将这里看作独立之地，它的存在对市民们的道德感知来说是种威胁。记者和作家会在五分区的住宅间漫游，表达对该地区居住条件的谴责，这种时兴的行动叫"逛贫民区"（slumming）。[2002 年，马丁·斯科塞斯执导的电影《纽约黑帮》（根据 1927 年出版的一部关于五分区的小说改编而成）上映，今天的我们从中听到了这些久远的抱怨。][17]

并且，报刊评论员们会定期刊出公告，宣扬他们对五分区的厌恶（查尔斯·狄更斯就说这种贫民窟"丑陋"且"可憎"），但五分区的人口仍在持续增长，一场席卷全市的流行病将从这里兴起。1850年，在纽约市的各个贫民窟里，每一平方英里土地上差不多挤满了20万人。这比当代曼哈顿和东京中央区的人口密度还要高6倍，而且比此前人类历史上的最大聚居密度高1 000多倍。[18]

17年后，也就是1849年，霍乱重临纽约，开启了它的复仇计划。这场流行病与以往许多流行病一样，始于郊区不被人留意的零星小型暴发。1849年冬天，"纽约号"邮船自法国勒阿弗尔驶入纽约港，船上的7名乘客在这趟旅程中死于霍乱。一位市卫生官员催促船上的300多名乘客前往一间海关仓库，那里已经被改造成了临时的隔离医院。在接下来的几周里，仓库医院里有60人先后感染霍乱，其中30多人死亡。纽约市民们不知道的是，其他的隔离者中有150人翻过仓库的墙，登上小船，逃到了城中。

1849年1月，霍乱在纽约的移民宿舍中暴发，可能就是被感染的逃跑者导致的。在接下来的冬季，一切尚算平静。但到了5月，霍乱悄悄潜入五分区。有几户人家混居，做饭、吃饭、睡觉都在一处，并且没有自来水，霍乱弧菌便轻易地从一个人传到另一个人。弧菌就这么紧贴在人的手上，或沾在共用的床单和衣服上，而居民会将这些布料卖给碎布匠，或是放在公用水龙头下清洗。弧菌一沾水，便像飓风遇到温暖的水域，一下子就加强了传染力。

待弧菌进入地下水，霍乱就在全城暴发。（虽然1842年时用管道从河流上游输送未经污染的水已经可行，但纽约三分之二的人口仍然主要从街角浅窄的公共水井取水。）[19]卫生署关停了四所公立学校，并将教学楼改造成霍乱医院，但这样做等于把学生赶到了霍乱肆虐的街道上。尸体横躺家中数小时甚至数天都无人理会，直到被人收集起来并送到兰德尔岛上的公墓。与1832年的巴黎一样，人们将尸体叠放在宽而浅的沟渠中。

到了夏天，扎卡里·泰勒总统除了号召大家"为国家祈祷、禁食和自省"一天以外，在肆虐的疫情面前无能为力。最终，超过5 000人丧生。[20]

按理说，始于19世纪的城市扩张实验可以说是全面失败了。19世纪中叶，历史学家迈克尔·海恩斯写道，美国大城市"基本上已经成了藏骸所"，它们的人口统计特征就是高死亡率，死亡人数甚至已经超越了出生人数。尽管城市的食物更多，工作机会也更多，但在城市居住的五岁以下儿童，其夭折率是乡村地区同年龄段儿童的两倍。1830

年，一个在新英格兰地区小村庄里生活的 10 岁孩子，可以指望度过自己的 50 岁生日。但同样一个孩子要是生活在纽约，可能在 36 岁之前就过世了。如果你在一张时间区间为1851—1860 年的图表上画出英格兰和威尔士的人口密度与儿童早期死亡率，你会看到一条向上的直线。[21]

那些幸存下来的人仍在为城市生活付出代价。他们糟糕的健康状况遏制了身体成长：整个国家的城市化程度不断提升，但出生于 1820—1860 年间的西点军校生的平均身高下降了 1.27 厘米。最矮的学生往往来自人口密度最大的城市。在曼彻斯特、格拉斯哥、利物浦、伦敦以及极度拥挤的城市生活业已定型的其他地方，也出现了同样的恶化过程。[22]

工业化城市留存了下来，宛如仰仗生命维持设备的、奄奄一息的病患，因为作为新鲜血液的移民不断拥入这些城市，填补日渐衰微、行将就木的人群留下的空缺。1849年霍乱大流行过后的几年，移民仍然不断进入纽约，每个月有近 2.3 万人。他们完全能够补足被抬出城市的连绵不绝的尸体队伍留下的空缺。[23]

与此同时，住房新规正缓慢降低城市死亡率。坚持不懈的记者兼摄影师雅各布·里斯利用闪光摄影的新技术捕捉到了公寓世界的暗黑角落，这些照片令公众大为震惊。他 1889 年出版的《另一半人怎么生活》一书促使纽约市掀起公寓改造运动。早期的一个改造措施，即《1901 年公寓改造法案》要求城市建筑必须修建外窗、通风管道、室内卫生间和消防设施。

以拥挤为主要特征的五分区，没能挨过房屋改造时代。五分区的许多建筑直接被拆毁。老街区的一部分成了今日的唐人街；原本的积水塘所在地现在则成了一个用链环围起来的小型石砖公园，周围全是雄伟的政府建筑：高级法院、市政府、纽约市卫生署附属诊所等等。路过的行人绝对想象不到这里曾是热闹的街区。

这处贫民窟的最终遗迹，消失在 2001 年 9 月 11 日。在恐怖袭击中，世界贸易中心 6 号楼轰然倒塌。仅存的五分区人工制品藏品就储存在 6 号楼的地下室里，其中包括考古学家收集的总计 80 万片瓷器、骨瓷、茶具、烟斗、水箱和马桶碎片。[24]

多亏了住房改造，就连最拥挤的城市也能变得宜居。一般而言，现在城镇居民的平均寿命要比乡村居民的长。只有少量健康问题有待解决，例如，城镇居民的肥胖率居高不下，而且他们更容易暴露在污染之中。[25]

然而，像纽约这样的城市能洗净自己过去的模样，但居民们所享有的房屋改造和卫生革新只是局部的、有选择性的。这些措施没能进入世界上其他更贫穷的国家，其中蕴含的理念也远未被运用到改善牲畜生存条件中去。在印度，由于贫困和缺乏治理能力，住房法规十分松散且未被严格执行，情况跟 19 世纪的纽约差不多。

在孟买贫民区人口最稠密的街区，比如达拉维，每平方英里范围内生活着 140 万人，这一密度是 19 世纪五分区所承受的最大密度的七倍。[26] 农村移民生活在街边用废金属和防水布搭建的棚屋里。他们聚居在城市中产阶级公寓楼的入口周围，我的表兄弟就住在这样一栋公寓里。记得几年前的某个清晨，我坐在他家的磨砂玻璃窗旁喝茶，突然听到响亮的呼啦声，接着眼前泛起一团尘土，街上响起吵闹的声音。原来是我们上面一层住户家里的狭窄水泥露台脱落了，坠到了下方的小巷里，变成一堆泛起尘埃的瓦砾。我的婶婶和几个表兄弟看着瓦砾暗自惊叹了几分钟，其兴致和讶异程度竟与看到一只乌鸦抓起某人的烤面包片相差无几。

这番城市衰朽的景象在未来将更常见，因为始于工业时代的城市化进程正在加速。在工业时代，城市化虽然迅速，但仍是少见的：从全球来看，住在城市以外地区的人要比住在城市里面的人多。专家们预测，到 2030 年，这一局面将发生改变。大多数人类将住在大城市中。[27] 但仅有极少数大都市能像欧洲和北美的城市那样具备良好的卫生和管理水平。许多大都市将和孟买无异，20 亿人将生活在达拉维那样的贫民窟中。[28] 如今，牲畜数量呈爆炸式增长，现存牲畜要比过去一万年间（截至 1960 年）驯化的总和还要多，这些牲畜也生活在动物"贫民窟"中。世界上半数以上的猪和鸡是养在工厂化农场里的，全球 40% 的牛肉是在饲养场里加工出来的，在这些地方，数以百万计的动物拥挤在一起生活。[29]

2014 年埃博拉大流行致命性高、持续时间长的原因之一就是贫民窟的扩大。在 2014 年之前，埃博拉一直都是在人口不过几万的小城镇里暴发。1995 年，刚果民主共和国一个四万人口的城镇吉奎特经历了一次埃博拉暴发。2000 年，埃博拉在乌干达的古卢悄然出现，该镇当时只有一万多居民。[30] 由于这些居民点相对较小且偏远，专家们普遍认为，这种病毒对非洲而言不过是"一个小小的公共卫生威胁"，2011 年一篇科学论文的标题就是这样写的。[31]

但后来病毒传播到了西非，其感染的人口状况就明显不同了。埃博拉袭击了三个国家的首都，其总人口将近 300 万人——位于非洲西海岸的几内亚首都科纳克里，位于科纳克里南边 165 英里外的塞拉利昂首都弗里敦，以及弗里敦南边 225 英里外的利比里亚首都蒙罗维亚。这三座城市可不是遍布宽敞的高层公寓、配备无线网络以及各种时兴的现代生活设施的发达城市，它们极度拥挤，随意发展，混乱嘈杂。当埃博拉疫情在这些城市暴发时，许多新闻读者才从网络和报纸上满天飞的、可怕的西非贫民窟照片得知当地城市发展的真相。[32]

拥挤的人群为埃博拉以及其他病原体提供了至少三个优势。第一，能让传染率急速上升。当埃博拉病毒"跌跌撞撞走出"盖凯杜，进入几内亚和利比里亚拥挤的首都，它的感染率飙升。[33][天花当初也是如此，一出现在城市中心，感染率就立马上升。据生态学家詹姆斯·劳埃德-史密斯猜测，天花的"表亲"猴痘如果通过感染的肉类或感染者的尸体传播到像金沙萨（刚果民主共和国首都）这样的城市，也会出现相同情形。][34]

第二，病原体可以在这种更大体量的人口中存续更长时间。2014 年埃博拉疫情暴发前的 21 次小暴发都在几个月时间内就得到遏制，但埃博拉袭击西非及其生机勃勃的城市 10 个月后，人们非但没能控制住疫情，感染数反而呈指数级增长。超过 3 000 人病死，超过 6 000 人染病。当时正在协助联合国对抗疫情的戴维·拿巴罗说："我们从未经历过这么严重的埃博拉疫情。"城市景观的特质导致了差异，拿巴罗说："当埃博拉袭击城市时，它就具有了另一个维度。"[35]

然而，拥挤的人群给病原体带来的最具变革性的影响是让它们变得更加致命，这与感染人类的病原体所偏爱的独特进化优势有关。在大多数情况下，毒力是会折损病原体的传播能力的。我们可以想想经由呼吸传播的病原体（例如流感），或者通过身体接触传播的病原体（例如霍乱或埃博拉）。传播成功与否取决于感染者和未感染者之间的社会接触，未感染的人必须吸入被感染者呼出的气体或者接触感染者的体液。如果没有这些过程，病原体就会停顿不前，传播不出去。

对依赖社会接触传播的病原体来说，毒力反而成了麻烦。如果它们的毒性高，那么感染者会很快显出病状甚至死亡。感染者会独自死在床上，或被隔离在医院病房里，无法在工作场合与人握手，或是在火车上面对其他乘客肆意呼吸。要是感染者死了，他们的尸体会被遗弃、焚毁或埋葬——这一切很可能发生在病人体内的病原体有机会传给其他人之前。这是个很严重的劣势，也是高毒力菌株比低毒力菌株更易消亡的原因。毒力在进化上受到了限制。

但某些人类行为会让踩上毒力刹车的那只脚抬起，甚至最致命的菌株也能传播开来，比如，那种让死者最亲近的家人处理其尸体的葬礼仪式。举个例子，乌干达阿乔利人的葬礼传统要求亲属为死者沐浴，而且哀悼者要礼仪性地触摸尸体面部。类似的仪式在 2014 年西非的埃博拉疫情中扮演了十分重要的角色，它将病原体从高毒力的桎梏中解放了出来。哪怕像埃博拉这样能迅速杀死感染者的病原体也可能再次传给其他人，因为即便感染者已经死亡，社会接触仍在继续。[36]

贫民窟里的人群和工厂化农场里的动物起了同样的效果。在贫民窟，哪怕病人虚弱甚至将死，能够传播病原体的社会接触也仍在持续。病床可能就放在起居室或者厨房里，亲朋很容易就能接触到病人。医院病房人满为患，好几个病人共享一张病床，忧心忡忡的亲属就在床边踱来踱去。农场里染病的动物也和健康动物挤在一个笼子里。在这样的条件下，进化出更高毒力的病原体便不会遭受毒力一般会带来的负面影响。它们无论让感染者病得多重，都能继续传播。[37]

换句话说，这些传播开来的病原体可能和那些不依赖社会接触传播的、世界上最危险的病原体一样毒性强，后者要么是在环境中十分稳定，要么就是由介体携带，霍乱、引发肺结核的结核分枝杆菌、引发天花的天花痘都在此列。毒力并未阻碍它们的传播能力，因为感染者死后，它们仍能留存于环境之中，等待附着于下一个潜在感染者。依靠介体传播的病原体便是如此，比如引发疟疾的恶性疟原虫，只要蚊子还会叮咬人类，这种病原体就会持续传播，无论感染者的病症多么严重。（甚至与我们的认知相反，毒力反而会促进传播，因为感染者病得越重就越有可能卧床不起，与轻症患者相比，就越有可能被蚊子叮咬。）[38]

通过社会接触传播的病原体一般来说肯定更为温和，

但拥挤的人群会让这些病原体变成杀手。

我们可以通过流感的例子来清楚地见识拥挤的人群对增加病原体毒力的作用。近些年，我们为流感病毒提供了大量人群和动物来感染，由此创造出许多全新的、毒性更强的毒株。

流感病毒源自野生水禽，很久之前就已跨越物种屏障，适应了其他物种，其中就包括人类。流感病毒分为三种类型：B 型和 C 型流感病毒是已经适应了人类的病原体，它们一般会引发季节性流感；A 型流感病毒则仍存蓄于鸭、鹅、天鹅、海鸥、燕鸥、涉禽等原始宿主体内。[39]

A 型病毒偶尔会扩散到家禽群落中。这种情况在华南地区特别常见，因为当地传统的家禽养殖方式允许家鸭与野生水禽混居在一起，这为流感病毒传播到家禽群落提供了足够的机会。但家禽毕竟不比野禽，它们对流感病毒没有抵抗力。病原体会在它们体内疯狂复制，进化出新的更致命的毒株，即"高致病性禽流感"（HPAI）。[40]这一进程极其稳定，科学家甚至可以通过不断给鸡注射病毒，直接在实验室里创造出更致命的禽流感毒株。[41]

限制高致病性禽流感传播的一个很重要的因素就是其所感染的家禽群落之规模。被感染的鸡在病死前仅有屈指可数的时间将病毒蓄存在自己的粪便中。据数学模型推测，

第四章 人群   127

若其周边不存在易感禽类，传播会在几周时间内灭迹。在低密度家禽养殖区域，这些致命病毒的基本再生数是小于1的。[42] 这就是为什么一直到2000年，科学家对禽流感的态度与对2014年在人口稠密的西非大暴发之前的埃博拉病毒的态度相差无几，认为不过是"无关轻重的小感染"。[43]

但是，家禽养殖场的数量和规模都开始增长。到2009年，中国将近70%的"肉鸡"——用于食用的饲养鸡，与用于产蛋的"蛋鸡"相反——是与超过2 000种其他禽类一起饲养的。哪怕大型养殖场也是这样：2007—2009年间，饲养超过100万只禽类的大型养殖场增长了60%。[44] 家禽的国际贸易也跟上了步伐，2008年跨国交易的鸡只数量较1970年翻了20倍。[45]

随着家禽群落的不断扩大，因贸易而移动的家禽数量不断增加，家禽与野禽在领地与迁飞路径中的接触增多，促使流感更频繁地从野禽溢出到家禽之中，相应地，这种溢出又引发高致病性禽流感病毒频繁出现，病毒反过来在其所感染的更大的群落中引发时间更长、规模更大的暴发。这些变化的结果是，致命病毒越过了门槛，成了在家禽中自我维持的流行病原体。依据数学模型，在家禽养殖密度极高的地区，禽流感病毒的基本再生数超过了10。[46]

随着病毒的基本再生数升高，其所引发的疫情暴发规模变大、频率增高。1959—1992年间，致命禽流感差不多每 3 年暴发一次，大多数疫情仅有不超过 5 万只禽类被感染。1993—2002 年间，疫情每年暴发一次。而在 2002—2006 年间，每 10 个月就会暴发一次，其中有半数疫情会一次性感染上百万只禽类。[47]

多年来，由超大型家禽养殖场带来的日渐增长的病毒威胁并没能引起公众注意，主要是因为高致病性禽流感病毒只感染禽类，不会感染人类。直到 1996 年，在广东省（这是中国最大的禽类加工生产地区之一）的一家小型养殖场里，一种野生禽流感跨越到了家鹅群落中。[48] 这一被命名为 H5N1 的病毒进化出两种前所未见的能力。其他禽流感一般鲜见于野禽之中，但这种禽流感袭击了大量的野生物种，包括候鸟。而且，它还能感染人类。[49]

人类在密切接触感染禽类后，就会暴露在 H5N1 病毒中。一般的流感症状会转为严重肺炎，有些人甚至会出现器官衰竭，超过半数（59%）的患者会病亡。[50] 而且，病毒还能继续传播。国际家禽贸易将 H5N1 病毒带到了至少 8 个国家的家禽群落中，包括泰国、印度尼西亚、马来西亚和柬埔寨。[51] 候鸟则把病毒带到了中东和欧洲。[52] 截至本书撰写之时，H5N1 病毒尚未染指北美，因为极少有鸟类会在被 H5N1 病毒折磨的"旧世界"部分地区与北美之间迁徙。但情况会发生改变。H5N1 病毒间歇性地在西伯利亚候鸟群类中发现，而这些候鸟与鸭、鹅和天鹅混居在一起，后几种禽类会越过白令海峡，迁往北美。如果这些禽类被感染，北美也将面对 H5N1 病毒。[53]

在现今新出现的诸种病原体中，像 H5N1 病毒这样的新型流感病毒是令大多数病毒学家最头疼的。如果 H5N1 病毒或任何其他新型禽流感病毒演化到能有效在人类群体中传播，病死率将会迅速提升且居高不下。哪怕像季节性流感这样病死率较低的流感，也会感染大量人群，仅仅因为其极易于在人类中传播。季节性流感每年在全世界杀死 50 万人，我们与流感病毒之间已彼此适应，这便是付出的代价。一种新型流感病毒的传播力若与季节性流感相差无几，但致死率略高，就很可能会收割数百万人命。

目前，H5N1 病毒是人畜传染病病原体，不能轻易人传人，所以尽管成千上万人在 2014 年夏天接触了该病毒，但上报病例仅有 667 例。[54] 然而，随着 H5N1 病毒的不断进化，它在人群中的传播力是会提升的。目前，该病毒已至少进化出十种不同的谱系或曰"分支"，各自具有不同的能力和癖性。[55] 其中一些在某些方面已经发生突变，科学家认为这些突变能够提升 H5N1 病毒在人群中的传播效率。举个例子，现身于埃及的一个分支似乎比其他分支能更好地与人类细胞结合，这或许是 2009—2013 年间超过半数的 H5N1 病毒感染者来自埃及的原因。[56]

病毒仍在继续演化。如果像 H5N1 病毒这样的禽流感病毒摆脱了人畜传染病的限制，转身变为完全适应人类的病毒，那么这种必要的适应最可能发生的地点就是须紧密接触感染禽类的工作者的体内。

H5N1 病毒究竟是怎样获得感染人类的能力的，我们还没有确切的了解。一些专家猜测，有一种家畜或许在这中间起了重要作用，那就是猪。禽流感传播到人类群体存在一个生物屏障，就是适应了禽类的病毒会与禽类体内的唾液酸结合，但这种唾液酸在人类体内不存在。理论上来说，H5N1 病毒或其他适应了禽类的病毒可以发生突变，令自身能与人类唾液酸结合。但对新型禽流感病毒来说，还有另外一种更迅速的方式获得此种能力，即依靠所谓的"基因重配"。当某个病毒从其他病毒那里获得大片新基因，同时也会获得这些新基因带来的所有能力。一种禽流感病毒可以与一种已经十分易于感染人类的病毒"重配"，已有许多流感病毒适应了人类，比如那些引发季节性流感的温和病毒。由此，新型禽流感病毒就能获得有效在人群中传播的能力。

这种形式的基因重配只发生在同时感染了两种病毒的细胞内。但由于人类流感病毒只能与人类的唾液酸结合，而禽流感病毒只能与禽类的唾液酸结合，人类便不会轻易感染禽流感，禽类也难感染人类流感。所以，即便大量家禽在各国国境之间通过贸易流动，世界各地有成千上万人接触禽类粪便，人类流感病毒与禽流感病毒直接交换基因的可能性也依然很低。

这时候猪的作用就显现出来了。猪的细胞表面既有类人唾液酸，也有类禽唾液酸。这意味着两种病毒都能与猪的细胞结合。（鹌鹑也存在这种情况，但由于鹌鹑养殖场的规模一般较小，其在流感的流行病学中似乎并未扮演重要角色。）猪与人类、家禽群落或野生水鸟的接触十分密切，它们或许正是禽类病毒与人类流感大流行之间缺失的神秘链条。病毒学家将猪称作完美的新流感毒株"混合容器"。[57]

94　　无论 H5N1 病毒是演化成人类病原体，还是退出人们的视线，新型流感病毒的威胁一直存在，因为不断扩张的人群、家禽、猪会持续孵化有大流行潜在可能的新毒株。在本书写作期间，至少有两种已知的新型流感病毒出现，且都进化出了感染人类的新能力。

一个是 H3N2 病毒的变体，该病毒一般感染猪，2012年夏天，美国出现了人类感染病例。［科学家依据病毒表面的蛋白质类型对流感病毒分类。每个病毒表面都存在血凝素（H）16 种亚型中的 1 种，以及神经氨酸酶（N）9 种亚型中的 1 种。]58 农牧业博览会的猪舍中汇集了来自全州各地的数百头猪，而有人不幸在集市上感染了猪流感病毒。猪群在猪舍中制造出病毒学家迈克尔·奥斯特霍姆所称的"病毒空气云"，并被当地人吸入体内。59

我在自己定居的马里兰州的农牧业博览会上就亲眼见过这等事。人们在猪舍里进进出出，病毒空气云就这样吹进他们体内，他们与生活在受感染鸟粪中的家禽养殖工和猪农并无二致。游客在满是尘土、供猪休息的围栏之间自由行走，手里拿着塑料啤酒杯，俯身抚摸动物。巨大的风扇将舍内闷热、污浊的空气吹走，也撩拨着游客的头发。"快看那头小猪！"我听见一个高中小姑娘冲她的朋友喊道，而此时她的鞋子已经沾满了猪粪，"它超可爱的！看起来好肥呀！"几名养猪工强占了几个猪圈，在里面休息，这样就不用支付昂贵的酒店费用。在其中一个猪圈，一对夫妇和两个小女孩搭起了折叠椅，正坐着吃薯条；在另一个猪圈，捆好的干草堆上放着一大摞破旧床垫，床垫上还铺着毯子、放了枕头。无论谁在这上面睡觉，肯定整夜都在吸入满是病毒的空气。

2011—2012 年间，源自猪的 H3N2v 病毒感染了 321人。60 人数自然不算多，但作为一种先前从未感染过人类的猪病毒，H3N2v 病毒在智人身上下的功夫是"前所未有的"，此乃奥斯特霍姆的原话。该病毒跨越了物种屏障，反

95

复接触可能使其发生突变，进化出在人体内部进行复制的能力。奥斯特霍姆说："我们是在诱惑命运。"[61]

另一种开始感染人类的新型流感毒株出现在 2013 年的 2 月，地点是华东地区。这便是 H7N9 病毒，最初是在三名因严重肺炎入院的病人的体内发现的。系统发育分析表明，这种新型病毒是多次基因重配的产物，宿主涉及鸭、鸡和野生候鸟。

病毒学家之所以担心 H7N9 病毒的传播，是因为该病毒事先并未在家禽中引发疫情。H5N1 病毒感染人类，是与家禽群落暴发疫情同时发生的，因此会有一个大致的预警。H7N9 病毒却完全不存在这样的预警。由于被感染的禽类并未显现病症，我们便不知人类的感染究竟从何而来。该病毒似乎具备悄然传播的能力，在人群中也不一定会引发病状。一项研究发现，有超过 6% 的家禽养殖工自带 H7N9 病毒抗体，尽管他们从没有过感染史。

2013 年秋天，第二波人类感染潮开始了，这次波及的范围要广些，包括华南和华东地区。大多数病毒感染者曾与活禽接触，因此，禽类很可能是病毒传播背后的隐形祸首。到 2015 年 2 月，H7N9 病毒已经感染了超过 600 人。

与 H5N1 和 H3N2 病毒相似，H7N9 病毒也尚未获得在人群中肆意传播的能力，要是具备这等能力，引发大流行便指日可待。这些新型病毒，或是持续从超大型家禽养

　　　　　　　　　　流行病的故事：从霍乱到埃博拉

殖场和养猪场里出现的任何一种新病毒，是否最终会完成恰好的基因重配，尚有待观察。[62]

现代世界最令人胆寒的流感大流行，发生在 1918 年。引发大流行的 H1N1 病毒在第一次世界大战的壕沟战那不同寻常的拥挤环境中不断增强，变得具备毒性。1918 年大流感在全世界夺走了 4 000 多万人的生命，大多数人死于细菌性肺炎，这是病毒感染（今天，人们已经能够治愈这种感染，除非是由耐药菌株引起的）的并发症。

疫情过后，H1N1 病毒淡出了人类的视线，好像就这么消失了。其实不然。它只是和 1832 年肆虐纽约的霍乱弧菌一样，退回到某个地方了。与霍乱弧菌相似的是，H1N1 病毒会保持沉寂，直到规模足够大的易感人群再度聚集，它便逮住机会，重新出击。近百年之后的 2009 年，H1N1 病毒再度来袭，引发了致命性稍弱但依然能有效感染人群的"猪流感"疫情。

我在香港遇到的病毒学家裴伟士告诉我，H1N1 病毒长达一个世纪的藏匿地，是猪的体内。

第五章　腐败

能跨越物种屏障，传播、引发疾病的病原体，自然是
极度危险的生物，但若想达到大流行级别，它还有一大段
路要走。

这段路的下半程究竟如何，是由人类社会对它的应对
方式来决定的。当然，有时病原体确会像潮汐一样袭来，
太快、太猛、太隐秘，让人猝不及防，整个社会无法及时
采取行动。但许多情况下，即使是最粗略的集体防御措施
（例如，隔离患者，并对人们发出疾病传播的警告）也可以
像水下沙坝那样，阻隔死亡和毁灭的大浪。

这使病原体和人类之间的竞争变得更加公平。从生物
学角度来说，人类间的合作是一件值得敬畏的事。大多数
哺乳动物只会在血亲之间采取合作策略，而我们人类与此
不同。相较于地球上的其他物种，我们的合作频率更高，
更密切，规模也更大。我们的祖先合作狩猎，生病时也会

彼此照拂，还会通过书籍和故事将自己所知之事传递给陌生人。幸赖人类拥有极强的社会合作能力，我们如今才能掌控整个星球的资源和栖息地。这并不是因为我们比其他动物更好斗，更聪明。想想那些因我们的合作行为而达成的复杂技术吧，我写下这些文字时所用的笔记本电脑就是靠无数人努力创造的成果，这些人跨越不同血脉、代际和大洲，将他们的专业知识贡献给了一种功能强大的工具的大规模生产及全球分销。哪怕最好斗、最聪明的个体，也不可能靠单打独斗完成这个目标。

合作策略在我们抵御新病原体方面尤为重要，因为抵御措施并不一定需要高科技干预手段或对病原体本身有极为精细的理解，才能产生预期效果。即便是对病原体传播机制的理解非常有限的社会，也能利用合作能力实施有效的防治措施。医学人类学家研究了乌干达阿乔利人关于传染病的传统信仰，这是非洲为数不多被纳入研究范围的少数族群。许多阿乔利人认为疾病是通过巫术和灵魂传播的，他们对疫情的传统反应反而限制了病原体的传播：一旦发现感染迹象，他们便合作隔离病患，在他们的屋外插上象草长杆，警告外村人不要进入感染村落，他们会竭力避免多种潜在的传播疾病行为，包括社交、性交、食用某些食物以及传统葬礼。[1]

规模更大、更规范的社会甚至能基于合作行为实施更有效的防治策略，比如隔离，以及鼓励大家利用相关设备进行快捷的远程沟通。采取这些措施的社会基础已经很完善了。毕竟，现代社会的许多机制都是通过惩罚不合作者、鼓励其他人追求相对常规的集体行动，来提升我们在合作方面的天然力量的，比如纳税，比如接种流感疫苗。

所以，若大流行不可阻挡，不仅仅是因为某种特定的侵略性病原体利用了未被察觉的感染者，或是因为我们无意中为其提供了充足的传播机会，也是因为我们根基牢固的、高度精细的合作行动能力开始瓦解。

一般情况下，当足够多的个体选择追求私人利益而非公共利益时，瓦解就开始了。众所周知，形形色色的经济学和生物学理论试图对做出这种选择的条件予以量化。我们可以化繁为简地考虑这个问题，想想个体做出这种选择所承担的成本和获得的收益。合作的成本包括失去追寻个人目的（以及其他事物）的机会，收益则包括增加从他人那儿获得互惠行为的可能性，免受他人指责（以及其他负面行为）。只要成本不超过收益，人们就会倾向于选择合作。以纳税为例，对我来说，纳税的成本是不能用税金买东西，比如一张新沙发；收益则是政府会资助公共图书馆，我可以随意使用，国税局也不会来找我麻烦。所以，我会纳税。[2]

但要是合作的成本超过收益，兴许我就不纳税了。这样的事在 19 世纪的纽约发生过，也仍然在当今世界的许多国家里发生。霍乱之所以能感染新兴工业化城市，是因为民众对政治治理的不信任与工业经济的快速增长二者同时起作用，使得自私成为成功的法宝。大量新财富和权力吸引着人们追逐私人利益，但抑制这些新兴阶层过度追逐私利行为的监管基础尚未确立。哪怕他们的逐利行为破坏了公共卫生秩序，所须面对的惩罚也很少。当私人利益的力量和影响力超过公共实体时，原本能阻止霍乱传播的策略当即崩溃。

关于这一点，最明显的例子是 19 世纪的纽约，当时全城的饮用水供给竟然被人为劫持了。前面说过，由于积水塘被污染，而哈德孙河与伊斯特河的河水太咸，曼哈顿岛几乎不存在淡水水源。除了饮用位于公寓和茅厕下面的被污染的地下水以外，市民们其实还有另外一个选择：开发利用布朗克斯河。这是一条淡水河，它的源头位于现今的韦斯特切斯特县，河水向南流淌 24 英里，汇入伊斯特河。

1797 年，一位名叫约瑟夫·布朗尼的医生和一位名叫威廉·韦斯顿的工程师就提议纽约市建造一个公立自来水厂，将布朗克斯河清澈无污染的河水供应给纽约人。这样一个自来水系统的建造成本是能接受的。布朗尼和韦斯顿估计要花费大概 20 万美元，市政府可以新立一个税项来支付这笔费用，从技术上来看是行得通的。当时，几个著名的工业城市都在建设完善的洁净水分配系统，比如费城就用蒸汽机将河水运入高位水库，再通过管道输送给居民。这个自来水系统能确保纽约人的饮用水不受粪便细菌污染。布朗克斯河从纽约市北边流过，布朗尼和韦斯顿计划用一道沙砾层来过滤河水，这一程序现在被称为"慢沙过滤"，该方式能滤除河水中超过 90% 的细菌和单细胞生物。[3]

在当代观察者眼里，这种方式毫无疑问可以提升城市生活质量。纽约人时常抱怨本城没有水来清洗街道乃至灭火，他们担心肮脏的街道会让自己生病，因为传统观点认为，让"瘟疫"恶化，会危害公众健康。（纽约一群顶尖医生在 1799 年报告说："在消除城市瘟疫的诸多方法中，我们认为充分供应淡水是最有效的。"）纽约人还生活在对火灾的担忧中。在 19 世纪 30 年代的纽约，火灾警报至少每天都会鸣响一次。一次大火会夷平整个街区的木结构建筑。1835 年 11 月，一场火灾烧毁了华尔街以南、百老汇街以东的所有建筑，包括 500 多家商店。布朗尼和韦斯顿提议修建的自来水厂能解决这两个问题。[4]

然而，对意识形态力量和财富等个人利益的追求，破坏了这个计划。

当韦斯顿和布朗尼提出抽调布朗克斯河河水的方案时，富有魅力、手段老练的律师阿伦·伯尔还是一名纽约州议员——2011 年的《赫芬顿邮报》称他为"建国之初的坏小子"。[5] 伯尔不是个空想家，他极具政治野心，这意味着他必须适应当时占据主导地位的联邦党和共和党之间的政治斗争。联邦党人多是银行家和商人，他们希望趁着国家成立不久加强联邦机构的权力；共和党人则代表小农场主群体以及其他反对联邦党的群体。尽管伯尔出身上流社会，但他选择与共和党人共进退，而且他想出了个法子来加强他们手上的权力，那就是创办一家新银行。[6]

1791 年时，联邦党人亚历山大·汉密尔顿为其创办的纽约银行赢得了一张州特许状。但共和党人认为，汉密尔顿的银行对他们搞歧视。（事实可能确实如此。《汉密尔顿传》的作者罗恩·彻诺就写道："针对银行业务申请人的纯粹的政治歧视，完全是为了迎合那个时代的精神，也是源自政治与商业之间的模糊界限。"）为共和党人服务的新银行可以作为平衡汉密尔顿银行的政治力量。麻烦在于，要创办这样一家银行，得弄到一张州特许状，而且特许公司必须证明其能为公众提供利益。若这张新特许状是颁给一家私营自来水公司兼银行，而不单单是银行，一切就水到渠成了。

但在伯尔为私营自来水公司兼银行争取一张特许状之前，他必须设法让韦斯顿和布朗尼修建自来水管道的请求泡汤。他占用了该计划有可能申请到的州层面的资金，还告诉其他立法委员，这个公共自来水厂建造项目要耗费

100 万美元，而非布朗尼和韦斯顿申请时提到的 20 万。[7]

布朗尼和韦斯顿因此陷入困境，他们抽调布朗克斯河河水来拯救生命的可行计划未能获得州政府的特许状。两人的申请一落空，伯尔和他在纽约市议会里的同僚就忙不迭地申请成立私营自来水公司兼银行的许可，该公司就是曼哈顿公司，特许状很快就下来了。[8]特许状允许公司从私人投资者那儿筹募 200 万美元，这个金额十倍于韦斯顿和布朗尼最初估计抽调布朗克斯河河水项目所需金额，十倍于巴尔的摩等城市为修建城市自来水厂所募资金金额。它还允许曼哈顿公司使用募集资金来进行自来水厂建设以外的任何其他业务，例如银行业务。[9]

差不多甫一成立，公司就动手削减自来水厂修建计划的预算。公司决定不使用当时前沿的蒸汽引擎来泵水，而是让马拉动水泵运转；[10]决定废弃在城市中修造一个 100 万加仑容量蓄水池的计划，将容量调小到只有原来的 0.001%；[11]还决定不使用铁制管道，而使用木制管道。[12]

还有更糟的情况。虽然银行特许状给了曼哈顿公司抽调布朗克斯河纯净河水的专营权，还让他们募集到极为充裕的资金来修建通往城市的自来水管道，但公司还是决定抽调成本更低、修建更便捷的水源——污秽不堪、满是粪便的积水塘。曼哈顿公司明知道积水塘的水质"让人恶心"，根本不适合人类饮用，仍然做出了这样的决定。一位

102

公司高管在写给某个亲戚的信件中提到:"可怜的布朗克斯河可能将被我们永远遗弃。"[13]

曼哈顿公司的计划激怒了纽约人。一位报纸记者写道,曼哈顿公司要是给居民分配积水塘里"恶臭"的水,它的手上会沾满数千人的鲜血。[14]另一位居民在当地报纸上写道:"整座城市就这样被一个公司玩弄于股掌之间,实在是可恶至极。"[15]商人尼古拉斯·娄则称,曼哈顿公司是"比黄热病更可怕的瘟疫"。[16]

这些投诉或许成了州政府撤销曼哈顿公司经营特许状的理由,其他州也陆续撤销了未能维护公共利益的公司的特许状。俄亥俄、宾夕法尼亚和密西西比三州撤销了银行的特许状;纽约和马萨诸塞则以未能有效保养公路为由撤销了公路收费公司的特许状。然而,曼哈顿公司范围极广的特许权使它变得不可撼动,因为它所获得的诸种权利及附属权力是被永久授予的。[17]

随后的几年里,曼哈顿公司仅在纽约市自来水厂修建项目中花费了 172 261 美元。[18]它将余下的资产统统投入 1799 年开始营业、位于华尔街 40 号的银行。没错,这家银行的确很好地服务了共和党人的利益。时任纽约市长的德维特·克林顿兼任曼哈顿公司主管,他收到了差不多 9 000 美元(相当于今天的 15 万美元以上)的借款;伯尔则收到了 12 万美元的借款,差不多相当于曼哈顿公司投在自来水厂项目的资金了。[19]

伯尔也在政治上获了利。1801 年，他凭借反联邦党人的闪亮功绩，升任共和党总统托马斯·杰斐逊的副总统。[20] 连伯尔的对手亚历山大·汉密尔顿也不得不承认，尽管曼哈顿公司"无论怎么看都是一个完美的怪兽"，但它确实"在营利和俘获影响力方面是个极便利的工具"。[21]（汉密尔顿犀利的评论惹恼了伯尔，伯尔决定与他进行决斗。1804 年 7 月 11 日上午，在帕利塞兹的悬崖下，伯尔开枪射杀了汉密尔顿。[22]）

曼哈顿公司将被污染的地下水分配给纽约市民，一做就是 50 年，横亘 1832 年和 1849 年两次霍乱大流行。公司最终在 19 世纪末自行撕下了自来水公司的伪装，但其作为一家自来水厂的成败是非，仍然暗藏在公司标志之中——曼哈顿公司选用古希腊神话中的海洋之神俄刻阿诺斯作为公司标志，并一直沿用到 20 世纪 50 年代。今时今日，这家曾让整个纽约市陷入霍乱危机的公司，已经更名为摩根大通集团，它是美国第一大、世界第二大银行。[23]

按理说，曼哈顿公司的例子可以成为其他会被霍乱盯上的缺水城市的"预防针"，实际情况却截然相反：1795—1800 年间，18 家私营自来水公司在马萨诸塞州崛起，25 家在纽约州生根发芽。[24] 在 1805—1811 年的伦敦，5 家新成立的私营公司向城市人口贩卖自来水。[25] 几乎每家公司都存在同样的情况，投资本是用来给不断扩张的城镇提供清洁用水的，实际上却为私营公司提升了吸纳资金的能力。这些公司最后要么用光资金，要么缩减规模，把原本雄心勃勃的计划调整为利润更高的目标，也就是抽调那些更方便分配但受污染程度更高的水源。研究水的历史学家尼尔森·曼弗雷德·布莱克曾写道，利润"根本不足以驱动公司主管们建造满足所有需求的供水系统"。[26] 就比如曼哈顿公司糟糕的供水系统，设计极差，疏于维护，非但没能阻止霍乱传播，反而让它传播得更有效了。

即便纽约市民没能享受到洁净的饮用水，也能通力合作，通过防止受感染者将弧菌带入城市，从源头上避免纽约市的霍乱大流行。然而，政治领袖们在意识形态和资本考量上的腐败倾向甚至将这一防疫措施都扼杀了。

政府本可以实施隔离措施的。人类第一次实施隔离检疫是在 1374 年的威尼斯，为了将腺鼠疫挡在城外，威尼斯关闭城门和港口 40 天 [隔离检疫（quarantine）这一方法的名称由此而来，quarante giorni 在意大利语中就是 40 天的意思]。[27] 对腺鼠疫这样的病原体来说，隔离是阻断其传播的一种很好的方法，因为它会在感染人体的 40 天之内就显露出病状。用一位历史学家的话来说，经过这么长时间的隔离，无论是人、船还是货物，都已经"在医学上无害了"。[28]

到了 17 世纪末，西欧所有的地中海主要港口都已建立 **104**
严加监管的要塞——"检疫船"，对船只、乘客和货物进行
隔离检疫。陆上也存在类似的隔离措施，士兵们列队检疫，
法国人管这些队伍叫"警戒线"或"卫生封锁线"。最长的
一道"警戒线"将为 18 世纪的土耳其挡住鼠疫，这道"警
戒线"由一支排起来宽达 20 英里、长达 1 200 英里的士兵
编队构成，横跨整个巴尔干半岛，士兵们接到命令，可以
射杀任何不服从隔离检疫要求的路人。

在一些历史学家看来，欧洲人在防控鼠疫过程中对隔
离检疫和卫生封锁方法的终极掌控，是值得大肆褒奖的，
鼠疫最终于 1850 年消失。[29] 历史学家皮埃尔·肖尼称其为
"巴洛克时期的欧洲所取得的最伟大的成就之一"。[30] 据历
史学家约翰·杜菲所言，船只隔离检疫同样让 19 世纪上半
叶肆虐纽约的黄热病走向终结。[31]

然而，国际贸易的兴起贯穿了整个 19 世纪，就贸易
而言，隔离检疫和卫生封锁措施是不可理喻的。社会改革
家和自由贸易的拥护者们在国境之间寻求更多的开放机
会。1798 年，一家大名鼎鼎的纽约报纸就写道，隔离措施
是"对商人最不合理的暴政"。[32] 丹尼尔·德拉克医生则
说，隔离所造成的商业损失是"灾难性的"。[33] "隔离毫无
益处，"英国医生亨利·高特在 1833 年补充道，"它对国

家的商业关系和海上贸易造成的伤害，是绝对无法补偿的罪恶。"[34]

连传染病的人际传播这一基础观念也被认为是过时的（这可是隔离检疫等孤立措施之所以有效的基础啊）。19世纪的法国医生让-巴普蒂斯特·布利劳德就直截了当地说，这是一种"科学迷信，这种观念要是真的，那人类差不多就完蛋了"。[35] 1824年，查尔斯·麦克莱恩直接用他的书名表达了对隔离措施——或曰"专制的引擎"——之谴责，那就是《隔离检疫法的邪恶之道，兼论瘟疫传染之不存在》。[36]

19世纪的医学精英们认为，疾病并非由传染而来，而是污臭空气、气云等环境现象带来的后果。1832年，纽约居民詹姆斯·R.曼利医生总结道，霍乱是"一种大气疾病……乃乘风而来"。[37] 这些描述若属实，那暂停船舶运输、控制人口流动能有什么意义呢？[38]

保持上述这些信念需要做一番"脑力体操"，因为传染的事实实在够清楚了。在乡村地区，人们的居住地相隔甚远，鲜能污染彼此的饮用水源，霍乱这样的疾病明显是通过一个患者传染给另一个的，系统性地从一处房屋传播到另一处，这与鼠疫、天花等旧日里隔离可控的疾病并无二致。然而，大多数医学精英都住在城里，他们倾向于忽视农村居民的经验，而且流行病在城市里的确看起来不同。

在城里，霍乱弧菌这样的病原体会同时通过社会接触和污染水源被许多人吸收，疫情的暴发是突然且多地联动的，就好像每个人都被某种无法避免的疾病云雾所笼罩，或是被大规模投毒一般。如果某些人染病，而其他人相安无事，医生们便会说这是由于患病之人道德败坏，他们会这样解释：相比那些受人敬重的市民，有过酗酒、嫖娼和其他不光彩行为的市民更加脆弱。（关于这一点，那些引发争论的证据也很容易被人直接驳斥。在蒙特利尔有人写信给报纸，称霍乱也在侵袭那些"德高望重者"，心存怀疑的编辑不予刊登这些信件。如果真有"德高望重者"死于霍乱，医学专家们也会争辩说，此人定有些不为人知的乌糟事。）[39]

由于医学界和商业界在意识形态上反对隔离检疫措施，在霍乱到来前的几年时间里，纽约市有效制定隔离检疫法案的决心逐渐减弱。1811年，市议会和州议会放弃了强制当地港口卫生官实施隔离检疫措施的权力。1825年，他们豁免了从广州和加尔各答抵达纽约的所有船只的检疫限制。（我们至今仍不清楚为什么仅豁免来自这两个城市的船只。）[40]由此，实施隔离检疫的权力已经落到了当地卫生官的头上，隔离执行得很是不力。卫生官会检查每一艘进港船只上的三等舱乘客，至于头等舱乘客，无论健康与否都能直接上岸。有心者能贿赂卫生官，逃离监管不善的检疫中心，哪怕只是欺骗卫生官说自己是健康的，也能规避检疫。船只 **106**

能轻易离开隔离限制区。例如，如果纽约港的卫生官要求所有船只必须在靠岸前隔离2～4天，船长们也能直接把船开到附近新泽西、罗格斯内克等没有隔离规定的地区。[41]

尽管如此，纽约其实离实施隔离检疫措施来阻断霍乱仅一步之遥。纽约州州长曾密切关注1832年春季霍乱横渡大西洋、深入加拿大的势态，他十分担忧，便派出一位名叫刘易斯·贝克的医生，让他在全州范围内进行调查，确定该病是否对纽约市构成威胁。

贝克做了详尽的调查，他发现霍乱病例是沿着伊利运河逐渐暴发的，若将他的数据转化成当代的可视化图表，疫情确实正朝着南边的纽约袭来。依据现在的标准，隔离检疫措施或许是他能给州长的最恰当的建议。贝克承认，霍乱病例的模式看上去"的确支持霍乱乃是传染性疾病的理念"。[42]

但这只是我们一厢情愿，贝克还有话要说。实际上，只有移民、穷人和酒鬼会染上霍乱，而且该病发生在"村里最污秽的地方"。他还解释说，德高望重者之所以染病，是因为"吃了过量豌豆"或"毫无节制地食用黄瓜和其他蔬菜"。[43]纽约不用害怕，也不必实施隔离检疫。贝克说道，"看起来霍乱已经完全被控制住了，我们不能靠隔离检疫的相关法律把霍乱挡在国门之外"。[44]

于是，霍乱势如破竹，直捣纽约。市民们还试图靠拒食绿叶菜和未熟透的水果、严格遵守"正直的"中产阶级习惯（即适度减少体力活、节制饮食和性爱）来避免感染，这些方法都是医生们推荐的。[45] 运河沿岸城镇里的居民则把大块的肉串在木杆上，用来吸收"霍乱蒸汽"；还有人在桶里烧焦油，希望清除空气里的霍乱。[46]

纽约市第三个未能有效实施的防控措施，是就疾病的出现和传播及时向公众发出警报，这一点在当下依旧艰难。

由于害怕会对贸易产生影响，纽约市长和纽约市卫生委员会拒绝将疾病传播的事实告知民众。其他任何一座受霍乱侵袭的城镇也是这般行事，对于"因不明疾病""猝死"，各地政府选择签发语焉不详的报告，而不愿承认霍乱已经在自己的社区里暴发。（未被感染的城镇更愿意直呼霍乱大名，这也是霍乱传播的消息最终为人所知的原因所在。）[47]

1832 年夏天，杰出的纽约医生们无力应对潮水般拥来的霍乱病人，医生们恳求市长发布公共警报，而市长和市卫生委员会直接否认霍乱暴发。[48] 一群顶尖的医生对市政官员"迟钝而顽固"的行为感到震惊和愤怒，他们发表了措辞强烈的公报，谴责市政当局（他们直接管政府叫"公司"）"把财政收入看得比社区居民的生命还重要"。

他们如此执拗地否认霍乱在本城肆虐的事实，毫无疑问是出于这个原因。哪怕整个医学界已经联合起来将证据呈上，他们仍置若罔闻……数以千计的病人迫切需要我们的帮助，"公司"理应为自己构成犯罪的疏忽行为道歉，我们呼吁有良知的公民采取行动……你们是时候辞职了，现在这个职位不能抬高你们的身价，只会辱没你们的名声。[49]

　　而且，市政官员很可能在疫情暴发数周前，就已经销毁了感染霍乱的船只抵达的证据。港口医生声称，市政府曾秘密对感染霍乱船只上的乘客进行隔离；有调查者发现，隔离医院这几个月时间（1832年4月、5月、6月）里本应完整无缺的资料，竟然消失了。[50]

　　公正地说，19世纪的政府领导必须要做出是否实施疾控策略的选择，这两个选项并不具有同等的分量。这样的选择一端是可以预测的成本，另一端是无法预料的收益。他们清楚，隔离检疫和向公众预警会中断私利，但他们无法确保这两个措施中的任何一个能够切实保护公众。于是，他们选择近乎确定的私人利益而抛弃大概率不确定的公共利益，也就不足为奇了。而且，当时的政府没有义务一定要维护公共利益。

　　　　　　　　　　　　　　流行病的故事：从霍乱到埃博拉

到了 20 世纪，事情发生了变化。自 1851 年起，大约 12 个欧洲国家与俄国联合召开一系列国际会议，旨在达成一项协议：各自国境内若出现传染病，必须对其他国家发出警告。经过五十余载的激烈辩论，各国终于 1903 年达成一致，《国际卫生公约》规定：各国互相通报霍乱和鼠疫病例，并且针对霍乱实施海运隔离检疫措施，允许他国检查从被霍乱感染的港口驶出的船只。

即便国际协议已经达成，强大的私利也仍在继续破坏这种努力。公约签署仅仅几年后，一次极其大胆、协调完美、旨在封锁传染病暴发消息的国际合谋就出现了。

1911 年，霍乱在意大利那不勒斯暴发，正值全国范围内建国 50 周年庆祝活动的前夕，这次活动原本是想吸引数百万游客前来观光的。相较于人民的健康状况，当时的意大利总理更看重对商业和政府威望的保护，他在发给麾下公共卫生机构的电报中明显表现出对《国际卫生公约》的藐视。他指示道，关于本国正传播开来的霍乱疫情，"务必最大限度地保密"。"凡懈怠和疏忽者，政府绝不留情面。"

意大利政府每月秘密向报社和记者支付 50～150 里拉的预付金，让他们不要提及以"霍"开头的那个可怕词语；他们拦截和审查含有"霍乱"字眼的电报；窃听潜在泄密者的电话，用坐牢来威胁他们。他们夜晚突袭医学社团，没收霍乱相关的教育资料。虽然政府仍然记录每个霍乱病例的情况，但他们会给病例报告打上粗体的"机密"标记，以及一句提醒："注意！绝不可发表政府公报。"霍乱患者会在深夜被运到医院，而当地报纸却说："本地没有霍乱，从来没有！"

美国官员也在掩盖事实。国务卿在电报中对容易受惊的意大利当局保证道，"我们不会公开发表任何非必要的关于意大利霍乱暴发的消息"。只要意大利保证会谨慎处理霍乱制造的混乱，美国就会无视《国际卫生公约》的限制性规定。"健康证明单一旦完成，会密封交给船主，"国务卿断言，"证明单里的内容只有领事和卫生官员知道，就连船主也不清楚里面写的什么。"对前往霍乱肆虐的意大利的居民，总医官不会发出警告，但他在私底下会让亲朋取消夏天去意大利的旅行。法国政府也同意对意大利的阴谋保密。[51]

历史学家弗兰克·斯诺登估计，1910—1912年间秘密的霍乱疫情杀死的人数多达18 000人，而且传播到了法国和西班牙。然而，关于意大利这场秘密霍乱疫情的细节信息压根没出现在史料中，直到几十年后，斯诺登才将细节公之于众；当时的德国小说死忠读者也许能弄清楚发生了什么。德国小说家托马斯·曼和妻子在秘密疫情期间到访意大利。1912年，曼出版了中篇小说《死于威尼斯》，故事讲述一个德国作家前往威尼斯，发现整座城市被某种"莫名恐慌"所笼罩。作家最终在吃了熟透的草莓后死去，在曼生活的时代，这种水果被认为是感染霍乱的一个主要危险因素。

意大利对疫情的隐瞒前无古人，但实难说后无来者。2012年秋天，沙特阿拉伯杰达港，一名在医院就医的病人体内突现一种新型冠状病毒，而发现这一病毒的病毒学家被沙特政府勒令闭嘴。该院的病毒学家阿里·穆罕默德·扎基意识到这种新病毒可能带来极大的威胁，便将自己的发现发布到了"新兴疾病监测计划"上，对该系统的全球六万名订户发出警告。据各方记述，扎基及时发出的警告阻止了一场全球大流行。专家们迅速对冠状病毒测序，设计出诊断测试，全球的公共卫生机构相继发现超过100个病例，该病毒引发的疾病后来被称作中东呼吸综合征（MERS）。扎基称，沙特阿拉伯卫生部对此颇为不满。"他们对我充满敌意，"扎基说道，"派了一整支队伍来调查我……现在他们干脆逼迫医院行政部门让我递上辞呈。"阻止了一场潜在全球大流行的人失去了自己的工作，而且只能迁往埃及居住。[52]

印度政府也曾试图压制关于NDM-1病原体的言论。第一批关于NDM-1在印度医疗旅游业内出现并传播开来的报道，出现在2010年8月的国际医学文献中，那是发表在《柳叶刀》上的一篇由印度和英国科学家合著的论文。该文甫一发表，印度医疗旅游业的拥护者就开始否认NDM-1会对公共卫生造成影响。"这些超级细菌其实遍地都有，"印度政府的卫生研究秘书维什瓦·卡托奇博士对此嗤之以鼻，"其他国家有，印度自然也有。"NDM-1质粒在新德里首次被分离出来，在这之后针对该质粒的研究，用《印度快报》的话来说都是"伤害印度医疗旅游业的阴谋"。关于NDM-1的研究结论表明医疗旅游业确实急需整改，《印度教徒报》却说这一结论"不公平，而且会引发恐慌"。[53]

印度政府各个机构打压参与NDM-1研究的印度科学家，他们在各种信函和私人会晤中指责科学家们对新病原体的研究违背法律。卫生部致研究者的一封信函在开头写道："研究必须获得相关机构的许可方能进行，特此要求你们解释所做研究的全部细节。"据该项研究的牵头人、卡迪夫大学教授蒂莫西·沃尔什称，他被指控是间谍，各种仇恨邮件源源不断涌来。沃尔什说，印度政府指控他"是恶魔的化身，把婴儿当早饭吃"。印度政府的干预大大削弱了NDM-1研究的国际合作，沃尔什只能请记者在印度收集样本，以维持他对该质粒的研究。[54]

被称作"强盗贵族"的、不讲道德的资本家在19世纪崛起，整个世纪被他们弄得声名狼藉；然而，20世纪以后的全球化仍将空前的权力集中到了私人利益上。全世界前100名经济体，只有49个是国家，其他51个都是私营公司。[55] 到2016年，全世界最富裕的1%人口将掌控全球总财富的一半以上。[56]

这些私人利益的影响力使本应约束它们的公共机构相形见绌。因此，当私利与公共卫生需求相违背时，落下风的通常都是公共卫生。关于这一点，抗生素的使用就是个很好的例子。

大家都知道，随意使用抗生素——不按抑制感染所需的精确剂量摄入抗生素，而是过多或过少摄入——会导致耐抗生素病原体出现。青霉素的发现者、科学家亚历山大·弗莱明早就指出了这种可能。1945年，他在接受诺贝尔生理学或医学奖时发表演说，"我要给大家敲一记警钟。若将微生物置于不足以致其死亡的低浓度抗生素药剂里，在实验室环境中让微生物对青霉素产生耐药性并非难事，这种事偶尔也会在人体内发生。终有一天"，他极有预见性地接着说道：

> 任何人都能在商店里买到青霉素，然后这种危险就来了。不知情者很容易服药不足，由此将体内的微生物置于非致命量的药剂中，使其产生耐药性。我们

可以假想一个例子。X 先生嗓子痛，他买了一些青霉素服下，剂量虽不够杀死链球菌，但足够令它们学会抵御青霉素。X 先生随后传染给了妻子。X 夫人的症状是肺炎，她也服用青霉素来治疗。但由于此时的链球菌已经对青霉素有了耐药性，治疗失败了。X 夫人病死。谁从根本上要对她的死负责呢？为什么 X 先生对青霉素剂量的误用改变了微生物的性质？[57]

虽然弗莱明警告我们的是抗生素用量不足造成的危害，但过度使用同样会带来风险。对抗生素的谨慎使用能够满足公共卫生之需求，滥用则会满足私利。许多国家的医院医生会给整个病房的病人开同等剂量的抗生素，因为这样处理很方便。哪怕只是患上感冒、流感或其他病毒性感染，病人也会想注射抗生素，觉得能从中获得安慰，但其实抗生素对这些病毫无用处。农民会给自己饲养的牲畜注射抗生素，这样能让它们在工厂化农场中生长得更快、更好，抗生素产生这般作用的机制我们至今仍不清楚。（这种以"促进生长"为目的给牲畜注射低剂量抗生素的消耗量，占全美抗生素消耗总量的 80%。）化妆品公司为了扩大市场规模，会在香皂和护手霜产品里添加抗生素。[58] 截至 2009 年，美国人口和牲畜每年消耗的抗生素多达 3 500 万磅。[59] 一位微生物学家写道："弗莱明的警告犹在耳畔，却已被金钱掷地的哐啷声所掩盖。"[60]

像印度这样的国家，对抗生素使用所做的限制更少，滥用是极其常见的现象，甚至最高端的抗生素也能不靠处方就随意获得。穷苦人家没有能力负担整个药物疗程，只能零星地一次服用一两粒药，俨然就是当代的 X 先生。许多印度人甚至用抗生素来治疗感冒、腹泻等非细菌性疾病，而与此同时，每年有成千上万印度人因为无法在正确时间得到正确的抗生素而死亡。有研究表明，印度多达 80% 的呼吸道感染、腹泻病人被给予了抗生素，这些疾病是不会因为使用抗生素而好转的。能够消除这种有风险且无效的抗生素使用的精确诊断昂贵且难以获得。而且，那些在处方里一味地添加抗生素的药店，从中渔利颇丰，销售药物的公司也是如此。[61]

有专家说，如果我们能好好管理抗生素，其治疗感染的有效性本可以持续数百年。现实却是，细菌病原体一个接一个弄明白了怎么击溃抗生素的攻击，它们曾经无差别臣服于抗生素的情况已不复存在。如今，我们面对一个某些专家所称的"不可治疗的感染"的时代。英国国家抗生素耐药性监测实验室的戴维·利弗莫尔在 2009 年写道，"日益增加的一小部分"感染已经变为"严格来说不可治疗的了"。[62]

这个问题几乎肯定能通过控制抗生素的使用来解决。

有些地方对抗生素的使用比较节制，无论是像冈比亚那样民众很难获得抗生素的情况，还是像斯堪的纳维亚半岛那样出于谨慎而限制使用，这些地方的细菌产生耐药性的概率会低一些。MRSA 在芬兰、挪威、丹麦和荷兰十分罕见，哪怕是在医院里。1998 年以来，荷兰医院会给新入院的病人擦拭取样、测试 MRSA，如果结果呈阳性，便会进行抗生素治疗并实施隔离，直至他们已确实摆脱该病菌。截至 2000 年，荷兰各个医院里仅有 1% 的葡萄球菌对甲氧西林及其相近化合物产生了耐药性。丹麦则颁布国家层面的指南来限制抗生素处方的使用，仅用了不到十年时间，MRSA 感染从 20 世纪 60 年代后期在所有葡萄球菌感染中占 18% 下降到 1%。[63]

尽管耐抗生素细菌的数量上涨，但既得利益者们仍不愿承认这个问题，软弱的公共机构甚至都不愿挑战他们。在美国，减缓抗生素消耗的尝试一次次涌现，虽然这些尝试威胁到了牲畜养殖业和制药业、医生和医院的经济利益。

1977 年，美国食品药品监督管理局（FDA）禁止以促进生长为目的对牲畜使用青霉素和四环素这两种抗生素，但国会阻止了这一举措。2002 年，食品药品监督管理局宣布，只有在证明会在人群中引发高水平耐药性感染的情况下，才会限制抗生素在牲畜中的使用。就连笃信两者有关联的专家也只能承认，不可能做出结论性的证明。最终，在 2012 年，一家联邦法院为了回应各个非政府组织联合发起的一起诉讼，命令食品药品监督管理局对牲畜使用抗生素的做法进行规制。[64] 2013 年 11 月，食品药品监督管理局通过了一系列关于牲畜使用抗生素的自愿遵守守则，但守则满是漏洞，一位试图争取更严格管控措施的社会活动家称之为"送给该产业的假日礼物"。[65]

医院和医生办公室对抗生素的使用同样不受政府规制。2006 年，疾控中心经过十年曲折的努力，通过了防止耐药性细菌在医院传播的自愿遵守守则。记者玛丽恩·麦肯纳在其回顾 MRSA 历史的文章中提到，当时美国政府问责办公室就指出这份守则非常杂乱，"几乎就是存心"不让其付诸实践。[66]

最终，在 2014 年 9 月，白宫针对这个问题正式通过了一系列准则，但政治领袖们是否终于开始向商业利益发起挑战？对这一点我们仍持观望态度。这些准则可粗略分为两类：一类是为了限制抗生素使用，这样就直接触动了制药公司、畜农和医院的利益；还有一类是为了鼓励研制新抗生素、开发新的诊断测试，以替换旧者。目前看来，前一类准则被推迟执行，而后一类则加快了流程。严格限制抗生素使用的准则实施日期被推迟到了 2020 年，要等新一届咨询委员会采取强制措施。但与此同时，政府立即宣布向制药行业提供额外补助，设置 2 000 万美元奖金，激励他们开发能鉴定高耐药性细菌的快速诊断测试。[67]

耐药性病原体的负担不只压在那些因无药可医而死于感染的人身上，会有越来越多的人遭受感染，而且仅存在少数几种抗生素能对症治疗。这些病人现身医院和诊所，看似患的是常规感染，医生们会用错误的抗生素对他们进行错误的治疗。有研究表明，30%～100%的MRSA病人最初都接受过无效的抗生素治疗。[68]有效治疗的迟缓介入使病原体长驱直入，药石无灵。举个例子，一次简单的尿路感染重则可能演变成极为严重的肾脏感染，而肾脏感染则可能演变为威胁生命的血液感染。[69]

还有像我和我儿子这样的情况。曾几何时，葡萄球菌感染是不会影响我们这样的健康人的。只有因入院治疗、入住专门或长期的护理机构而身体虚弱的人才会受其困扰。但在1999年，面对抗生素的大肆屠戮，金黄葡萄球菌产生出一种耐药形式，获得分泌一种毒素的能力，而且从其最初诞生的美国医院里逃逸出去了。到2001年，8%的美国人已被MRSA细菌感染，大部分细菌位于人的鼻内。[70]要是调查员扩大采样的人体部位，这一比例甚至会更高。两年后，已有17.2%的美国人被感染。MRSA给健康人最经常带来的可不只是皮肤和软组织感染，MRSA有可能通过伤口、一次牙科手术或一次拙劣的放脓操作，进一步深入人体，造成难以预料的后果。肺部组织摧毁性感染（坏死性肺炎）和食肉性疾病（坏死性筋膜炎）不过是其中两种不幸的可能性罢了，当然此二者一般是致命的。到2005年，MRSA已经在美国造成130万次感染，专家们说，它已在全国各个急诊室和医生办公室引发了一次公共卫生危机。[71]

目前，大多数MRSA菌株感染的是医院以外的人群，USA300菌株虽然对青霉素和其他相似的β-内酰胺类抗生素有耐药性，但仍易受非β-内酰胺类抗生素的影响。然而，如果你已患上坏死性肺炎，非β-内酰胺类抗生素也帮不上什么忙了，38%的病人会在入院48小时内死亡。[72]就算起了作用，很可能也维系不了多久。人们已经发现了能对非β-内酰胺类抗生素产生耐药性的葡萄球菌。[73]

新药遥遥无期。由于人类使用抗生素的时间并不长，制药公司缺乏研制新的抗生素的市场激励。一种全新抗生素的市场价值只有5 000万美元，考虑到此类药物的研发成本，这笔收益对制药公司而言微不足道。结果便是，1998—2008年间，食品药品监督管理局仅仅批准了13个新型抗生素，其中只有3种具有新的作用机制。[74]根据2009年美国感染病学会的数据，正在研发的数百种新药中，只有16种是抗生素，而且没有一种是针对最具耐药性、最难治疗的革兰氏阴性菌（比如那些被NDM-1质粒插入的细菌）的。[75]

在成为私利牺牲品，进而任由病原体四处传播这条路上，美国政府并不是特例。我们最重要的国际机构世界卫生组织也是如此。

世卫组织是 1948 年由联合国成立的，目的是利用联合国各成员国的捐赠费用，协调各种保护全球公共卫生的运动。然而，20 世纪 80 年代和 90 年代初，主要的捐赠国开始质疑联合国体系，逐渐切断了对世卫组织的公共财务支撑。（它们在 1980 年尝试实行联合国预算零实际增长的政策，之后在 1993 年又实行了零名义增长政策。[76]）为了填补预算短缺，世卫组织借助私人资助，从私营慈善机构、公司、非政府组织以及捐助国那里募集所谓的自愿捐款。1970 年，这些自愿捐款已经占世卫组织总预算的四分之一；到 2015 年，在近 40 亿美元的总预算中，自愿捐款已超过四分之三。

如果这些自愿捐款单纯是为了填补公共资金的空缺，它们对世卫组织的运营方式也产生不了什么影响。但事情并不单纯。公共资金（亦即联合国成员国的年度缴费）不会附带任何条件。世卫组织只需对缴费进行核算和收纳，如何使用这些资金完全由世卫自己决定。自愿捐款就不是这样了，捐赠者通过自愿捐款买到了世卫组织的一部分控制权，他们可以绕过世卫组织的优先事项，为自己想实现的特定目的分配资金。[77]

所以，世卫组织的一位官员在一次接受《纽约时报》的采访中承认，世卫的活动已不再由全球卫生紧急事件主导，而是受制于捐赠者的利益。[78] 这些利益明显让世卫组织的活动变得扭曲。根据该机构 2004—2005 年预算的分析，虽然其正常预算根据全球疾病负担分配给不同的卫生运动，但自愿捐款中 91% 专用于研究治疗某些疾病，而它们引发的死亡率仅占全球疾病病死率的 8%。[79]

世卫组织的许多审议都是闭门进行的，所以我们仍不清楚私人捐款对它的影响究竟有多深，但不同利益之间的冲突已经很明显了。举个例子，杀虫剂制造商帮助世卫组织制定消灭疟疾的政策，但如果疟疾真的被消灭了，它们的抗疟杀虫剂市场也会跟着消失。制药公司帮助世卫组织确定平价药政策，然而，一旦廉价仿制药改善了病人身体机能让其撑到接受必需的治疗，制药公司会承担数十亿的损失。食品和饮料加工公司帮助世卫组织制订针对肥胖和非传染性疾病的新方案，但它们的财务收入就是靠贩卖引发这些疾病的产品获得的。[80]

世卫组织被私人利益削减的不只是它的诚信，还有促使全球有效应对公共卫生挑战的领导力。2014 年西非埃博拉疫情期间，实力薄弱的世卫组织无法迅速做出反应，这至少让我们了解到该机构被迫在官员诚信度上让步的一个原因——世卫组织官员的任命并非因其承诺解决全球卫生问题，而是出于政治目的。西非受影响的国家家想淡化埃博拉的冲击，以免影响矿业公司和其他投资者，随后，世卫组织极具政治意味地任命了当地官员。美联社获得的一份内部泄露文件表明，西非各国政府拒绝承认该流行病的存在，直到纸终于包不住火。它们没能向世卫组织总部发出关于埃博拉的报告，而几内亚的世卫官员也拒绝给埃博拉专家发放入境受影响的国家的签证。这并不全然是为了掩盖疫情，但负责领导全球消灭脊髓灰质炎的官员布鲁斯·艾尔沃德在 2014 年秋天承认，世卫组织的行动最终非但没能助力埃博拉疫情防控，反而对其产生了"损害"。[81]

随着世卫组织的有效领导力衰退，全球私营卫生机构的影响力便上升了。其中一些机构的光芒甚至开始逐渐盖过世卫组织这样的公立机构。计算机行业巨头微软的联合创始人比尔·盖茨就利用他在全球高科技经济中积累的财富，于 2000 年成立了比尔及梅琳达·盖茨基金会，这是全球最大的私人慈善机构。盖茨基金会迅速成为全球卫生研究方面的第三大资助方，排在前两位的是美国和英国政府，它还是世卫组织最大的单个捐赠方之一。[82] 现如今，对全球卫生问题做议程设置的不是世卫组织，而是盖茨基金会。2007 年，基金会宣布，应投入资源去消灭疟疾，这与世卫组织内部专家和其他科学家早已达成的共识截然相反，科学家们认为解决疟疾问题更安全、更可行的方法是控制而非消灭。无论如何，世卫组织立刻采纳了盖茨基金会的计划。一位疟疾专家介绍说，当时世卫的疟疾项目负责人高知新田敢于公开质疑这一决定，结果他立即被放了"园艺假"[1]，再未出现在公共视野中。[83]

盖茨基金会的工作人员本意良好，不存在要通过直接干预代表公共利益的全球卫生运动获得特殊的私人利益，至少据我们了解没有。[84] 但如果他们真的干预了，现有机制也无法让他们对自己的行为负责。哪怕是出于慈善目的，不受公共利益牵扯的强劲的私人利益也会像皇家特权一般。我们已将控制权交给了私营机构，现在我们能做的只有希望他们意图良善。因为我们面对下一次大流行时采取合作防御的能力就靠它了。

当然了，就算政治领袖腐败不堪、政治机构烂泥一摊，人们还是能够彼此合作的。人们有能力亲力亲为，自发合作，努力防控病原体。比如，19 世纪的纽约市的领导者们没能向市民发出霍乱传播的警告，但私人执业的医生们齐心协力，自己发布了公告。

这种行动是有意义的，而且极端事件的确能让人们更

---

[1] 园艺假（gardening leave），职工继续领薪但不用上班，等于变相开除。

第五章　腐败

169

加团结。想想纽约人在"9·11"恐怖袭击以及最近的飓风之后的反应。但换作引发大流行的病原体袭击，事态会大相径庭。

引发大流行的病原体与战争和灾难性风暴的机制不同，它不会建构信任，促进合作式的防御。相反，由于新病原体可能带来的特殊心理体验，它们更可能在人类之间引起猜忌和不信任，以至于在损坏人体的同时，必然也会摧毁人与人的社会联结。

第六章　怪罪

　　我和向导在索莱伊城平坦宽阔的马路上开车慢行，路上行人警惕地打量我们，这是太子港外围的一处滨海贫民窟。布满灰尘的居民平房大多没有任何绿植，阳光就这么直射在棚屋和破破烂烂、满是弹痕的建筑上。那天是一个工作日临近中午的时候，尽管贫民窟的失业率很高，但街上还是空荡荡的。2013 年的夏日，我来到索莱伊城，想调查霍乱疫情中最弱势的群体是怎样看待这场流行病的。但我们见到的少数人要么躲在房屋阴影下、坐在倒过来放的水桶上，要么就在自家棚屋前的一大堆灰泥中晃荡，说实话我不太愿意跟他们接触。开车经过时，他们会冲我们皱皱眉，但也可能因为阳光太毒或是其他什么不好说出口的原因。

　　我们继续朝着居民区的边缘开去，那是城市垃圾场的所在地，越往前走，我们就越能嗅到暴力的气息。生活在边缘地带的居民以捡拾太子港的垃圾为生，他们正四处游荡，我们能看到马路前面较远的地方有群人正聚在一起聊天。我觉得他们应该是好沟通的人，但还没等我们把车开过去，就被守在垃圾场大门的门卫给拦下了。门卫们坚定地说，我们不能单独游逛，必须有身着制服的官员陪同。他们提到，要是没有肉眼可辨识的官方许可证明，总会有居民"举止疯狂"的。这在我听来不可理喻，尤其是其中一个门卫好像用一管空的俏唇牌润唇膏塞住了自己的一个鼻孔，这种形象已经决定了他的权威程度。不过我们只能不情愿地回到车上。我在俯身进入轿车之前抓拍了几张照片，看到我的举动，门卫愤怒地猛击了几下车窗，他责骂道，要是有人看到我拍照片，肯定会朝我砸石头，甚至做出更糟的事。

我们在布满垃圾的海岸边找到了可以交谈的人。十几个年轻男人在这里无目的地游荡，希望能在泊于附近的小木船上找到工作。我们刚把车停好，这些年轻人就围了上来。那些在被炸毁的水泥房屋中忙着解开渔网绳结的渔民是不得空和我们说话的，也不会让我们拍照，但这些年轻人很愿意说话。然而，只聊了几分钟，他们就说我们必须离开。居民区深处正酝酿一场冲突。当我们走出贫民窟时，两辆车身上印着 UN（联合国）字样的闪亮白色卡车停在我们面前，身穿全套战斗装备的士兵从车里鱼贯而出。他们手持步枪，列队进入居民区。

我们并不清楚这次专门行动的细节，但我知道持续的霍乱疫情重新搅动了当地人和外来者之间暴力冲突的历史，这里的外来者特指联合国维和部队。维和部队是2004年来到海地的，部队的任务原则上是维护海地的和平与秩序，但大多数海地人认为联合国部队是来占领海地的，与美军无异，在过去的一个世纪里，美军曾三次占领海地。（在2008年泄露的一封电报中，美国大使也承认，联合国部队是"实现美国政府在海地的利益的不可或缺的工具"。）自20世纪90年代以来，美国政府的所谓利益主要是压制好战分子，或者美国领导人口中的"犯罪帮派成员"，这些好战分子支持解放神学家，并推翻了海地领导人让-贝特朗·阿里斯蒂德。索莱伊城既是军事堡垒，也是罪犯巢穴。

果不其然，联合国部队在海地的活动很难称得上和平。比如在2004—2006年间，联合国部队协助海地政客和军方杀死了约3 000人，关押了数以千计阿里斯蒂德的支持者。[1]一位海地议会议员称联合国部队是"卡在我们喉咙里的一根鱼刺"。[2]

霍乱疫情还激化了当地人和联合国士兵之间的关系。在圣马克港，联合国士兵朝当地人开枪，人群则用乱石砸向当地一家霍乱治疗中心，以示反击。类似事件也在其他地区频发，在一家红十字会诊所，扔石头的学生与持步枪的士兵正面对峙；在太子港，歹徒把本来用于收治霍乱病人的帐篷拆毁。[3] 海地角的局势非常严峻，歹徒烧毁了警察局，整个城市都被封锁。学校、商铺和办公室均被关闭，援助人员只能躲在办公楼里，大楼的外墙被"联合国 = 霍乱"的涂鸦填满。霍乱点燃了纷争与暴力，联合国人道主义事务主管称这种疾病是"对国家安全的威胁"。[4]

由霍乱引发的骚乱可追溯到 19 世纪。随着霍乱的崛起，突然发作的暴力行径横贯了整个欧洲和美国，历史学家塞缪尔·柯恩描述道，这是一种"仇恨大蔓延"，暴力好似一只狂犬，紧紧跟在疾病的背后。[5]

起初看来，这着实难以理解。我们会以为在社会压力巨大的时期（比如，致命传染病开始感染人群），恰当而有益的应对措施应是人们心连心、手牵手，在入侵者面前并肩站立。批评家苏珊·桑塔格写道，实际情况却是新型疾病带来的大流行会触发"道德和礼仪的无情崩毁"。[6] 医史学家罗伊·波特补充道，疾病"创造出险恶的意涵"。[7] 由疾病流行引发的暴力并不会泛滥或扩散。在海地，暴力通常以激光般的强度聚焦于特定人群（替罪羊）——在所有潜在的责任群体和诸种社会因素中，这些人尤其会被认定要对流行病的传播负责。

说军队是替罪羊，并不是否认联合国士兵和海地人之间的宿怨，也不是说联合国士兵不需要对霍乱的传播负责。相反，确实是联合国从遭逢霍乱疫情的尼泊尔雇来了士兵（联合国给这些士兵支付的费用仅相当于美国政府支付给美军士兵的很少一部分），而这些士兵将霍乱带入了海地。虽然确是这些士兵将病原体带了进来，但这并不意味着他们应对全国范围内的大流行负责。能决定大流行的是更宏观的、更深深植根于社会的问题，这些问题压根是士兵们控制不了的，比如贫困、清洁水源的匮乏、地震引发的混乱。被当地人攻击那会儿，士兵们其实也未对疫情做出什么积极"贡献"。相反，至少看起来士兵和其他相关人士是想帮忙的。[8]

在何种社会和政治语境中最容易发生"寻找替罪羊"的行为呢？少数几项心理学研究能给我们提供一些线索。这些研究试图测度研究对象在不同的实验条件下怪罪替罪羊的意愿。在其中一项研究中，研究者告知一部分研究对象目前的社会存在危机；但会提醒另一部分研究对象：他们在社会危机中无能为力，政府也无法解决问题，后一部分对象表现出更强烈的惩罚替罪羊的愿望。研究者还灌输给另一部分对象：他们对这场危机起到了推波助澜的作用，这群人同样表现出惩罚替罪羊的渴望。[9]在另一项研究里，自认为对人生掌控力较弱的研究对象坚信，对人生掌控力较强的人是引发社会危机的罪魁祸首。[10]光是确定哪个群体是替罪羊，就已经能产生很深远的影响了。在社会权力方面显得无能、软弱、受限制的群体，被指责为替罪羊的可能性较小。研究发现，那些在社会危机中可能参与密谋的群体（比如在"破坏环境"这个议题中，与阿米什人对着干的大企业），强大而又披着神秘面纱的群体，最有可能成为目标。[11]

在替罪羊心理机制方面论述颇多的精神病学家尼尔·波顿认为，这其实是一种投射形式。他说，无权无势和密谋犯罪都是令人不适的感觉，人们本能地会抹去或逃避这些感受，其中一种方法就是将自己投射到他人身上。当别人被惩处时，无力与愧疚感便会转变为掌控感甚或"虔诚般的、自以为是的义愤"。[12]

这或许就是为什么新病原体引发的疫情通常会导致充满暴力的"寻找替罪羊"行为。因为人们对新病原体了解不够，并且疫情善于打击机制薄弱且腐败的社会，尤其擅长破坏人们对生活环境的控制感。同时，新病原体的破坏性并非无法逃避，这和战争或洪水带来的影响不同。某些人深受影响，其他人可能一点事都没有，无论真实情况多么复杂，这种状况就是会让人联想到某种形式的共谋。

借助反映现实的仪式，古代人表达了他们在社会危机发生时寻找替罪羊的冲动。凡在流行病疫情或其他社会危机期间，古希腊人就会举行仪式，他们会用石头砸或用拳

125

头殴打被称为"替罪羊"（pharmakos）的乞丐或罪犯，将其从社会里驱逐出去。在古叙利亚，母山羊被认为是恶魔的载体，皇室举行婚礼时会用银器装饰母山羊，将其驱逐到荒地，任其独自死去。"寻找替罪羊"（scapegoat）这个词源自《圣经·旧约·利未记》描述的一种仪式，上帝命令亚伦在赎罪日那天献祭两只山羊。一只直接割喉，另一只则被冠以"阿撒兹勒"（Azazel，堕落天使）之名，象征以色列人犯过的所有罪孽，它被送入沙漠，独自死去。阿撒兹勒山羊的献祭仪式在詹姆斯国王钦定版《圣经》里被翻译成了"寻找替罪羊"，该词戏剧性地表达出身处反复无常的危险世界中，人们对摆脱无力感的渴求，无论这种危险是饥荒还是流行病。[13]

在疫情之中寻找替罪羊的行为特别具有破坏性，因为人们寻找的目标群体大概率是能控制住疫情、缓解社会负担的人群。

19世纪，暴力运动的目标往往是医生和宗教领袖。1832年霍乱侵袭欧洲之时，有谣言称医院正在残杀病人，帮社会摆脱那些"多余的人"。人们开始用石头砸乃至暗杀本地医生，他们指控医生为了有尸体可解剖而直接把霍乱病人杀死。1832年2—11月，英法两国爆发了30多次暴动，从当代人所谓的扔石子"小骚乱"到好几百人规模的混战，应有尽有。[14]

　　纽约霍乱疫情期间，暴徒袭击了隔离中心和霍乱专治医院，阻止卫生官员将霍乱患者尸体从公寓中移出。（在一次对抗中，卫生官员甚至被迫从窗户将棺材降到地面。[15]）1834年，在霍乱肆虐的马德里，市民们坚信：那些设局帮助国王的弟弟登上王位的修士，通过在井里下毒将霍乱带进了城里。愤怒的暴徒们在马德里的公共广场上聚集，将宗教建筑和耶稣会教堂洗劫一空，还杀死了14名牧师。旧金山的方济各会会士们的遭遇更是悲戚，他们被人捅死、推入井里淹死、吊死、从屋顶推下摔死，共有40人惨遭杀害。历史学家威廉·J.卡拉翰记载道，"直到入夜，惨剧才算终结"。[16]

　　移民也同样是寻找替罪羊的暴力行径的目标群体。他们和医护人员、宗教领袖一样，被认为是疫情暴发的同谋者，我们光从移民社区与疾病分布之间的关联就可窥见一二了。当然了，那些将移民们塞进城市公寓里的房主，以及主导贸易和运输路线的商业利益，对疾病的传播更是起到了推波助澜的作用，而且作用更加明显，这一点却被暴戾的群众忽略了。实际上，移民，因其神秘文化和外来者的身份，成为主要目标。[17]

　　霍乱的到来让曾经热情好客的社区拒绝向往来的移民和旅人出租房屋。肯塔基州莱克星顿的一家报纸于1832年记录道："苦恼的路人只能睡在大街上、旷野里，用几块木板和几根木棍做成'床铺'，再铺一层被单，勉强将就。"[18]城镇居民列队把守伊利运河，不让船只开进河道，也不让途经船只上的任何乘客下船，甚至是那些回家的人。[19]

在不同的年代，人们会将霍乱的传播怪罪到不同移民群体的头上。19世纪三四十年代，人们怪罪的是爱尔兰人。纽约市卫生委员会在1832年记载道，"低贱的"爱尔兰人"生活习惯极其肮脏，沉溺于酒精，而且在城里最差的地区拥挤着过活"，他们是"感染霍乱最严重的人群"。菲利普·霍恩在日记里抱怨道，爱尔兰人"今年把霍乱给捎来了，而且他们总是带来悲惨和匮乏"。[20]1832年，住在宾夕法尼亚森林里某处隔绝空地里的57名爱尔兰移民被当地人隔离起来，而后又被秘密屠杀，他们的棚屋和私人物品被烧成了灰，这些爱尔兰人本是为修建费城到匹兹堡的新火车路线来开辟道路的。当地报纸语带愉悦地报道说："全都醉倒了，**全都死了！**"[21]直到2009年，调查人员才从一处乱葬岗中挖掘出工人们破损且布满子弹的头骨。[22]

19世纪50年代，霍乱疫情之后，暴力浪潮席卷了穆斯林群体，特别是朝圣途中的朝觐者。伊斯兰教教规要求所有信徒在有生之年必须前往阿拉法特山朝圣一次（阿拉法特山位于沙特阿拉伯城市麦加以东约12英里处）。[23]随着国际贸易和航运节奏大幅提升，朝觐者的数量也增加了。

1831 年，共有 11.2 万名朝觐者前往朝圣；到 1910 年，这一数字估计达到 30 万。[24] 霍乱就尾随在这些朝觐者身后。1865 年暴发了一次极其严重的疫情，霍乱带走了 1.5 万名朝觐者的生命。[25]

西方精英阶层害怕朝觐者会将霍乱传给整个西方，尽管事实已经证明霍乱对西方城市具有同等感染力，但他们还是继续管它叫"亚洲污秽病"。1851—1938 年间，他们举行了一系列国际会议，最终达成了《1903 年国际卫生公约》，该公约相当于是世界卫生组织的前身，会议具体关注的焦点是将麦加朝觐者的排泄物有选择地集中限制，不让其污染西方社会。英国医生 W. J. 辛普森提出："我认为，麦加对欧洲而言是个危险的地方，它对西方世界是个永恒的威胁。"还有一个有影响力的英国人补充道："肮脏的异教大军连同他们被感染的褴褛衣衫、毛发皮肤，每年都到维也纳、伦敦或华盛顿屠杀好几千个天资聪颖、容貌俊俏的吾辈中人。"[26] 另有人说，从印度来的朝觐者带来的麻烦是"他们自己对生死并不在意"，但"他们的不在意却让比他们脆弱的生命就这般流逝"。[27] 法国人甚至建议封锁整个中东边境，并有选择性地禁止朝觐者走海路朝圣，逼迫他们驾驶大篷车走沙漠前往麦加。[28]

19 世纪 90 年代，纽约城受霍乱驱动的怒火降临到了东欧移民身上。前几年，东欧移民不断拥入纽约，人们对这些移民及其可能带来霍乱的社会恐慌随之而来。一些杰出的纽约市民（他们自己便是在早期迁移浪潮中迁入纽约的移民的后代）要求将纽约的大门彻底关闭。

纽约市长休·格兰特在1892年写给哈里森总统的信中提到，"我们必须阻止更多移民来到这个国家，直到人们对霍乱进入国门的恐慌结束为止"。美国的报纸对此亦表赞同。"霍乱的危害尚在讨论，"《纽约时报》在其头版文章中写道，"很明显美国最好禁止傲慢的俄国犹太人、匈牙利人进入国门接受庇护……这些人本就凶猛好斗，在目前的情况下，他们还对我国的卫生状况构成威胁……我们必须记住，霍乱正是源自下等人的住所。"[29]

（页边）128

1893年，随着市民对移民带来霍乱的猜忌不断升级，纽约市政官员隔离了"诺曼尼亚号"邮轮，这是一艘从德国汉堡启航、搭载了移民的船只，航行途中有乘客因感染霍乱而病死。市政官员本想将乘客都隔离在火岛的一间旅馆里，但还没等乘客们下船，武装暴徒们便聚集到甲板上，威胁要把旅馆夷为平地。在两天的时间里，暴徒们嘲笑被困在船上的乘客，并禁止他们离开船只。市政府不得已招来国民警卫队和海军预备队的两个团，才让乘客们安全登陆。[30]

19世纪的暴力行径和寻找霍乱替罪羊行为虽然加剧了

该病原体的破坏性影响，但很可能并未在增加霍乱死亡人数方面起太大作用。当然，针对医生和移民的暴力行为肯定减少了人们接受医疗的机会，但若考虑当时针对霍乱的医学治疗方法——注射大剂量的氯化亚汞（一种水银化合物），用烟草生烟灌肠，电击治疗，用蜂蜡堵住直肠等其他干预手段——说不定不去就医反而提高了人们的生存概率。现在的情况已与当初大不一样，防控措施肯定是有效的。如今，若医护人员及其治疗设备被人袭击，病原体一定会杀死更多人。[31]

2014 年西非埃博拉疫情期间，试图将感染者的尸体安全转移的护工被人们追赶、欺骗和杀害。一支队伍抵达几内亚第二大城市恩泽雷科雷，想对当地一个市场进行消毒，结果引发暴乱。在盖凯杜附近，村民们烧毁了一座连通主路的桥梁，以击退医护人员。而在附近另一座村庄，一名暴徒袭击了一支八人的队伍，队里有医护人员、政客和记者，他们当时正在传递关于埃博拉的消息。两天后，人们在村庄小学的化粪池里发现了八人的尸体，其中三人被割喉。"我们压根就不希望他们出现在这儿，"几内亚的一名酋长向《纽约时报》解释道，"他们"指的就是医护人员，"他们才是这些社区的病毒传播者。"[32]

129　　　评论者经常会用西非人在疾病传播方面的迷信来解释他们对西医的不信任，但其实受影响的国家晚近发生的历史事件可能起了更大的作用。在埃博拉抵达之前，几内亚、利比里亚和塞拉利昂的民众就已经在军政府治下经历了20多年的人权践踏和残暴行为，这一现状削弱了他们对权威人士的信任。充满官方权威色彩的医护人员大多是外国人，这一事实也无助于激发当地人的信任。

在南非，连政府都开始攻击救人性命的防治措施——治疗HIV病毒的抗逆转录病毒药物。在1985年举行的一次国际艾滋病科学会议上，美国国家卫生研究院的研究员报告说，乌干达三分之二的学龄儿童、肯尼亚高达三分之一的人口已经感染了HIV，这些数据后来被证实是基于错误的分析得出的。这一结论很大程度上被夸大，但新病毒源于"黑暗之心"这一理念撩拨着西方记者的心弦。肯尼亚前总统丹尼尔·阿拉普·莫伊就曾说，那些关于艾滋病冲击非洲的耸人听闻的报道是"新形式的仇恨运动"。[33] 西方科学家及新闻媒体宣扬非洲人应对艾滋病传播负责，反对种族隔离的非洲政治领袖们对此极为恼火，时任南非总统塔博·姆贝基就直接否认艾滋病的存在。姆贝基说，艾滋病只是指涉营养不良和穷困所致疾病的一个新词。[34] 多年来，姆贝基政府拒绝为南非艾滋病病人提供药物治疗，且严格控制捐赠药物的使用。（当局反而标榜柠檬汁、甜菜根和大蒜对该病具有疗效。）2000—2005年，有30多万南非艾滋病患者因缺乏有效的药物治疗而早逝。[35]

在美国，人们对同性恋和注射吸毒者等 HIV 高发群体抱有敌意，这阻挠了早期的防治努力。各疾控中心拒绝给包含如何（通过安全的性爱方式）避免感染 HIV 的教育项目提供资助，它们认为这些项目的说辞过于"直白"。美国参议院则认为，若 HIV 教育材料会"助长"同性性行为，就应予以取缔。在 20 多年时间里，政府禁止联邦资助为注射吸毒者提供无菌注射器的公益项目，担心这些项目会导致毒品滥用，但它们确实能减少吸毒者感染 HIV 的风险。[36]

HIV 感染者会被企业开除，被排除在保险、医疗护理和其他服务之外，还得承受他人的暴力袭击。1992 年的一次调查显示，超过 20% 的 HIV 感染者和艾滋病患者曾因自己感染了病毒而遭遇肢体侵犯。在科学家留意到海地一些人群感染了 HIV 后，海地人也受到了类似的边缘化待遇。许多海地病例都可追溯到男同性恋群体中不断扩大的传播趋势，以及吸引西方游客前往海地的爆炸式发展的性旅游交易，但由于海地不卫生的居住条件和极具异域情调的巫毒教仪式，"海地要为艾滋病传播负责"的想法牢牢占据着公众的想象力。美国国家癌症研究所的一位医生在 1982 年告诉媒体，"我们怀疑这其实就是一场海地疫情，该病毒是由同性恋群体从海地带回美国的"。[37]

"海地人失去工作、朋友、房屋和迁移自由，"海地裔美国作家埃德温奇·丹蒂卡特回忆道，"当时包括我在内的海地儿童，会被学校同学耻笑和殴打。有个孩子深受羞辱，直接在学校食堂里饮弹自尽。"海地的旅游业也遭受了毁灭性打击。[38]

西尼罗病毒进入美国国门，则为大众提供了又一个怪罪替罪羊的机会，但这次明显过于离谱。虽然现代几乎不存在利用病原体进行战争的情况，而且即便真利用了，在大多数情况下都是不成功的，但美国政治体系中的某些部门还是执着于对生物恐怖主义的想象。据信，日本邪教组织奥姆真理教的成员曾在埃博拉病毒疫情暴发期间造访刚果，但显然他们发现这种病毒无法被武器化。此外，奥修的追随者于 1981 年在俄勒冈州多个沙拉自助柜里投放沙门氏菌，这一事件发生在西尼罗河病毒到来之前没多久，导致人们对生物武器的忧虑程度远超生物武器的实际效力。（在这之后的 2001 年，美国还发生了炭疽袭击，导致 5 人死亡、17 人染病。）[39]

无论如何，当西尼罗病毒于 1999 年出现在纽约市时，政府官员们马上猜测，怀疑这是时任伊拉克总统萨达姆·侯赛因下令实施的生物恐怖袭击。

这种猜测的证据其实很难站得住脚。美国疾控中心曾在 1985 年向一名伊拉克研究者寄送过西尼罗病毒样本，而一个名叫米哈伊尔·拉马丹的伊拉克叛逃者宣称，侯赛因已将该病毒武器化。拉马丹还"吐露"了其他许多秘密，比如，他说自己曾做过萨达姆·侯赛因的替身。拉马丹在他 1999 年出版的回忆录《在萨达姆的阴影下》中写道，"1997 年，差不多是在我和萨达姆最后一次见面的时候，他把我召到书房，我甚少见他这般欢欣。他打开书桌右手边最高的那个抽屉，他制作了一本笨重的皮质卷宗，选取了里面的一些文字念给我听"，其中详细记录道，"西尼罗病毒的 SV1417 毒株能杀死城市环境中 97% 的生物"。[40]

哪怕我们先不考虑拉马丹对西尼罗病毒致命性的严重夸大（西尼罗病毒的致死率小于 1%，该病毒的传播依赖于鸟-蚊-人的复杂传播链，且它并不能直接人传人），其证词也明显是凭空想象出来的。伦敦的街头小报《每日邮报》曾刊载该卷宗的节录，但连它也不得不承认卷宗很可能是伪造的，出版商则直接承认自己只是想发表一个好故事。尽管如此，《纽约时报》还是刊登了作家理查德·布雷斯顿详细介绍侯赛因将西尼罗病毒武器化并在纽约进行释放的阴谋论。

布雷斯顿写道，美国中央情报局的生物武器分析员们"不淡定了"，联邦调查局的一位顶级科学顾问曾告诉布雷斯顿，西尼罗病毒暴发看似自然，其实恰恰证明了这是一次恐怖袭击。他解释道，"要是我计划制造一起生物恐怖事件，就会利用微妙的策略，让它看起来像是自然暴发的"。的确，时任海军部长理查德·丹齐格补充说，生物恐袭"很难证明"，但同样"也很难证伪"。[41]

哪怕是像 SARS 那般短暂的疫情，也会引发暴戾的寻找替罪羊行动。2003 年，一名多伦多居民从香港地区返回，感染了 SARS 病毒，几百名加拿大人相继被感染。多伦多的两家医院被封禁，非必要医疗服务暂停，曾去医院就诊的数千人只能自愿隔离十天。西班牙和澳大利亚向前往感染城市的居民发出旅游警告。随后人们陷入了歇斯底里，形形色色的亚洲人，无论他们是否去过国外，都被社会排斥。[42]

人们会在地铁上避开加拿大华裔。[43] 有人记得，"如果你咳嗽或擤鼻涕，整个车厢会马上一个人不剩！"加拿大白人要是在廊道里遇到亚洲面孔，会用上衣捂住脸；如果办公室里有亚裔同事，则会戴口罩办公。某个加拿大华裔曾无意中听到他一个同事说："我觉得，政府应该把整个亚裔聚居区封闭起来。"家里的大人会教导小孩不要和学校里的亚裔孩子玩，雇主撤回发给亚裔申请者的工作要约，房东甚至把整个亚裔家庭赶出出租屋。加拿大华人全国委员会等机构被仇恨信吞没，其中一封信写道："你们这些人像老鼠一样苟且偷生，像猪一般粗鲁吃食，将肮脏得不能再肮脏的疾病传遍世界。"多伦多的华人商铺蒙受经济损失。一名加拿大亚裔人士回忆道："亚裔哪里都不敢去了。"[44]

受疫情驱动的暴力行径也降临到了其他物种身上。在莱姆病暴发初期，人们将替罪羊目标确定为鹿，这是有一定道理的。早期研究表明，携带该病的蜱虫主要寄居在鹿身上，在基本没有鹿存在的岛上，蜱虫的数量大幅下降。而且，全美鹿的数量从1900年的25万只爆炸式增长到20世纪90年代中期的1 700万只，这些动物横冲直撞，穿过森林，摧毁了郊区的草坪和花园。[45]

然而，随后的研究表明，鹿与被感染的蜱虫之间压根就没关系，蜱虫是从啮齿动物那里获得引发莱姆病的细菌的。不管怎样，人们屠戮带角动物的欲望明显上升。[46]康涅狄格、马萨诸塞、新泽西等州的城镇与治县将猎鹿季的时间延长，并将之前不对外开放的公共土地开放给了猎鹿人。身着橙色安全服的猎人从得克萨斯、佛罗里达等地千里迢迢赶到南塔克特岛，只为追踪这些动物的身影。南塔克特岛的一位居民坚持认为，"一定要采取措施，不然有人会因此丧生"。[47]历史频道创办的一场电视真人秀也注意到了迅速扩张的捕猎行为，节目组让猎鹿人佩戴微型摄像机，这些猎人说服了康涅狄格州郊区的富裕居民，让居民允许他们在其土地上猎鹿。节目网站上写着，"鹿因导致交通事故、传播莱姆病而声名狼藉"。（这个系列节目取的名称也

让人心痛，叫"追尾行动"。）⁴⁸

2009 年 H1N1 流感大流行期间，埃及政府下达了类似的屠杀令，杀死了 30 万头猪。但其实并没有证据表明猪在传播 H1N1 病毒方面起了重要作用。该病毒的确源自猪，这也是为什么起初人们称其为"猪"流感，但它其实是一种人类病原体，传播途径就是人际传播。当时，埃及一例 H1N1 病毒感染病例都没有，但接到政府命令后，人们只能开着推土机和皮卡车将无数头猪运走。据《基督教科学箴言报》报道，一部分猪直接被刀棒结果了性命，"大部分则被倒进土坑之中活埋"。

这场血腥屠杀对阻止 H1N1 的传播可以说是毫无助益。相反，它摧毁了猪农，以及被称作"扎巴林"的、身陷窘境的埃及基督教少数派拾荒者的生计。

从这个例子来看，为某个病原体的传播寻找替罪羊的行为反而增加了人们对其他病原体的易感性。其实猪在维护公众健康方面起了极重要的作用，扎巴林会挨家挨户收集垃圾，他们饲养的猪食用垃圾中的有机厨余。在开罗，这些猪处理了全城 60%的垃圾。在没有了猪以后，扎巴林干脆所有垃圾都不捡了。埃及政府尝试雇用国际垃圾收集公司来替代扎巴林，但失败了；这些公司寄希望于埃及人能将垃圾投入垃圾桶，以便周期性地统一捡拾，但埃及人并不乐意这么做。街道上开始堆满垃圾，肮脏的污染源威胁着埃及人的健康。一名到访的记者写道:"在任何一天,都会有某个社区成为堆满垃圾的'无人区'。"开罗的某个社区长老提到,大肆屠猪"是他们做过的最蠢的事……是决策者未能全面了解即做武断决定的又一个例子"。

最终,埃及人躲过了垃圾成堆带来的疾病风险,但当时的政府在两年后下台。[49]

疾病流行并不是唯一一种会引发针对医护人员和医疗机构的袭击行为的社会危机。疫苗接种运动也触发了类似的暴力排斥和报复浪潮。个中缘由不尽相同,但结果是一致的:防控病原体的努力付诸东流,让流行病势不可挡。

纵观全球,无论是尼日利亚北部的村庄,还是洛杉矶郊区,许多人抗拒接种疫苗;那些接种了的人,也会将各种各样的罪名安在疫苗身上,比如用化学物品毒害婴儿。世卫组织自 1998 年开展的根除脊髓灰质炎运动就是个很好的例子。彼时,关于疫苗安全性和接种目的的谣言甚嚣尘上。尼日利亚的宗教领袖说,脊髓灰质炎疫苗被恶意放入了 HIV;卡诺州州长甚至将接种运动推迟了整整一年。[50]在印度的比哈尔邦和北方邦,人们断言疫苗里被人掺了猪血和避孕药。[51] 这些阴谋论往往会引发暴力行径。在尼日利亚北部,人们攻击疫苗注射人员,不让他们进屋。2012年,巴基斯坦的激进分子开始袭击疫苗接种人员以及允许孩子接种疫苗的家长。截至2014年，这些激进分子杀死了65名疫苗接种人员。[52]

引发暴力的原因自然形形色色，且根植于当地的具体情况，但与深陷新型疾病疫情的社会一样，拒绝由西方主导的疫苗接种运动的社会，早就处于类似的生存危机之中——西方军事干预的威胁显得越来越大。西方的疫苗接种人员在他们看来可能就是毁灭的代理人，这就好比几内亚的森林居民将临床医生视作埃博拉病毒的散播者，19世纪的纽约市民则将爱尔兰人视为霍乱的传播者。事实上，据我们目前所知，这些医护人员确实会参与强制性的秘密行动。在20世纪70年代的根除天花运动中，在南亚工作的美国疫苗接种人员会砸破房门，强迫哭泣的妇女接种疫苗。[53]菲律宾民众直接遭持枪胁迫，被迫聚集一处接种天花疫苗。[54]2011年，美国中央情报局曾将情报收集行动伪装成乙型肝炎疫苗接种运动，该行动收集到的情报导致基地组织领导人乌萨马·本·拉登在巴基斯坦被暗杀。[55]

不管暴力的缘由为何，也无论拒种疫苗的行动在何处发生，脊髓灰质炎病例激增，而且传播开来。尼日利亚的脊髓灰质炎病毒扩散到了位于其西北部的加纳、贝宁、布基纳法索、乍得、马里、尼日尔和多哥；印度的病毒则向南传播到了刚果，在该国未免疫的老年群体中引发了一次大暴发。2010年，世卫组织的布鲁斯·艾尔沃德博士告诉

《纽约时报》，"在当地的两家世卫医院里挤满了数百名残疾病人，其中许多人病死了"。仅两周时间，来自印度的脊髓灰质炎病毒就导致超过 200 名刚果人残疾。[56]巴基斯坦的脊髓灰质炎病毒传入中国，而中国自 1994 年以来未出现过脊髓灰质炎本土疫情；2013 年，又传入当时正处于内战之中的叙利亚。[57]2014 年，世卫组织不得不宣布进入全球公共卫生紧急状态。[58]

对疫苗和疫苗接种人员极度不信任，也导致美国和欧洲原本防控得死死的病原体再次引发疫情。虽然美国的疫苗接种在减少百日咳、麻疹和水痘的传染病例中起到了决定性的作用，但 20 世纪 80 年代当政府开始要求儿童在入学前必须接种一系列疫苗时，民众还是发起了抵抗行动，人们对疫苗的误解也迅速增加。"拒绝者"乐队等流行音乐界人士反对疫苗接种计划，演员珍妮·麦卡锡和金·凯瑞等演艺名流也持同样的观点。一时间，互联网上突然多出成千上万个评估疫苗接种风险的网站。[59]

世界其他地方的拒种疫苗行动与美国并无二致，而且自然界的工业污染等生存性危机似乎给这种不信任火上浇油，被视为报复对象的疫苗和疫苗接种人员同样被人们扣上邪恶力量的名号。当时最流行的一个反疫苗接种观点认为，麻疹-腮腺炎-风疹三联疫苗具有某种神秘效果，会导致接种者患上自闭症。当时自闭症虽变得普遍，但人们对其缺乏基本的了解。该观点与 19 世纪人们认为医生会用霍乱杀人以获得供解剖的尸体，或是脊髓灰质炎疫苗是用来灭绝某个族群等观点相比，在说辞夸大和阴谋想象方面有过之而无不及。1998 年的一篇研究论文宣称，麻疹-腮腺炎-风疹三联疫苗与自闭症之间存在关联，旋即被广泛证伪，刊载的期刊也对该文做了撤稿处理。而且，2013 年的一项研究发现，孩子在六个月大时就能有效监测出是否患有自闭症，此时离接种任何麻疹类疫苗的时间都很远，由此否认了二者间存在任何偶然的联系。即便如此，谣言仍在持续传播。[60]

还有一个流行的反疫苗接种观点认为，制药公司如此执着地推广疫苗只是为了赚更多钱。这同样与事实相悖，制药公司对疫苗推广施加的压力其实相对较小。事实上，在 20 世纪 90 年代和 21 世纪头十年，制药公司认为生产疫苗的利润颇低，许多公司甚至直接放弃了疫苗生意，导致 1998—2005 年间有九种儿童期免疫接种疫苗短缺。[61]

虽然疫苗既没引发自闭症，也没让制药公司触及商业底线，但它的确是复杂工业生产流程的集成结果。对于那些害怕工业污染的人来说，拒绝疫苗似乎确实是有道理的。毕竟，那些建议家人不要接种疫苗的怀疑论者并不反对免疫概念本身，他们也认同身体接触弱化的病原体能预防性地增强对它的免疫力。举个例子，关注天然育儿技巧的

《育儿》杂志就建议家长们不要给孩子接种水痘疫苗，而是举办"水痘派对"，有意让生了水痘的孩子去感染其他孩子。该杂志建议道，"可以在派对上给生水痘的孩子一个口哨，让他玩过后传给其他孩子"。这些人反对的并不是免疫行为本身，而是通过疫苗来实现免疫，他们反对将工业流程生产出来的人工合成品直接注射到人体内。[62]

面对这种误解，儿科医生和公共卫生专家一定会愤怒又沮丧，因为他们致力于疫苗推广。美国儿科学会 2005 年的一项调查显示，大约有 40% 的儿科医生倾向于不给拒种疫苗的家庭提供任何医疗服务。[63]2012 年，在亚特兰大一次公共卫生专家会议上，一位发言者讨论的是与"反疫苗学"群体有关的问题。讲到兴起时，他展示了卡通人物巴特·辛普森的"头部核磁共振扫描片"，辛普森那微小的大脑构造还被着重画了出来，演讲者戏谑地嘟囔道，"我觉得这差不多就是反疫苗学人士的脑子了"。听众发出一阵窃笑，他接着说，"虽然这么说不太好！"[64]

随着拒种疫苗行动扩散开来，疫苗对病原体的防护效果也被减损了。人们对疫苗的怀疑浪潮不断上升，美国的19 个州允许父母出于"哲学原因"免除学龄儿童的疫苗接种；另有 14 个州通过相关法规方便家长不让孩子接种疫苗，其中包括加利福尼亚、俄勒冈、马里兰和宾夕法尼亚。[65]到 2011 年，8 个州超过 5% 的幼儿园儿童从未接种过疫苗。[66] 在加州最富裕的马林县，7%的学龄儿童出于"哲学原因"未接种过任何疫苗。这种情况足以破坏针对麻疹等病原体的"群体免疫计划"，群体免疫的本意就是使病原体缺乏足够数量的、可供传播的易感人群。没了群体免疫，病原体便能感染未免疫人群和婴儿等无法注射疫苗的人群。

2000年，美国宣布麻疹已在国境内被消灭；然而，截至2011年，还是累计暴发了十余次。2014年年底，加利福尼亚的迪士尼主题乐园甚至暴发了一次疫情。这次疫情在仅两个月时间内传至7个州，感染了140人。（数月后，加州州长取消了出于私人原因或宗教信仰原因的疫苗接种豁免。）[67]

欧洲人对疫苗的批评，特别是对麻疹-腮腺炎-风疹三联疫苗的批评更为普遍。2006年，超过半数法国人没有接种规定的两剂麻疹疫苗。[68] 2011年，16%的英国人也未接种该规定疫苗。[69] 2009年底，一场麻疹大流行从保加利亚兴起，传播到了希腊，最终欧洲36个国家出现了疫情。疫情对英法两国的冲击尤为严重。[70] 到2011年，法国已有1.4万人感染麻疹。整个欧洲有超过3万人感染。[71]

由疫情引发的无形恐慌，与其他社会危机以及相伴而生的错误怪罪行为之间形成了一种联系，我们有办法切断这种联系吗？在哲学家勒内·吉拉尔的构想中，若想终结恐惧与怪罪的循环，必得确立替罪羊的纯洁性，就像《新约》中耶稣遭受迫害但最终复活的故事。

或许在今天，建立一种现代形式的责任机制能起到类似的作用。海地的人权律师正在尝试做这样的事情，但他们不是在确定谁无辜，而是在确定谁有罪。律师们将联合国告上了法庭，试图证明其在霍乱疫情中犯有共谋罪。海地疫情大暴发后没多久，海地人权律师马里奥·约瑟夫联合美国同行向饱受霍乱之苦的海地人收集了 1.5 万条控诉。但海地政府给予联合国出庭豁免权，相关机构曾表示会成立委员会以处理针对联合国部队的索赔事项，但该委员会从未建立；约瑟夫及其同事打算到美国和欧洲的法院控告联合国，要求其就霍乱疫情向海地民众道歉赔款。[72]

2013 年，我拜访了约瑟夫，他的办公室坐落在太子港的一间大屋子里，大门上镶了黄铜装饰，屋内相当昏暗，而且闷热难耐，仅有少数几个小风扇在缓慢转动，其转速之慢让我不禁怀疑到底为什么要打开。窗户没有安玻璃，马路上永恒存在的堵塞声就这么飘进屋里。约瑟夫穿着淡蓝色的短袖正装衬衫，恼怒地阔论着帝国主义和海地的种族主义干预措施，汗水从他的额头和脖子上渗出。

"尼泊尔人把粪便倒进河里，很多人从河里取水喝，"他说道，"这分明就是占领军带来的灾难！"

"他们得向人民赔款，得补偿人民，并且要为疫情道歉！因为联合国没能保护海地人免受霍乱侵扰！……试想一下，要是这种事情发生在美国、法国、加拿大或英国，会怎么样？……我就不懂了，难道只是因为我们是海地人？……难道是因为我们是黑人？我实在不懂！就因为我们是海地人？我不明白！"[73]

在约瑟夫看来，联合国既然了解海地的卫生条件，就应该做好充足的预防措施，避免引入危险的新病原体。比如，它应该更严厉地监测部队感染迹象，并确保其基地对排泄物的处理是卫生的。若不这样做，就相当于将火柴扔到了充满瓦斯的柴堆上。联合国不是不公正的替罪羊，它其实是这场疫情的罪魁祸首。让联合国在法庭上对这一切负责，能让公众明白这一点。

关于海地的霍乱源自尼泊尔这一点，的确不存在什么争议。科学家们将海地霍乱弧菌的基因组与尼泊尔的样本进行比较，发现二者几乎是完美匹配的，只有一两组碱基配对有明显区别。[74] 即便如此，我仍然对"就算某人已因将病原体传给其他人受千夫所指，他还须承担法律责任"这样的观念感到困惑。要知道，注重卫生的垃圾管理措施和对部队的严格健康监测都不能阻止霍乱从尼泊尔传到海地。将霍乱弧菌带到海地的人很可能是个无症状患者，他自己都不知道体内已出现了无法察觉的感染。就算联合国基地谨慎处理了他的排泄物，海地其他地方也完全做不到这种程度。这样看来，将霍乱带到海地的尼泊尔士兵很可能与我们每个人无异。随着全球生物群落及其携带病原体的大移动，我们所有人都是潜在的病菌携带者。

毫无疑问，在法庭上疏导受害者的愤懑之情，要比宣之于大街小巷更有意义。但是，约瑟夫寻求的这种公正会不会是用法律的强制力来寻找替罪羊呢？这取决于谁来裁决。在 2014 年的几内亚，所谓"要对此负责"的人甚至包括医务工作者；在 20 世纪 80 年代的美国，同性恋是替罪羊；至于 19 世纪 30 年代的纽约，则是爱尔兰人。就算引入病原体的人群被精准确定（比如海地的情况），我们也很难说清楚这些人究竟要负多少责任。点燃疫情之火的既是引入病原体的患者，也是当地的社会条件。西非的毁林运动和内战，海地恶劣的卫生条件和现代化基础设施的匮乏，19 世纪纽约的拥塞和肮脏，若不是因为这些"恰到好处"的社会条件，埃博拉和霍乱疫情根本不会暴发。难道西非的医务工作者、海地的联合国士兵或 19 世纪纽约的爱尔兰移民也须对这些社会条件负责吗？

问责联合国士兵，却对当地基础设施的软肋毫不在意。仿佛是为了让我们看清这种怪罪游戏的选择性本质，约瑟夫正在斥责，办公室里的荧光灯管突然开始闪烁，随后熄灭。房间里的其他电器——打印机，电脑，运转缓慢、效率低下的电风扇——都停了下来，整个房子很快陷入一片黑暗。我从椅子上直起身，探望四周，准备起身查看。约瑟夫看起来却不慌不乱，他清楚太子港的电力供应不稳定。他平静地说道，"马上就来电了"，重又对着我放在他巨大书桌上的电池录音机高谈阔论起来。

新型病原体"密谋"削弱我们的社会联结、利用我们的政治区隔的方法可谓层出不穷又变化多端，但我们还有终极一招来歼灭它们。这或许也是最有力的方法。我们可以研制出特殊工具，以外科手术的精度毁灭或抓住它们，这些工具没有使用门槛，任何人都可使用，而且可以单独完成。

这些工具当然就是药物。

正确的解药能让病原体所有的人际传播方式失效。有了正确的解药，溢出、污秽、人群、政治腐败和社会矛盾，这一切都无法再令病原体传播。流行病和大流行都会夭折，甚至不会引起人们的关注。只要街角有一间药店，或是有愿意给病人开药方的医生，个人就可以独力控制住病原体。

但这一切的前提在于，研制出这些解药。

第七章　解药

对 19 世纪那些饱受霍乱侵扰的社会来说，弄明白霍乱这种疾病的传播机制、找到阻断其传播的方法极为迫切，而其中最关注这些问题的是医学界。这种致命新型疾病的到来如一道闪电，为医学界蓄力。据说，医生和科学家们夜以继日地工作，试图解开霍乱的谜团，解救命悬一线的病人。他们通过无数论文、演讲、会议和科普文章阐述了关于霍乱的病理学研究和传播机制，还开发了一系列实验方法，总结霍乱传播的理论以及阻止传播的干预措施。

然而，数十年过去了，他们仍没能找到有效的霍乱解药。

他们之所以失败，并不是因为缺乏技术能力。霍乱的治愈方法几乎简单到令人觉得滑稽，弧菌不会像吞噬血红细胞的疟原虫或是引起肺结核、破坏肺部组织的结核杆菌那般摧毁人体组织，它也不似 HIV 那样会劫持我们的细胞，令其攻击人体自身。霍乱虽然致命，但在对人体发挥效力的时期里，它实际上更像是一个欲求不满的来访客人，而不是带着谋杀意图的袭击者。真正杀人的，是弧菌在肠道内进行复制时引发的腹泻脱水。这意味着想从霍乱感染中幸存下来，只需要将被吸干的体液再补充回来。霍乱的治愈方法就是洁净的水，再加上少量的简单电解质（比如盐）。这一基础的治疗方法能将霍乱高达 50% 的病死率降低到小于 1%。将人类排泄物与饮用水源隔绝开也能有效防治霍乱，19 世纪的技术能做到这一点，甚至古人使用的高架渠和蓄水池也能做到。[1]

他们之所以失败，也不是因为对霍乱的病理缺乏观察。早在霍乱抵达欧洲的早期，科学家和医生就已经察觉到该病与受污染的水源之间的联系。莫斯科的疫情多发于河堤附近，华沙的疫情出现在维斯瓦河沿岸，伦敦则是泰晤士河沿岸。1832 年，法国医生雅克·马修·德尔佩奇留意到英国的霍乱是从一个中心点向周边扩散的，而"那个中心点就是河堤"。同年，一位法国评论员注意到霍乱是从一个"满是腐烂物的"喷泉传播开来的，喷泉废弃后，"就没再出现新的霍乱病例了"。[2]1833 年，一位医学教授甚至出版了一幅肯塔基州莱克星顿市的地图，他在整体城市面貌上标出了霍乱死亡病例发生地点和排泄物堆积点。盐水治疗法也是在这时出现的，早在 19 世纪 30 年代，就有人提出了盐水治疗法，而且是有可靠证据支撑的。[3]

19 世纪的医生对霍乱的观察是准确的，且已具备恰当的技术进行治疗。但问题在于，准确的观察和恰当的技术与治愈霍乱无关。

1962 年，物理学家、科学哲学家托马斯·库恩就曾解释过科学实践的悖论，它既能揭露真相，也能压制实情。库恩提出了"范式"的概念，这是一种用于解释万物运转缘由的理论构想，科学家即是透过范式的棱镜来理解这个世界的。范式为科学观察提供了解释框架，它们就仿佛是精细绘制的线条，科学家要做的是给线条填上颜色、画出细节，充实和扩展这些范式。进化论便是现代生物学的一种范式，板块构造学则是现代地理学的范式。

对 19 世纪的医学来说，希波克拉底理论是它的范式。依据希波克拉底原则，健康和疾病是气象条件、地方地貌等宏观且无规则的外部条件，与独特的内部条件之间进行复杂、特异的相互作用的结果。维系和恢复健康便是努力平衡这些不同的要素。

这些理念最初是由古希腊哲学家希波克拉底的追随者们整合出来的，基本上完好地流传了数千年。公元前 5 世纪的《希波克拉底文集》就是六本关于健康和治疗的大部

143

头合集，而 2 世纪的盖伦医生又用一万页的篇幅详细阐述了希波克拉底的思想，这些书籍自 6 世纪开始成为医学教育的标准课本。到 1200 年，要想在欧洲获得从医许可，必须研习这些书籍。在整个 19 世纪，希波克拉底文本与盖伦文本的重要英译本和法译本仍持续不断地出现。[4]

库恩坚信，离了这些范式，科学根本不会存在。从数量来看，现有的事实、想解答的疑问其实是无限的，库恩认为若是没有对事物运行缘由的思考，科学家们无从知道到底该提出怎样的疑问、该搜集怎样的事实，自然也就无从了解事物运行规律，而"怎样运行"这个问题才是大多数科学活动的基础。

范式虽有用，却也给科学家们创造出具有破坏性的困境：范式制造出了预期，而预期限制了科学家的洞察力。心理学家描述过两种常见的心理障碍——确认偏误和变化盲视，其中确认偏误的问题在于，人们有选择性地留意和记忆能支持自身预期的一类证据。换句话说，人们只看到他们想看到的。而且人们也注意不到与他们的预期相悖的"反常"现象，这就是所谓的变化盲视。在一次关于变化盲视的研究中，实验人员故意在受试者暂时注意力分散的情况下，悄悄将一名受试者替换成另一个人，从而搅乱人们的预期。但受试者们接受了这一知觉侵犯，夸张到根本没有意识到这种变化，好像替换行为从未发生过似的。[5]

确认偏误和变化盲视是"违背预期的观察会被忽略"的两例明证，库恩称这种观察为"反常"，也就是违背范式的事实。毫无疑问，当霍乱没按希波克拉底原则感染和传播时，秉持希波克拉底理念的医生们并未留意到这些变化，上述两种认知偏见在这其中起了重要作用。但库恩还提到了另一种认知困境：有时人们被迫承认反常事实，但他们还是会选择拒绝接受。

库恩提到 1949 年一项关于认知失调的研究。实验的受试者被要求辨认扑克牌，大多是正常扑克牌，偶尔会出现几张异常牌，比如红色的"黑桃 6"或黑色的"红桃 4"。实验人员要求受试者辨识出异常牌，但人们"没有表现出明显的犹豫和困惑"，立即将这些牌认作了正常牌。尽管摆在受试者眼前的是一张异常的红色"黑桃 6"，但他们会说自己看到的是一张普通的"黑桃 6"或是一张普通的"红桃 6"。这是确认偏误的一种形式。当受试者多次看到异常牌后，更有趣的事发生了。尽管他们逐渐意识到这张牌有不太对的地方，但也说不清问题究竟出在哪儿。其中一些受试者拒绝承认异常牌，而且压力陡增。"我真的弄不明白，那张牌看起来都不像一张牌了，"一位受试者说道，"我现在都搞不清楚它是什么颜色的了，到底是红桃还是黑桃啊。我甚至都不确定黑桃长啥样了。我的天哪！"[6]

医学的历史中满是这种现象的事例。当观察与治疗方式与既有的范式相悖，且没有令人信服的替代性解释时，这些观察和治疗方式就会被扔出理论场域，不管事实能多好地证明其正确性。举个例子，17世纪一个名叫安东尼·范·列文虎克的荷兰布店老板制作出了一架显微镜，并由此发现了细菌。他用那架显微镜观测了雨水、湖水、运河水和自己的粪便等物，且在自己观测的任何事物表面都发现了微生物。他将这些微生物称作"极微动物"（animalcules）。若做进一步调查，他很可能会揭示这些微生物在导致人类患病方面所起的作用，但可惜的是，在接下来的两个世纪里，通过显微镜来研究人体一直没有受到重视。极微生物以某种机制形塑了人体和人类的健康，这一理念违背了"健康是一种整体规划"的希波克拉底范式。17世纪的托马斯·西德纳姆医生以"英国的希波克拉底"著称，他对列文虎克的显微镜观察就不屑一顾，认为这种观察与健康毫无关系。西德纳姆的学生、医生兼哲学家约翰·洛克曾写道，用显微镜检查人体并试图以此习得疾病的奥秘，就好比死盯着钟表内部妄图以此知晓时间。[7]

145　　　还有一个类似的故事，18世纪的船医詹姆斯·林德通过给不同组别的水手施用不同治疗的非正统方法，发现柠檬汁可以治愈坏血病（因为柠檬汁富含维生素C）。今天，人们赞扬林德实施了人类第一次临床试验，但在当时，由

　　　　　　　　　　　　　流行病的故事：从霍乱到埃博拉

于他无法解释清楚柠檬汁的作用机制（林德认为，潮湿的空气会阻塞人体毛孔，而酸性的柠檬能打破这一阻塞），人们压根没把他的发现放在心上。医学专家们还是推荐用无效的醋而非柠檬来治疗坏血病。[8]

这也恰是 19 世纪人们在寻找霍乱治疗方法过程中发生的故事。发现霍乱治疗方法的科学家没有严格遵循医疗机构中的顶尖医生贯彻的希波克拉底医学范式。他们是局外人。比如威廉·斯蒂文斯，此人是一名在维尔京群岛行医的无足轻重的医生，他的名号在伦敦的英国医学精英圈子里无人知晓。苏格兰医生威廉·奥肖内西也是如此。两人均在 19 世纪 30 年代时发现了盐水疗法。斯蒂文斯本以为盐水能帮助改善霍乱病人的深色血液。（他曾留意到盐能让热带性发热病人的血液恢复为红色。）据《柳叶刀》记载，奥肖内西推荐"将温盐水注射到血管中，以此平衡血液的正常盐分含量"，这不仅能恢复血液的颜色，还能补充人体失去的水分和盐分。[9]1832 年，斯蒂文斯为伦敦监狱中的两百多名霍乱患者注射盐水，最终仅有不到 4% 的病人病死，这是该疗法最令人信服的明证之一。[10]

补充因呕吐和腹泻而流失的水分，这种治疗逻辑违背了希波克拉底范式。依据希波克拉底原则，霍乱这样的传染病是通过污浊难闻的"瘴气"传播开来的，吸入这种气体的人会被毒害。这也是为什么霍乱病人会经历急性呕吐和腹泻——他们的身体正试图摆脱瘴气的侵蚀。用盐水或其他任何东西来抵消这些症状，按当时的理念判断是错误的，如同迫不及待揭掉身上伤口的结痂在现代人看来也是错的。

据此，医学专家们痛斥盐水疗法的倡导者。前往监狱参观以检验斯蒂文斯治疗成果的专家不假思索地斥责该治疗无效，他们宣称斯蒂文斯治疗的病人其实一开始就没患霍乱，专家们口中的所谓霍乱病人是病入膏肓、已经进入"机能崩溃"状态的人。斯蒂文斯的病人都不是这种状态，专家们便据此称他们未患上霍乱。（更不用提什么他们已康复的鬼话。）一个调查者说道："据我所见，那里肯定没有一个病例符合霍乱病例表现出来的任何症状。"另一个调查者指出，有个年轻女人是"非常麻烦的反常角色"，明明就是在"假装"自己患了霍乱。

评阅斯蒂文斯研究成果的期刊编辑也下结论称他是个骗子。《内外科医学评论》的编辑写道，"对于整个事件，我们感到厌恶，既遗憾又反感"。"现在我们对'盐水疗法'及其作者的最好期待，就是快点被人们忘记吧。"[11]"盐对腌猪肉和鲱鱼来说或许有用，"一位评论员在1844年嘲讽道，"但在盐腌病人与治愈他们之间并不能画上等号。"1874年另一位评论员深表赞同，他认为盐水疗法已经"被证明无效"。[12]

关于霍乱通过污水而非瘴气传播的证据，也同样被人们无视与压制。19世纪的伦敦麻醉医师约翰·斯诺就深知瘴气理论运用在霍乱上的短板。多年以来，斯诺曾用乙醚、氯仿和苯等各种各样的气体迷晕自己，借此研究它们对人体起到的效果，为他的病人寻找最完美的麻醉药。[13]斯诺身为气体性能专家，清楚若霍乱病人真如医疗机构所说是通过吸入气体而染病，那霍乱应该首先会感染包括肺在内的呼吸系统，如同深吸一口刺鼻的烟雾。但实际症状并非如此，霍乱影响的是消化系统。[14]

在斯诺看来，这只意味着一件事：病人患上霍乱一定是因为摄入了什么东西。[15]为了证明自己的理论，斯诺搜集了有力的证据。在1854年伦敦苏豪区霍乱疫情期间，斯诺上门访问了当地居民。他发现如果将自己的调查结果标记在一张地图上，布罗德街上从同一个饮用水泵里取水的居民中有将近60%的人染上了霍乱，而不从这个水泵里取水的居民里仅有7%的人染病。他甚至找到了饮用水受污染的原因。在当地一个叫亨利·怀特黑德的牧师的帮助下，斯诺找到了住在布罗德街40号的刘易斯夫人，她的房屋正好位于水井附近。他俩得知刘易斯夫人曾在距离泵轴不到一米、部分阻塞的污水池里清洗了自家婴儿的尿布，而婴儿感染了霍乱。

最终，斯诺将霍乱的死亡率与伦敦居民的饮用水源联系到了一起。伦敦城有的供水公司取的是被污染的下游水，而另一些公司在开发取用上游水，伦敦的下水道系统尚未抵达这么远的地方。1849 年，两家供水公司——兰贝斯公司和南华克与沃克斯豪尔公司——都是从被污染的泰晤士河下游取水，斯诺发现，在这两家公司提供服务的地区，霍乱的病死率差不多。但不久后，兰贝斯公司将取水管道建到了上游地区，其供水客户的霍乱病死率下降到了南华克与沃克斯豪尔公司的八分之一。[16]

斯诺已搜集到了霍乱源自污水而非瘴气的绝好例证。麻烦在于，他的发现破坏了瘴气理论的基本原理。这就好比告诉一群生物学家，他在月球上发现了生命。要人们接受这样具有煽动性的主张，就要否认已经统治了医学和医疗实践好几百年的理论原则。

医疗机构对此的反应与异常扑克牌试验受试者的反应一样大。他们想把一张"红桃 6"认作"黑桃 6"，将斯诺的主张同化并完全纳入瘴气致病理论的体系。卫生部门成立了一个委员会来证实斯诺的发现。虽然委员会对调查感到烦躁，但也没有直截了当地拒绝，很可能是因为斯诺虽然在专业领域算个局外人，但仍然是医学精英圈子里的杰出人物，他曾用氯仿麻醉女王助其产子，还担任过伦敦医学会主席。于是，在委员会编写的长达 300 多页的报告（其中 352 页是附录，内含 98 个表格、8 幅插图和 32 页彩页）里，他们承认霍乱可以通过水传播。但他们还是强调，这并不意味着希波克拉底原则是错误的。报告称，霍乱可通过空气**或**水传播，但空气是更关键的传播途径。委员会写道："要确定这些传播媒介中究竟何者在毒物发酵中发挥主要作用，并不容易。"但总体来看，"看来我们无法质疑……空气的影响要大于水"。[17]

这种令人费解但似乎确凿无疑的驳斥可能会让某些科学家感到沮丧，但斯诺不为所动。他坚持认为瘴气理论是错误的。最终，医疗机构被迫站出来坚定地斥责他。在委员会发布报告后不久，斯诺在一次议会听证会上作证，反对一系列旨在打击排放所谓"瘴气"的行业之法案。议员们激烈反对他的反瘴气姿态，他们质询道，"传达一下委员会的意思。拿焚尸炉举个例子吧，要是殡仪馆焚尸炉产生的气味恶臭无比，你也认为它对当地居民的健康没有损害吗？"斯诺表示肯定。他们接着质疑道："你的意思是，吸入被动植物分解物质污染了的空气对健康没有影响吗？"

见斯诺丝毫没有让步的意思，议员们似乎陷入歇斯底里的状态，抛出一系列质问。"你知道吸入这种被污染的空气会造成极严重的疾病吗？……难道你从来没听说过吸入腐物会导致血液中毒吗？……你难道不知道吸入恶臭气体会让身体产生呕吐反应吗？……生活在有露天下水道之处的居民通常更易患上腐败热和斑疹伤寒，对这个事实你是否有异议？"[18]

英国顶尖医学期刊《柳叶刀》也评论了斯诺反对议案的坚定证词，称他背叛了公共卫生领域。"为什么斯诺医生的观点这般奇特？他究竟有没有证据证明自己是对的？"《柳叶刀》的编辑极为恼怒地写道："没有！但他仍坚持自己的理论，认为吞下动物粪便给人体带来的只有伤害！……斯诺医生从霍乱中总结的卫生真相是建好主下水道……他非常努力地坚持着自己的业余'爱好'，自从跌进这条沟，就再没爬出来过。"[19]

1855 年 7 月，议会在对斯诺的斥责声中通过了卫生部门的反瘴气排放法案。与此同时，议会并没打算劝服苏豪区当地教区移除被污染的布罗德街的水泵柄（不过就算移除也无济于事，因为当时霍乱疫情已不可收拾），斯诺的发现几乎没让顽固的瘴气致病理论泛起任何涟漪。

1858 年，斯诺放弃了对霍乱的研究，转而着手写他关于麻醉的杰作《论氯仿和其他麻醉剂》。当年 6 月 10 日，他正在给这本书收尾，却突发麻痹性中风，他从座椅跌落到地板上。[20]六天后，斯诺死了。当时的《柳叶刀》编辑部仍不满于斯诺反对瘴气理论，其发布的简短讣告里完全没有提及斯诺在霍乱方面所做的"具有煽动性的"工作。[21]

随着霍乱的颠覆性治疗方法遭到压制，19 世纪的医生继续执行希波克拉底式的疗法和干预措施，这些源远流长的原则舒适地继续维持自身的完整性。

当然，它们也让霍乱疫情变得更糟。

19世纪的霍乱疗法让霍乱致死率从50%上升到了70%。[22] 由于医生们认为患者的呕吐与腹泻均是有益症状，便用可以加剧这些致命症状的化合药物治疗患者。他们让病人服用有毒的汞化合物氯化亚汞（或称"甘汞"），以引发呕吐和腹泻。[23]（18世纪的美国总医官本杰明·拉什曾写道，甘汞是一种"安全且几乎普适的药物"。[24]）医生完全就是在用甘汞毒害病人，只有当患者流涎过多、嘴变成棕色，或者呼吸闻到金属气味时，医生才认为治疗完成——这些症状放在今天，已经可以被认定为汞中毒了。[25]

医生们还会给霍乱病人放血。"放血疗法"长期以来被视为万能疗法，得到了盖伦本人的热情背书。一到春天，病人们便排着队找医生放血，这道景观自中世纪起就存在了。[26] 放血疗法背后的理念是，放血能够恢复人体内的四种"体液"，这些体液与人体和外部环境的相互作用会影响人的健康状况。医生们认为这种疗法对霍乱病人是特别有效的，因为放血能帮助病人摆脱体内呈黑色的黏稠血液（斯蒂文斯也曾试图纠正这一症状，今天我们知道这就是脱水的迹象）。[27] "所有见识过许多霍乱病例或者深入研究过霍乱的医疗从业者，都会赞同一点，"乔治·泰勒医生在

1831 年的《柳叶刀》里评论道,"在病程初期对病人进行放血治疗是极为有益的。"[28]

最让人震惊的是,医生们还促成了在饮用水源里倾倒人类排泄物的行动。依据瘴气理论,抽水马桶之所以改善了人类的健康,是因为它在很大程度上隔离了人类与臭气。伦敦人从 18 世纪晚期就开始建造抽水马桶,由于他们认为排泄物本身无害,有危害的是臭气,所以几乎不关心排泄物怎么处理,只要冲得够远,让他们远离臭味就行。于是,市民们通过下水道将排泄物冲到最便捷的处理地——流经伦敦的泰晤士河。人们冲到河里的粪便越多,心里就越觉得安全。《泰晤士报》曾写道,要防止霍乱或其他疾病蔓延,就要确保"下水道里没有多余的粪便",厕所冲出来的排泄物应该"都排到河里去"。伦敦的下水道处理专员们自豪地指出,城里的厕所有效地将大量人类排泄物沉积到河里:1848 年春天,约 2 900 立方码的排泄物被排入泰晤士河,1849 年冬天已增加至约 8 000 立方码。[29] 他们甚至发现了霍乱病死率和河流的肮脏程度之间存在关联。《泰晤士报》在 1858 年报道,伦敦的霍乱死亡率已经下降,原因是"泰晤士河变得越来越脏"。[30]

事实与此恰恰相反,因为伦敦的饮用水完全仰仗泰晤士河。北海一日两次涨潮,会让泰晤士河的河水倒灌,市民们排入河里的污秽又重新灌进供水公司的进水管道里,甚至能深入 55 英里那么远。尽管如此，在瘴气致病理论强有力的影响下，霍乱疫情一旦发生，伦敦人还会认为不是由于排入泰晤士河的粪便太多，而是**太少了**的缘故。1857年的一份报告显示，在 1832 年伦敦霍乱大暴发后几年里，抽水马桶销量"急速且显著"上升。1848 年大暴发后，抽水马桶的销量再次陡增。在整个 19 世纪 50 年代，有太多伦敦市民安装了抽水马桶，导致 1850—1856 年间整个城市的用水量翻了一番。[31]

换句话说，希波克拉底医学帮了霍乱弧菌的忙。它很可能也在其他病原体的传播过程中起到了类似的推动作用。历史学家认为，在希波克拉底医学占据主导地位的漫长时期，其对人们的伤害远超过帮助。无论如何，作为一种观念体系，它的适应力极其强大。相较于被它取代的更古老的理念（比如那些认为诸神决定了人类健康与否的理念），它能更有效率地解释健康和疾病。托马斯·库恩观察到，"一个理论要想被人们接受为一种范式，它必须要看上去比与之竞争的理论更出色，但不必解答所有事实，哪怕这些事实与之矛盾。从没有哪个理论能解释一切"。[32] 希波克拉底医学当然也是如此。一旦人们接受它为一种范式，它便自带动力，由其实践者的认知偏见裹挟前进。历史学家罗伊·波特写道，希波克拉底原则自身"作为一种阐释系统具有极为广泛的功用"。它所谓身体受四大体液（即血液质、黑胆质、胆液质和粘液质）控制的概念可以与各种各样的外部现象产生关联，比如四季、人类成长的四个阶段（婴孩、青年、成年、老年）和四种元素（火、气、水、土）。几千年以来，医生一直在将希波克拉底原则与万物关联，确定原则中的细微差别，在不同的深度和意义层次上对它进行扩充。[33]

而且，希波克拉底原则能维持一种治疗成功的假象。它不会采用多组对照治疗方式，因为这种方式一下就能戳穿其治疗的无效性。用某位流行病学家的话来说，希波克拉底原则认为每个病人"都和雪花一样独特"，完全没有必要把病人分组，去比较他们的治疗结果。一般来说，用汞治疗的患者与用其他药物治疗的患者相比，其治疗效果不佳，但信奉希波克拉底的医生们永远不会知道。[34]更进一步来讲，尽管某些希波克拉底疗法有害，但大多数应该只是无效手段。若考虑到安慰剂效应——医疗干预手段之所以"有效"是因为患者坚信它们有效——这些无效疗法说不定对病人来说还是有益的。（有专家认为，安慰剂效应可能占据现代医学所产生的明显功效情况的三分之一。）[35]所以，历史学家戴维·伍顿写道："2 400年来，病人们一直认为医生是在救助自己，但他们至少错了2 300年。"[36]

机缘巧合，议会决定重新为伦敦搭建下水道系统，正是这个项目终结了伦敦城里的霍乱传播，同年，约翰·斯诺去世。伦敦在斯诺离世后不久就着手重建下水道系统，这让不少肤浅的观察家下结论说当时英国的医疗机构已经接受了斯诺的见解。恰恰相反，下水道重建与约翰·斯诺半点关系都没有，完全是受瘴气致病论驱动的。

早在斯诺发表他关于霍乱传播的论断之前，伦敦的医疗机构就一直在鼓吹建立新下水道系统。1842 年，社会改革家埃德温·查德威克在其广受欢迎的报告《关于英国劳工人口的卫生条件调查》中倡议修建新下水道。[37] 查德威克和其他人之所以想要重新给城市铺架下水道，是为了让市民摆脱瘴气，更确切地说，是摆脱从下水道里冒出来的气体。涨潮会持续阻断下水道排泄物向河流排放，迫使管道内的污物重回城市。瘴气理论不认为排泄物本身有问题，但污物阻塞会让下水道臭气逸出并飘入毫无防备的伦敦人的鼻孔里，他们认为这对公众健康构成严重危害。有人进入下水道旋即被臭气熏至窒息，这样的故事纷至沓来。[38]

虽然相信瘴气理论的专家们一致同意重架伦敦的下水道，但对于如何架设却没能达成一致。查德威克认为必须重架一套全新的下水道系统，好把臭气（和排泄物）冲到偏远的水道和农田。其他人，比如外科医生兼化学家戈兹沃西·格尼，则认为下水道可以只作为臭气的通风道。让臭气通过一个蒸汽浴室，加温去除臭味，使其变得无害。市政府没办法调和分歧，所以任何一个计划都未能推进，直到一次怪异的天气现象让人们再不能忽视下水道逸出的臭气。[39]

1858 年夏天，一股热浪袭击了伦敦。干旱随之而来，泰晤士河河面下降，覆盖在堤岸上的一层厚厚的粪便显露出来。当温度计的水银线抵达华氏 100 度时，干涸且垃圾遍布的河堤开始散发浓烈的恶臭。[40]

报纸戏谑地称这股恶臭为"大臭列颠"。

对那些坚信臭气引发疾病的人来说，"大臭列颠"简直就是一场灾难。人们陷入了恐慌。《英国医学杂志》质问："在 1858 这个恩典之年，我们伦敦人到底会迎来怎样的命运啊？"《医学时事和评论》则写道："我们这个大都会要被瘟疫摧毁了吗？""所有人都在哭喊，我们必须做些什么！"《柳叶刀》也写道："我们知道从泥堤和河水里散发的恶臭十分浓烈，人体健康已难以维续，这种臭气引发了呕吐，甚至让人发热。"[41]《公共健康和卫生评论》补充说，人们被"臭气熏倒，各种各样的致命疾病从河堤升起"。"臭死人了，"《城市新闻》写道，"呼吸过这种臭气的人永远不会忘记，如果他足够幸运，能活下来的话。"[42]

泰晤士河从未如此臭过，更重要的是，伦敦城里最有权势的人也暴露在这股臭气之中。因为威斯敏斯特宫当时正在改造，在里面工作的议会议员们被迫"欣赏"长达 800 多英尺的河景。[43]建筑里精密的通风系统本用于保护议员们的办公室不被瘴气侵扰，也能不让河里散发的臭气进入房间，但它被拆卸掉了。该通风系统从威斯敏斯特宫约 300 英尺高的一个塔楼顶部吸入新鲜空气，让空气通过湿布过滤，并向其喷洒水分，再通过地板上成千上万个小孔进入议员的办公室。为了最大限度地节约空气，人们用粗糙的马毛地毯覆盖住地板的小孔。通风系统还通过内置于玻璃天花板中的凸起镶板抽取"使用过的"空气。由此，议会大厦敞向臭气熏天的伦敦的窗户从没被打开过。[44]

但在 1852 年，议员们开始抱怨自己出现头晕症状，大家便将祸首指向通风系统，系统的设计者（《泰晤士报》称其为"地上版的盖伊·福克斯[1]"）被辞退。[45]戈兹沃西·格尼接管了这份守护议会不受瘴气侵扰的工作，此人坚信只要下水道臭气仍然强盛，就应该继续让伦敦的下水道将排泄物排入河流。他采取的首批措施之一就是撬开窗户，让伦敦最有权势的人熟悉楼下河水的景象、声音和散发出的气味。

---

[1] 盖伊·福克斯于 1605 年在议会地下室里埋火药企图炸死上议院所有议员，此处暗讽通风系统设计者企图"谋害"议员，故戏称"地上版的盖伊·福克斯"。

于是，当河里的恶臭升腾起来，便钻入了议会大厦沿河敞开的窗户。[46]《泰晤士报》写道，议员们逃离图书馆和他们的会议室，害怕"被泰晤士河目前容易引发瘟疫的状况摧毁"。议长直接用手绢捂住鼻子逃走了，上议院的贵族老爷们从委员会会议室落荒而逃，甚至有人开始恐慌地讨论将议会迁往别处。这种臭气还打断了高等法院的庭审，因为医生警告说，如果留在散发恶臭的房间内，"陪审员、律师和证人的生命都会受到危害"。到了 6 月底，随着"大臭列颠"笼罩了整座大楼，格尼通知了他的雇主，说自己不再对议会大厦的人员的健康负责。[47]

议员们害怕会发生瘟疫，便通过一项法案以加速城市下水道的重建进程。他们手中的选项现在已经更明显了，既然格尼已无诚信可言，他们就选择了工程师约瑟夫·巴泽尔杰特的替代性方案。巴泽尔杰特提议建造一套截污管道，将整个伦敦的臭气和污物排到更远的下游去。于是，约翰·斯诺的地图未能达成的目标，却被戈兹沃西·格尼敞开的窗户实现了。到了 1875 年，新的下水道已经修建完毕，巴泽尔杰特被授予骑士勋章，泰晤士河不再有污水，伦敦自此再未出现过霍乱。

上述一切发生之际，医疗机构持续打压"被垃圾污染的水会传播霍乱"这一理念。[48]

纽约市碰巧差不多在同一时期完成了水源清理工作，

同样是在拒斥"污水会传播霍乱"的背景下进行的。纽约下水道系统重建的诱因源自城里啤酒公司的需求，它们想要用更适于饮用的水来酿制啤酒。50 年来（在此期间，霍乱两次大暴发），曼哈顿公司分配给纽约市民的一直是被污染的地下水，哪怕居民恳求喝上口感更好的水，或是灭火工作和街道清理需要更充足的供水，它也不为所动。但当啤酒商们加入控诉污水的行列，说肮脏的水源让它们酿制的啤酒在竞争中处于劣势时，对商业持友好态度的市政府被说动了，终于准备纠正这一问题。[49] 彼时，布朗克斯河已无法持续供应足够的洁净水源，纽约市只好从遥远的克罗顿河抽调河水，而这一工程需要修建 42 英里长的渡槽。[50]

　　从 1842 年起，克罗顿河的河水开始流入纽约市。[51] 一开始没几户人家签约这个新水源项目，但 1849 年霍乱暴发后，成千上万的人排队等着签约。到 1850 年，曼哈顿公司供水部的年收入相较去年将近翻了一番。水量充沛的克罗顿河也让纽约得以冲刷它污浊堵塞的下水道，19 世纪 50年代，纽约开始扩张下水道网络。到 1865 年，纽约建设了长达 200 英里的管道，将污水排至远处的河流。纽约市的最后一次霍乱疫情出现在 1866 年，死亡人数少于 600 人。而后，霍乱永远从这座城市消失了。[52]

　　这两座城市的市民都没意识到，他们所实施的策略其实依据的是斯诺的反瘴气致病论构想。伦敦人将霍乱的消失归功于下水道臭气的转移；而在纽约，人们则将勋章给了政府卫生部门，感谢它对街道的清理。当时的一位报纸编辑写道，"要不是因为卫生委员会，我们很可能会迎来更多次霍乱暴发。"[53]

这种误解对伦敦和纽约两座城市来说或许没什么，因为它们在瘴气致病论的框架下解决了霍乱难题，但对其他地方来说，个中区别很大。纽约人和伦敦人享受着清洁水源和卫生设施所带来的远离霍乱的日子，但在世界其他地方，他们那种划时代的生活方式却像湿火柴一样无法点燃社会变革。例如，在19世纪末期的意大利那不勒斯，当地最先进的建筑的建造理念是让房屋远离低洼处的瘴气，但这让居民难以获取清洁水源。[54]而在19世纪末期德国的超现代都市汉堡，居民以极高的效率分配到了未经过滤的、被污染的河水。[55]

德国化学家马克斯·冯·佩滕科弗的学说在欧洲大陆的许多地方占主导地位，1866年，他在君士坦丁堡成功说服《国际卫生公约》的签署者们公开否定约翰·斯诺的饮用水致病理论。在佩滕科弗看来，引发霍乱的是有毒的雾气。这一观念带来了各种各样的不良后果，尤其是在霍乱暴发的逃离时期。至少在佩滕科弗的倡导下是如此。佩滕科弗说，当有毒的霍乱雾气形成时，"迅速撤离"总归是

"有益措施"。1884 年法国普罗旺斯暴发霍乱，意大利政府采取了夸张的措施，给每个意大利侨民分发了免费的火车票和船票，以最快速度将侨民撤出被感染的法国，当然，被撤出的还有霍乱。侨民们回到意大利后，在那不勒斯引发了一场新的暴发。[56]

后来，医学界宣布与瘴气致病论划清界限，一种新的范式取代了瘴气致病论，并将霍乱的疗法纳入自身的解释框架之内。即便到了这时候，经医生批准的、加速霍乱传播的治疗实践仍然存在。

这种新范式出现在 19 世纪末。细菌理论认为引发感染的不是瘴气，而是微生物，有大量证据能够佐证这一理论。彼时，显微镜观察终于成了一种趋势，科学家们得以重访两个世纪前列文虎克首先关注到的世界。科学家们做了大量动物实验，他们推定，这些微生物在引发动物疾病方面起了重要作用。1870 年，法国化学家路易·巴斯德发现了蚕虫所患的一种疾病背后的微生物祸首；1876 年，德国微生物学家罗伯特·科赫发现了引发炭疽的炭疽杆菌。[57]这些发现在瘴气致病论支持者看来仍具有煽动性，但与他们曾拒斥过的理论相比，它们已有了本质不同。这些理论不是偶发的，亦非无根的浮萍，它们越来越显露出一个稳定的规律，而且它们能被纳入一个强大的解释框架里。细菌理论及其对传染本质的解释，从根本上提供了一种能全面思考健康和疾病的全新方法。以前人们认为健康状况不佳是内外部不确定因素复杂失衡的结果，现在却是通过微生物层面就可以观察到的状态。

1884 年，在柏林召开的一场关于霍乱的会议上，科赫的言论引发轰动，他宣布自己发现了引起霍乱的微生物——霍乱弧菌。（实际上，科赫并非探明这种细菌的第一人，1854 年，意大利医生菲利波·帕奇尼就已经将其分离出来，他管这种细菌叫"霍乱微生物"。）科赫研发了一种方法来证明该细菌引起了霍乱，这套三步证明法被称作"科赫法则"，一直沿用到 20 世纪 50 年代。第一步，他从患有霍乱的病人身上提取出这种惹麻烦的微生物。第二步，他在实验室里用营养丰富的培养皿培植该微生物。第三步，他将实验室培养出的微生物注射到健康人的体内。如果被注射者患上霍乱，就证明该微生物是引发霍乱的祸首。

157　　但科赫没能完成霍乱弧菌与霍乱之间存在关联的证明（让实验动物感染上霍乱弧菌非常困难）。[58]

佩滕科弗等重要的瘴气致病论支持者讥讽道："科赫的发现什么都改变不了，而且大家都晓得，我早就料到了这一点。"还有专家将科赫的发现称作"一次不幸的惨败"。1885 年，一个英国医疗传道会报告称，科赫发现的弧菌其实跟霍乱一点关系都没有。（其会长认为佩滕科弗是"霍乱病原学方面的在世泰斗"。)[59]

佩滕科弗及其同行为了证明这种细菌不能引起霍乱，设计了一次大胆的展示。佩滕科弗从一名将死的霍乱病人那儿取得一小瓶粪便，里面包含了数亿个弧菌，他一口喝下了这瓶粪水。[60]他还宣称，这股液体"就像最纯净的水一般"从他喉咙流了下去。另有 27 名杰出的科学家，包括佩滕科弗的助手，纷纷效法。巴黎一本流行杂志用一幅诙谐漫画报道了这场恶作剧——一个男人在食粪的同时，拉出了一束紫罗兰，标题写着："N 姓医生口服霍乱病人粪便，五分钟后，他拉了一束紫罗兰……"[61]最终佩滕科弗和他的助手都被霍乱性腹泻击倒，在两天时间内，助手甚至每个小时都要上厕所，但所有喝下霍乱粪水的人都幸存了下来，佩滕科弗认为这算是对科赫细菌理论的成功反驳。[62]

瘴气致病论和细菌理论之间的僵局持续了好几年，而 1897 年汉堡的霍乱暴发彻底终结了瘴气致病论的命运。汉堡西边的阿尔托纳郊区和市区一样位于易北河沿岸，根据瘴气理论，这里应该和汉堡市区一样受霍乱侵扰，实际上却没有。关于这种差异的原因，专家们几乎已经无法否认了：阿尔托纳过滤了饮用水源，而汉堡没有。更醒目的证据是，一个名为汉堡格霍夫的住宅街区虽位于汉堡市的行政范围内，但其饮用水取自阿尔托纳经过过滤的水源，生活在该街区的 345 名居民无一人感染霍乱。[63]

以上事例有力地证实了科赫理论（以及早已过世的斯诺的理论），瘴气致病论的最后一群支持者也只得偃旗息鼓。希波克拉底医学在盛行了 2 000 年之后，跌落神坛。

158　　1901 年，佩滕科弗开枪击穿自己头部自尽。几年后，科赫获得了诺贝尔医学和生理学奖，细菌理论的革命就此完成。[64]

随着瘴气致病论的终结，霍乱在北美和欧洲的肆虐也进入尾声。伦敦和纽约在抗击霍乱方面取得的成就传播开来。工业化世界的各个城市的市政机构利用过滤和其他技术改善了饮用水质。1909 年后，人类研制出液氯技术，市政机构便开始进行氯化消毒。[65] 仅有少数水传病原体在 20 世纪的水处理措施中幸存，它们变得更加温和。[66]

细菌理论变革还改善了霍乱疗法。20 世纪头十年，英裔印度病理学家莱纳德·罗杰斯证明，盐水疗法将霍乱死亡率降低了三分之一，此后，曾一度被人嘲笑的生理盐水注射逐渐普及开来。[67] 在整个 20 世纪，科学家们将补液疗法不断完善。如今，将少量乳酸、钾和钙溶于盐水，可作为霍乱的解药，其有效程度如同给糖尿病昏迷患者注射一针胰岛素。口服补液疗法则被认为是 20 世纪最重要的医学进步之一，该疗法能简单且快速地治愈霍乱及其他腹泻性疾病。[68]

这还不是全部。我们还拥有了对抗霍乱的疫苗，它旨在通过输送已被杀死的完整细胞和霍乱毒素亚基，复制霍乱幸存者的保护性免疫力。尽管至今我们仍不知道这种免疫力的运作机制，但像珊科（一种 2009 年取得生产许可的平价口服疫苗）这样的产品以及杜可舒等旅行适用疫苗都已具备 60%～90% 的保护率，这让反霍乱武器库又多了两员要将。[69]（由于此二者须多次注射，耗费数周时间才能生效，世卫组织建议人们结合其他霍乱防治措施一起使用；然而在我写作此章时，美国人尚无法获取这两种药。）甚至还有更简单的方法，由微生物学家丽塔·科尔韦尔及其同事开创的实验证明，通过几层纱丽布过滤未经处理的水，能过滤掉被感染的水中 90% 的弧菌，从而将霍乱感染概率减少 50%。

医学终于找到了治疗霍乱的方法，只是速度没那么快，没能将人类从持续了近一个世纪的霍乱大流行中解救出来。[70]

今时今日，当新病原体出现时，我们再不必耗费数十年时间弄明白它们是怎么传播的了。现代生物医学很快就能识别出新病原体的传播模式。HIV 通过性接触传播，SARS 病毒通过气溶胶传播，这些传播途径从早期病例就能很轻易地观察出来。医学能迅速揭示病原体的传播方式，我们便能据此迅速制定预防策略，例如，为预防 HIV 而使用避孕套，为预防 SARS 病毒而佩戴口罩，为预防埃博拉病毒对病死者进行安全的埋葬。[71]（当然，这些措施不一定能完整地实施。尽管全球的医疗机构都在宣扬通过安全性爱来防止感染 HIV，截至 2014 年仍然有 7 500 万人感染了该病毒。）

然而，面对接触新病原体的威胁，我们仍不能完全依赖现代医学的拯救。

一方面，就算科学家研发出了新的解药，我们也不一定能以合适的规模、恰当的时间来量产，而且药物研制受营利性制药行业的经济考量之束缚。如果某种新药的市场薄弱，无论它对维系公共卫生有多么重要，也不管有多么坚固的科学证据证明其有效，它还是不可能上市。类似疟疾和埃博拉等只针对穷人的疾病，几乎没有药物是专门为其研发的。每年全球有数百万人感染疟疾，但由于大多数患者每年只能在医疗方面支出不到一美元，新型疟疾药物的市场极为狭小。目前，用于治疗该病的最前沿的几种药物基于一种名为青蒿素的植物化合物研制而成，这种化合物来自已有 2 000 年历史的中医药方。埃博拉的感染人数虽远不及疟疾，但它给公共卫生带来了更严重的威胁。截至 2014 年，人类仍未研制出针对埃博拉的任何解药和疫苗。伦敦《独立报》在 2014 年的某期头条中写道："大制药公司置致命病毒受害者于不顾。"[72] 原本在得不到治疗的穷人之间传播的病原体开始扩大传播范围，扩散到更广泛的人群之中。

依赖现代医学把我们从新兴病原体中拯救出来还存在另一个问题，就是新的医学范式如何取代旧的范式。以前的医学从业者会如同研究犹太法典般去频繁研读《希波克拉底文集》，现代医学没有同类型的典籍，但其指导理念已经遍布于整个行业之中。现代生物医学解决复杂问题的基本方法是将问题分解为最小、最简单的部分。按现代医学的估测，心脏病是血液中的胆固醇分子问题，人类意识是大脑中的化学反应。健康和疾病复杂现象的每一个微小组成部分，都有专业化的专家来研究，而且通常是孤立进行的。[73]

举个例子，当医生们得知我感染了 MRSA 时，不会去考虑宏观问题，不会询问我的居家环境、我的免疫状态，或是我在家里养了什么宠物、我平常吃什么。他们的眼睛盯着细菌，而且只盯着细菌。MRSA 处于一条看不见的鸿沟的一端，而手里拿着枪的我，站在另一端。

现代医学的这种还原论进路，与希波克拉底医学整体的、跨学科的基本思维截然相反，后者召集各行各业的专家，请他们来阐明疾病原理，包括工程师、地理学家、建筑师和律师。[74] 这种相异并非巧合。细菌理论及其代表的还原论进路对医学而言是一种具有变革性的新范式。一般而言，变革性的新范式不会顾及旧范式，也不会吸纳旧的原则和方法。它们要做的是摧毁旧理念，清除旧理念的拥护者。

在与MRSA斗争期间，我逐渐认清了还原论的局限。某个暑假期间，我身上起了最严重的一次脓肿，一周多的时间里，肿块从疼痛的小孔发展成了充满脓血的、缓慢移动的"火山"，这个巨大的肿块让我整条腿失去力气，甚至无法正常行走和骑车。我每天都在身上涂医院开的消毒药，每天把所有的衣物更换两次。后来，贴久了的绷带开始刺激下面的皮肤，皮肤开始红肿发痒，我赶紧去商店寻找质量更好的产品，找到了新款"无刺激性"绷带来替换我买的旧绷带，原来旧款是"刺激性"的啊。（真假谁又知道呢？）

我最担心的是，充满MRSA细菌的脓液会渗入绷带和用来固定衣物的松紧带勒出的新伤口里，病原体便能钻进更深的地方。那位微生物学家的话语始终回荡在我耳畔：**那条腿本来可能保不住。**

161　　我放在浴室里的抗MRSA药篮很快便扩张成了抗MRSA药架。为了对抗这种微生物，我的医药补给包括一堆乱七八糟的药盒，里面有无菌垫、绷带、抗生素膏、消炎软膏（这是我在网上看到的一种药膏）。

我与MRSA的战斗持续了好几年。脓肿时不时就会神秘地在同个地方重新出现。每次发病，我都会大大提升抗菌战斗力，为了击败入侵者，我更勤快地煮沸衣物、擦拭

　　　　　　　　　　　　流行病的故事：从霍乱到埃博拉

桌柜，吃更多的药，喷更多的喷剂，洗更多的消毒浴。

最终，在遭遇 MRSA 的第三年，我停止了战斗。并没有什么特别原因，我只是累了。某日，身上又肿起一块，虽然我看到了，但已经完全不想管它。我既不挠也不挤，没用药膏没加温没消毒。但让人难以置信的是，这个肿块自行消失了。起初，我没有欢呼胜利，我觉得这应该只是个例，但同样的事发生了一遍又一遍。看起来倒像是一旦我停止挣扎，MRSA 也没了对抗的兴致。脓肿似乎变得越来越小、越来越难以察觉。若不是我耐心、及时地观察，这些脓肿会在没有任何外界刺激、干预手段的情况下自行消失。

我完全不明白为什么会这样。难道是我的免疫系统终于知道怎么平息 MRSA 的食欲了？或是我体内其他金黄葡萄球菌菌株抑制了它的生长？还是我的饮食或锻炼削弱了它的扩散能力？又或是完全跟我没有关系？也许我的症状都是使用抗 MASA 药物导致的不良反应，也许是环境引发了这些症状。无论是什么原因，我怀疑里面牵涉的不仅仅是我和医生巨细靡遗地关注与责怪的那种微生物。这里面可能存在某种希波克拉底理念，内部因素与可能存在的外部因素之间的相互作用引发了这一切。

现代医学异常关注微观层面，因此极难掌握这种相互作用。然而，大多数新出现的病原体会跨越学科边界。兽医研究的动物病原体如今会扩散到人类之中，而这又属于医生研究的范围，但由于这两个领域极少有交流，我们便很难探测到这些扩散的病原体。埃博拉病毒早在2014年西非大流行之前已经在感染黑猩猩和猿类了。如果医生和兽医们协作，我们能否早点察觉人类群体中的埃博拉疫情呢？西尼罗病毒在纽约市感染人类之前一个月，已经在感染乌鸦和其他鸟类了。最终是布朗克斯动物园的一名兽医病理学家将这两次疫情联系在一起，并确定感染病毒为西尼罗病毒。[75] 不仅专家彼此隔绝，患者也认为这两个领域是分开且无关的。只有不到四分之一的HIV感染者会向兽医询问宠物给他们带来的健康风险。这些风险包括沙门氏菌（海龟和其他爬行类动物会携带）、MRSA（猫狗携带），以及家养草原犬鼠携带的猴痘（直到2003年，美国才禁止进口非洲啮齿类动物）。[76]

　　生物医学专家也极少与社会科学家合作。一份针对生物医学专家的调查显示，约有半数人承认自己"不愿接受"社会科学，另一半里的大多数人则表现出模棱两可的态度。[77]（他们主要是反对社会科学研究杂乱无章的现状，相反，医学研究依赖的是受控实验。）于是，当新病原体引发疫情之时，生物医学人士会迅速寻找学科内的原因和对策，社会和政治因素则被认为是不重要的因素，就像约翰·斯诺在19世纪发现了污染水源会传播霍乱，这一发现却不受重视。在纽约市西尼罗病毒疫情暴发早期，防控措施都是围绕如何攻击该病毒的生物医学源头，也就是那些携带这种病毒的昆虫宿主。像禽类物种多样性丧失这样的非生物医学因素，并没有受到关注。

2009 年佛罗里达州登革热疫情中的社会和经济因素也同样被人忽视。2008 年，佛州南部出现了大量房产终止回赎，废弃的私宅游泳池和花园为蚊虫滋生提供了绝好的地点，房屋主人和蚊虫检查员都无法解决这一问题，于是导致蚊虫数量呈爆炸式增长。次年，登革热在时隔 70 年之后再次在佛州暴发，基韦斯特受疫情影响最严重，这里也是终止回赎危机的中心。疾控中心的一项研究发现，基韦斯特 5% 的人口体内具有登革热抗体。但是，由于生物医学的还原论、不合作的进路，几乎没有任何人把解决住房危机纳入考虑范围，并作为应对疫情的一个适当措施。[78]

20 世纪中叶以来，生物医学一路都在赞美自身提供救命解药的强大能力，当然这确实没错。但生物医学的局限也逐渐显露，而且在接下来的时间里只会积累得更加深重。如今，相较于微观机制，某些外部干扰因素的影响要比以前任何时候都更加不稳定，影响范围更广且难以预测。

第八章　海洋的复仇

如果说有哪种历史发展能让其涉及的所有人类活动都对疾病大流行推波助澜，那一定是人类对煤、石油和天然气等化石燃料的利用。在发现煤和石油之前，人类文明主要依靠木料燃烧和体力劳动来获取能源。彼时为了获取更多能源，人类不得不消耗几乎对等的能量，不管是靠砍伐树木还是靠鞭挞奴隶。能源过剩情况几乎是不存在的，这也限制了人口规模、全球人口扩张，以及疾病大流行的频率和规模。

但在发现了丰富的煤矿脉和油藏之后，人类社会便从热力学的束缚中解脱了出来。最优质的化石燃料所提供的能量比开采它所需消耗的能量多上百倍不止。[1]化石燃料所释放出来的过剩能源让文明以前所未见的速度扩张。化石燃料的每一种利用形式都有助于病原体的出现和传播（石油衍生物制成的肥料让农作物增产成为可能，化石燃料发电扩展了贸易和运输的速度与规模）。石油衍生物制成的肥料让农作物产量翻了一番，养活了不断增长的人口，而人潮又不断向城市汇集。煤炭为蒸汽船和凿河机器提供了动力，前者能将霍乱送至大洋彼岸，后者为霍乱深入大陆内部提供了通道。石油则为砍林机器和飞机提供了动力，而它们又将曾经隐匿的病毒散播到全球各地。

166 然而，化石燃料的全球大燃烧除了刺激人口增长、城市化进程和人口流动以外，还以一种比其他致病因素汇总起来还要严重得多的方式，增加了疾病大流行的可能性。我们对化石燃料的攫取贪婪且迅速（开采速度要比燃料在地下形成的速度快十万倍），更是确保了这一点，这就好比用一顿饭吃掉了一辈子的食物补给。化石燃料所蕴藏的能源来自其中的碳，这种能源须耗费上百万年时间在地底不断累积。我们将燃料从地底挖出并燃烧，不过数十年光景，就把古老的碳元素都释放到了大气之中，碳元素的激增将改变气候，也将在很长一段时间里影响所有仰赖适宜气候生存的生物。

相较于前工业化时代，20世纪中叶的大气二氧化碳含量已经增长了超过40%。多余的碳元素像悬挂在大气中的一张毯子，持续加热下面的空气，并缓缓加热海洋的表层水，其温度每十年升高超过0.1度。新近加热的海水慢慢下沉并进入全球循环的洋流之中，就像往一杯番茄汁中加入少量伏特加酒，以微妙但具变革性的方式改变了海洋的构成。洋流本是因不同海域海水的温度呈梯度变化，海水从较冷水域流向较暖水域的一种现象，但海水被加热后，洋流也发生了变化。由于温暖的海面上飘荡的蒸气云规模膨胀了 5%，全球的降水模式也发生了改变。气温升高，温暖的水域不断扩张，海岸线和海滩的水平面也越来越高，淡水栖息地被咸海水侵占。截至 2012 年，世界某些地区的海平面高度相较 1960 年上升了约八英寸。[2]

随着海洋的变化而改变的，还有霍乱的命运。

20 世纪的大多数时候，人类压根就不清楚霍乱与海洋之间的关联。人们认为海洋是稳定不变的地方，环境科普作家蕾切尔·卡森就曾写道，海洋是一片"永久宁静"的浩瀚，"它那幽黑的深渊不受惊扰，仅有流动缓慢的洋流在底下暗涌"。[3] 科学家们认为漂浮在海洋表面的浮游生物也处于类似的状态。他们相信，浮游生物均匀地覆盖整个无甚变化的海洋，好比壁炉台上的一层灰，而且这些生物跟霍乱一点关系都没有。传统观点认为，霍乱弧菌生活在陆地上，通过受污染的饮用水从一个人的肠道传播到另一个人的肠道。

但一位名叫埃利斯特·哈迪的谦逊的动物学家则持有不同看法。哈迪发明了一种简易却精巧的小型机器，这种机器将彻底改变人类对浮游生物的科学理解。这是一个持续移动的长滚轴，当安装在船尾时它会放出一张丝网，用来捕获浮游生物样本。由于该机器不需要专门人员安装，也占不了多少空间，各式各样的船都能在尾部拖拽这么一张丝网，于是科学家们收集到了好几亿的浮游生物样本用来分析。（第一艘安装这种机器的船是"发现者号"，探险家罗伯特·法尔肯和厄恩斯特·沙克尔顿曾于1901年搭乘这艘船前往南极。）[4]

哈迪的机器在大海中被四处拖曳，原本隐匿的霍乱病原体也慢慢浮出水面。1976年，微生物学家丽塔·科尔韦尔在取自切萨皮克湾的水样中意外发现了霍乱弧菌。[5]虽然她无法在实验室中培植弧菌，也就是说，不能使其在琼脂塑料皿中产生菌落（这是微生物学家公认的识别细菌的"黄金标准"），但当她将样本置于能与之结合的荧光抗体中时，她能观察到弧菌的生长。她清楚，弧菌就在培养皿里。[6]

为了证实霍乱弧菌的存在，科尔韦尔持续收集海岸水样。无论她在哪儿取水，都能找到它们存在的证据，五大洲的池塘、河流、湖泊和海水里都能看到它们的身影。最终，科尔韦尔和其他科学家发现了超过200种生活在海洋中的霍乱弧菌血清群，其中有能产生霍乱毒素的，也有不能产生的。科学家们还发现了这些弧菌的生存方式——它们会附着在浮游生物身上，特别是桡足类动物。[7]

与此同时，哈迪的机器［如今已经有了正式的称呼，即浮游生物连续记录仪（CPR）］所采集到的信息已经汇编成了世界上最广泛、持续时间最久的海洋生物记录。到21世纪初，它已经在北大西洋被拖拽了超过500万海里。记录仪抛出的丝网进一步证明，浮游生物不仅不似灰尘一般在海洋表面均匀分布，而且对环境极其敏感，堪比蜘蛛腿上颤抖的细毛。浮游生物会对横亘数千英里范围内空气和海洋的微妙信号做出反应，比如水面的温度，比如墨西哥湾暖流北部边界的海况差异。[8]

北大西洋不断变化的条件明显对它们产生了影响。自1948年起，北大西洋的浮游生物量下降到之前的六分之一。数十年后的今天，生物量虽然回归正常水平，但格局已经不同。因为海面温度不断升高，暖水浮游物种已经以每年约14英里的移动速度向北推进了600英里。[9]

这些改变继而影响了寄居在浮游生物体内外的霍乱弧菌的命运。哈迪的机器所揭露的事实加上科尔韦尔的研究，共同引领人们重新认识环境微生物群在塑造地球生命体方面所发挥的作用。霍乱疫情中的一切，与浪涛之下发生的故事以及陆地上的人们的生活和习惯之间存在莫大关联。

在引发了将近一个世纪的连续疫情之后，霍乱似乎在

1926 年消失了，退回到它的古老家乡孟加拉湾。历史学家威廉·H. 麦克尼尔在 1977 年论述传染病对历史之影响的里程碑式著作中写道，霍乱已被"极为有效地击败了"。它的消失正体现了一种"胜利防控"的"异常规整之范式"。[10]

事实上，准确地说，霍乱并非消失于 1926 年。引发六次全球大流行的菌株，也就是"古典 01 型"霍乱弧菌的确灭绝了，但在绝迹之前，它诞下了一个鬼鬼祟祟的小小后代。这个后代生活在不断变化的海洋里，特别懂得怎么利用海洋提供的新机会。这种新型霍乱弧菌能在河流、河口、湖泊和池塘里茁壮成长，存活的时间至少比"古典 01 型"多三倍。[11]它是极具韧性的生物，甚至扛得住抗生素的大举屠戮。[12]

在 20 世纪 70 年代之前，公共卫生专家们不认为这种新型霍乱弧菌是能引发全球大流行的潜在病原体。它首次被人类检测到是 1904 年在西奈半岛西海岸的埃尔托检疫站里，当地人在六名前往麦加的朝圣者的尸体里提取出了这种弧菌，这些人都死于腹泻。当时，相较于由"古典 01 型"弧菌引发的席卷全球的霍乱疫情，这种新型弧菌似乎微不足道。调查者坚持认为，它根本不是霍乱弧菌，只是某种普通的、没必要记录的弧菌。他们就简单地用发现地来称呼它——埃尔托弧菌。[13]而后，医疗机构基本就把这种弧菌抛在了脑后。

1937 年，埃尔托弧菌重出江湖，在斯佩尔蒙德群岛引发了多次疫情，斯佩尔蒙德群岛是印度尼西亚南苏拉威西省海岸一系列彼此隔绝、低洼的珊瑚礁岛。但这次暴发仍未引起国际重视。[14] 这种弧菌杀死了 65% 的感染者，但疫情没有从偏远的苏拉威西传播出去，所以世卫组织遍布全球的卫生机构并不认为这些疫情是由霍乱引发的。世卫的机构认为，埃尔托弧菌引起的疾病只是某种"特例"，"是由当地环境促成的"。它们称之为"类霍乱病"，并决定不做任何防控措施。世卫组织报告说："没有理由实施检疫措施，不必严格隔离病人及其接触者，也不必消毒、考虑群体免疫。"[15]

后来人们才知道，这时错失了一个重要的防控机会，埃尔托弧菌疫情的性质随斯佩尔蒙德环境条件的变化而变化。接下来的数十年间，越来越多的降水、更强大的暴风雨以及不断上升的海平面重创了苏拉威西。降水量每年都会增加约 50～75 毫米；暴风雨变得异常猛烈，哪怕是经验丰富的岛民在海上行船时也会迷失方向；而上升的海平面则让水井永久性地被盐水污染。[16]

1961 年，埃尔托"类霍乱病"急速扩张了影响范围，它引发的疫情已经超出苏拉威西，抵达印度尼西亚的其他省份，甚至远抵菲律宾、马来西亚和泰国。是年夏季，埃尔托弧菌在广东省引发疫情，而后，它又传到了香港地区，最终进入南亚，这里是霍乱的腹地。[17] 人们仍误以为埃尔托弧菌是类霍乱病而非真正的霍乱，因此没有用霍乱标准的检疫措施和国际通报规则来约束管理。[18]

1971 年，埃尔托弧菌抵达非洲，此前这里从未出现过这种新型霍乱。[19] 埃尔托弧菌侵袭了乍得湖沿岸，该淡水湖位于乍得、喀麦隆、尼日尔和尼日利亚四国交界处，当时一场大型聚会正在举行，一位显赫的酋长施行割礼仪式。800 多人患病，数周内就有 100 多人病死。人们发现，浅而温暖、布满浮游生物的水面是具有环境弹性的埃尔托弧菌的极佳栖息地。由于湖岸各国疯狂修建大坝、改造灌渠、清理沿岸土地，乍得湖已接近干涸。到 2000 年，这个原本占地超过 1 万平方英里的湖泊，只剩不到 600 平方公里的面积了，而且水深只有不到 5 英尺。致命疫情每年都会在乍得湖盆地周围暴发。[20]

最终，世卫组织承认，所谓只在偏远地区暴发、形态温和的类霍乱病压根就不存在。埃尔托"类霍乱病"**就是**霍乱，就是那种令人闻风丧胆的致命疾病。在经历了四十载所谓"胜利防控"后，霍乱卷土重来。第七次大流行开始了。[21]

1990 年，霍乱抵达南美，这里自 1895 年以来不曾经历过霍乱。

它的到来仍然与特异的气候现象有关，这次是厄尔尼诺南方涛动（ENSO）。厄尔尼诺南方涛动现象每2～7年发生一次，时间通常是在12月，当地人以"圣婴"来命名这种现象，因为他们大致在相同时间段庆祝耶稣诞辰。该现象始于信风削弱，由此导致印度尼西亚附近的暖水向东流动。[22] 暖水向空中蒸发形成雨云，这些雨云便如巨石落入溪流，干扰了全球其他气候模式，导致美国西北部出现干燥冬季，东非出现较大降水量，澳大利亚北部则出现森林大火。[23]

1990年末，厄尔尼诺现象引发的暖水冲刷了秘鲁的西海岸，改变了当地浮游生物的构成以及沿岸的洋流——随着赤道浮游物种大举侵入，当地的浮游物种陷入崩溃；常年往北流动的秘鲁寒流也改变了方向。[24] 任何种类的霍乱弧菌都能在这些水域的温暖环境中大量滋生，变得更具适应性，也更致命。温暖的海水协助霍乱弧菌产生了能让人类脱水的毒素，也协助这种细菌寄居在浮游生物上，让它们得以在更严峻的条件下存活更长时间。[25]（弧菌附着在桡足类动物的卵囊或肠道内时，其生物量要比在水面自由活动时高出5 000倍，而且可以存活超过一年。）[26]

没过多久，居住在秘鲁600英里长的海岸线附近的民众开始感染埃尔托霍乱。[27] 公共卫生机构敦促秘鲁人不要接触最近要人性命的近岸海水。警察逮捕了在街边卖鱼的小贩，甚至包括卖"柠汁腌鱼生"这道国民佳肴的人，因为这道菜是用柑橘汁腌制生的鱼肉制成。[28]

然而，到了1991年春天，已经有7.2万秘鲁人感染了霍乱，而且弧菌开始向整个大陆传播。河流将霍乱弧菌带到了厄瓜多尔、哥伦比亚和巴西，甚至抵达了美国国境附近。满是霍乱弧菌的海浪拍打着洛杉矶海岸，迫使当时热度很高的电视剧《海滩救护队》剧组考虑迁往城市北部拍摄。货船的压舱水里富含霍乱弧菌，船员一般会将水倒入亚拉巴马州的墨比尔湾，这导致当地牡蛎养殖场被关闭。阿根廷航空公司的一架飞机将霍乱从布宜诺斯艾利斯运到了洛杉矶，航班给乘客准备的沙拉里有被霍乱弧菌感染的小虾，导致数十人感染，一人死亡。可卡因走私犯则将弧菌带到墨西哥南部偏远的村庄，他们在那儿修建了隐秘的飞机跑道。[29]

到1993年，整个拉丁美洲将近有100万人感染，约9 000人病逝。只有乌拉圭和加勒比海诸国逃过了埃尔托霍乱的怒火。但它们也逃不了多久。[30]

埃尔托霍乱弧菌在自然环境中的数量越来越多，1994年它发展出了一个新伎俩，很可能是从"前辈"那里获得了相关基因：它拥有了分泌致命毒素的能力，这种毒素与"古典01型"弧菌在19世纪分泌的一致。现在，埃尔托弧菌除了有比"前辈"更强的环境适应力、耐抗生素能力外，它的致命性也堪比"古典01型"弧菌了。[31]

埃尔托弧菌这种分泌毒素的新能力让非洲和亚洲的病死率节节攀升。2001—2006年，霍乱病例中出现致命性脱水症状的比例从30%上升到了将近80%。[32]2007年，"改良版"埃尔托弧菌成了南亚地区的主导霍乱致病菌株，受波及的国家就包括尼泊尔。三年后，联合国雇用的一队士兵逃离了当地的一次疫情暴发，登上飞机前往地震多发的多山岛屿海地岛，但"改良版"埃尔托弧菌其实正在他们肚子里兴风作浪。[33]

海地可谓是霍乱大暴发的定时炸弹，这不仅是因为该国常年处于冲突、贫困和卫生恶劣的条件中。当地的环境条件对霍乱弧菌也是非常友好的。

2010年之前，霍乱疫情从未能影响饱含病原体的海地。加勒比海地区最早出现霍乱疫情是在1833年，首次疫情是在古巴引爆。尽管霍乱传遍了整个加勒比海地区，包括占据海地岛面积三分之二、位于该岛东部的多米尼加共和国，但海地从没有过霍乱暴发的历史记录。19世纪50年代，海地历史学家托马斯·马迪欧推测是海地地理条件中的某个特殊因素起到了保护作用，他写道，"我们土壤中的某种放射物让霍乱毒素无法留存"，或是"空气中的某种条件完成了这一点"。若果真如此，那在2010年1月那场

7.0级地震发生之后，这种保护就消失了。[34]淤泥和石灰石被冲入河流，创造出弧菌喜欢的高营养、碱性条件。饱受创伤的民众比以往任何时候都更加缺乏营养，住房条件也更差。霍乱专家安瓦尔·哈克说："海地的状况因为地震变得极不寻常。营养物质直接从地底下涌出，生态发生了改变。"[35]十个月后，霍乱终于占领了整个国家。[36]

第七次霍乱大流行受迄今为止人类所见最猖獗、最具适应性、最致命的霍乱菌株驱使，将成为有史以来绵延时间最长、分布最广泛的霍乱大流行。这次流行至今仍在持续。[37]

丽塔·科尔韦尔关于海洋中霍乱弧菌秘密历史的研究将她带到了科研界的最高等级，她担任了六年的美国国家科学基金会主任。当第七次霍乱大流行席卷海地时，科尔韦尔已76岁了。海洋弧菌对人类的影响从未像今天这般明显。气候变化让海洋变得更暖，不光是在海地，全球的弧菌感染都增加了。在越来越暖的北海和波罗的海，弧菌感染简直暴增。[38]2006—2008年间，在美国，弧菌感染增长了43%。致病弧菌甚至传播到了从未暴发过此类感染疫情的地方，比如阿拉斯加、智利和冰岛，它们在贝类动物里大量滋生，由此威胁到食用者的健康。[39]

科尔韦尔的办公室位于马里兰大学帕克分校广阔校园

的深处，2011 年的秋天，我在那儿见到了她，当时她是马里兰大学的杰出教授。（她还是约翰斯·霍普金斯大学的杰出教授，以及两家微生物检测公司的主席。）科尔韦尔很清楚，她的研究触发了范式的转变。她说："30 年前，哪怕只是说环境中存在这种细菌都会遭人讥讽。但现在，这个事实已经被写入了教科书，有压倒性的证据啊！人们已经理解这一点了！"即便过去了这么多年，她似乎仍然很惊讶。

然而，科尔韦尔并没彻底完成对科学建制的变革。她说，环境对霍乱流行动力学的塑造并无独特性。随着气候变化，环境在其他新型传染病的流行动力学中也起到了同样突出的作用。在霍乱的故事中，存在一种理解疾病缘起的新型解释框架，其中（生物、社会、政治和经济）环境既是源头也是驱动力。科尔韦尔说，这一洞见具有深远意义，相当于人类从希波克拉底医学范式转变到细菌理论范式的科学革命。她称之为霍乱范式。[40]

变幻的气候究竟如何影响传染病？要确定这一点并不容易。怪异的天气组合会以难以预料的方式形塑传染病的暴发。2006 年冬季的一场寒潮让野生疣鼻天鹅改变了迁徙模式，它们将 H5N1 病毒输送到了 20 多个欧洲国家；[41] 1999 年的暖冬使得蚊子全年都能在纽约市下水道里产卵，翌年的夏旱则迫使饥渴的禽类聚集在拥挤的水坑之中，导致西尼罗病毒第一次在纽约大暴发。[42]

很明显，上述疫情暴发是由环境条件引发的，但谁又能预测到这些传播方式呢？我们拿引发蚊传疟疾的恶性疟原虫来举例，这是一种对环境敏感的病原体。降水量增多，可能导致疟疾泛滥——降水会形成许多水坑和池塘，而携带疟疾的蚊虫会在这些地方产卵；但降水量增多，也可能导致疟疾减少——地表径流和洪水可能会将蚊子的卵冲走。与此类似的是，干旱可能导致疟疾泛滥，因为河流会干涸成不流动的水塘，这种水塘是蚊子产卵的极佳选择；干旱也可能导致疟疾减少，因为干燥的天气会烤干蚊子的躯体。

尽管如此，我们仍然清楚天气与传染病之间存在某种关联。1948—1994 年间，在美国，68% 的蚊传疟疾疫情暴发在降水最多的日子（历史排名在前 20%）之后。[43] 暴雨过后，西尼罗病毒感染病例会增加 33%。[44] 科学家也认为，温度升高会让传播疾病的生物种类变得更多，蝙蝠、蚊子和蜱虫只是其中一部分。[45] 这种情况已经在发生了。在哥斯达黎加，某些蝙蝠种类已经迁移到比其一般生活范围要高的海拔地点，而在北美，蝙蝠的越冬范围扩大到了北部。[46] 长期以来，携带黄热病毒和登革病毒的埃及伊蚊仅见于濒墨西哥湾的南方各州，但 2013 年它们出现在了加利福尼亚。[47] 白纹伊蚊的活动范围则扩张到了意大利北部纬度较高的地区。[48] 蜱虫的活动范围也向北部高纬度地区扩张，北欧和美国东部都出现了它们的身影。[49]

温暖的天气让疾病宿主们的日子更好过，也加速了它们的生命周期。树皮小蠹在树皮下的导管里产卵，由此破坏了树的组织。天气一变暖，小蠹原本两年的生命周期会缩短成一年。自 20 世纪 90 年代起，小蠹逐渐开始破坏树龄更短的树，波及的树种也越来越多，从阿拉斯加到墨西哥，针叶树的数量减少了 300 亿棵。在怀俄明和科罗拉多等州，每天都有 10 万棵罗奇波尔松树被小蠹消灭。[50] 气候变化引发的生命周期加速是导致这一现象的原因之一。其他病原体也会出现类似的生命周期加速。当环境温度升高时，疟原虫便会缩短自身的发育周期，而这能让它们在蚊子宿主短暂的生命周期里快速发展成可传染的形式。

所以，随着地球气候朝着更高的气温转变，海洋变得更热，水汽变得更易蒸发，霍乱弧菌及其后代大概率能从中获益。气候转变仅凭改变病原体的分布，就能增加患病的重负，因为人群会暴露于他们毫无免疫能力的新病原体。

但以上预测都是在说我们已经熟知的病原体。要是换作我们压根没见过的病原体呢？微生物学家阿图罗·卡萨德沃尔称，升高的地球环境温度将释放出一个个全新的病原体王国。

175

我们生活的这个世界充满真菌。每次吸气，我们都会摄入数十个真菌孢子，我们脚踩的大地也布满了真菌。

真菌可以成为潜在的病原体。病毒需要活细胞才能生存，但真菌能在所有宿主死亡后依然存在，因为它们以死亡、腐败的有机质为食。真菌还能以极其持久的孢子形式独自在环境中生存。[51]

任何一个后院园丁都知道，真菌是主要的植物类病原体。有的真菌，比如致病疫霉，会引发马铃薯晚疫病，并造成饥荒，甚至改变人类历史进程。还有的真菌，例如，导致蝙蝠死亡的祸首锈腐假裸囊子菌，以及两栖动物致疫真菌蛙壶菌，会把整个物种推向濒临灭绝的边缘。[52]

然而，当病原性细菌和病毒持续感染人类时，真菌病原体却鲜少让人类遭罪，除了古怪的酵母菌感染和足癣以外。卡萨德沃尔认为，这可能跟我们是温血动物有关。与不断被真菌病原体感染的爬行动物、植物和昆虫不同，哺乳动物能将血液维持在一个较高的温度（华氏96度以上，比地球平均华氏61度的环境温度要高），无论周遭的天气如何变化。大多数真菌已经适应了环境温度，所以无法忍受我们血液的温度，直接死在了宛如"烤箱"一般的人体里。

热量的确是一种有效的感染解毒剂，甚至爬行动物也试图用发热来摆脱感染。它们通过暴晒产生"自主发热"，在遭受感染时提升自己的体内温度。与此类似，科学家的研究显示，将青蛙的身体加热至华氏 98 度能够治愈它们的蛙壶菌感染。

卡萨德沃尔推测，温血哺乳动物对真菌病原体更高级的抵抗，或许能解释恐龙灭绝后哺乳动物打败爬行动物成为星球主宰的原因。冷血生存方式其实要比我们的温血生存方式更有效率。为了维持温血，哺乳动物每日需要摄入十倍于冷血动物的热量。[53] 卡萨德沃尔就曾在一次关于这个话题的上午讲座中，盯着与会听众们诘责道："你们这些哺乳动物啊，虽然才吃过早饭，但脑子里肯定已经在惦记午饭了。"（我的肚子咕噜着发出赞同的声音。）他接着指出，一群鳄鱼可以做到一个礼拜不用考虑食物问题。然而，恐龙灭绝后，余下的爬行动物却再未能在地球舞台上出演主角；相反，哺乳动物虽然体型小、效率低，但免受真菌侵扰，由此成为星球的主宰。

在地球上的智人的进化早期阶段，温血为其抵抗病原体发挥了关键作用。当时大多数会感染人类的病原体都适应了环境温度，因为这些病原体至少有一段时间是待在自然环境之中的。（当时地球上的人类数量不多，真菌无法实现全人体内生命周期。）维持温血挫败了真菌的侵扰。不幸的是，如今许多感染人类的病原体是从其他哺乳动物那里来的，这意味着它们在感染人类时就早已适应了温血。

卡萨德沃尔指出，无论如何，我们还是会用发热来把真菌"烤死"，发热算是一种返祖现象，在人类进化早期，我们体内的热量就曾帮助我们抵抗病原体。

问题在于，我们温热的血液之所以能抵抗真菌病原体，仅仅是因为血液温度与真菌习惯的环境温度相异。如果真菌病原体进化到能够忍受更高的温度，这种因梯度带来的防御就会消失。从技术上来看这是可能的：在实验室环境中，真菌会在温度超过华氏 82 度时死亡，但经过培育，它们能够忍耐高达华氏 98 度的温度。全球性的气候变化能带来同样的结果，过程虽缓慢，但确能以无情的方式训练真菌，使其耐受不断升高的温度，终有一天，它们能适应我们血液的热度。

卡萨德沃尔说，要是耐热真菌真的出现了，将带来前所未有的传染病风险。除了温血，我们再无其他防御机制可以抵抗它们。"你们要是不信，大可去问问两栖动物。"卡萨德沃尔指的是几乎将两栖动物赶尽杀绝的真菌病原体，"你们也可以去问问蝙蝠。"[54]

177 随着全球气温升高，真菌病原体已经开始溜进传染病的行列。1997—2009 年间，加利福尼亚州和亚利桑那州的粗球孢子菌和波萨达斯球孢子菌感染人类（俗称"裂谷热"）的病例增加了七倍。[55] 健康地图和 Pro-MED 等疾控计划关于真菌类疾病疫情的上报案例越来越多。与 2007

年相比，健康地图 2011 年的真菌疾病上报案例翻了一倍；Pro-MED 的真菌疾病上报案例则在 1995—2010 年间增长了七倍。[56] 这些变化可能只是随机的暴发高峰，接下来将是低谷，但它们也可能是由气候变化引发的真菌病原体大潮到来的预兆。

如今，人类将自身置于疾病大流行的险境之中，无论是气候变化还是其他状况，其实都是现代性的产物。我们现在可以追踪空气中每一个过剩的碳原子，将其溯源到任何一种因资本主义崛起而出现的特定人类活动，无论是第一批烧煤工厂的燃料消耗，还是当下耗费石油的汽车和喷气式飞机。这意味着，要应对下一场疾病大流行，我们需要解决由工业化和全球化带来的各种新问题。但就算我们解决了这些问题，也不过是解决了整个难题的一部分。未来的大流行当然可能是现代性的产物，但总体来说并非如此。事实上，感染的幽灵已经纠缠人类这个物种数百万年了。

从 19 世纪的霍乱到今时今日新崛起的病原体，传染病的传播动力学受具体的历史条件影响。身处现代的我们与病原体的对抗，只不过是人类与微生物之间远比从前更漫长、紧张、复杂的对抗中最新的一次冲突。

第九章　大流行的逻辑

纠缠人类的古代疾病大流行没有留下直接的记录，我
们只能通过它们给人类投下的巨大阴影轮廓斜目窥探。但
进化论以及不断增加的基因学和其他学科证据表明，疾病
大流行及病原体形塑了我们作为人类的基本层面，从生育
到死亡，无一不及。它们还塑造了人类文化的多样性，决
定了战争之胜负、我们关于美的恒久理念，以及人类身体
本身，它们也让我们对当下的病原体显露出脆弱。它们强
大而古老的影响体现在现代生活引发大流行的诸种具体方
式之中，就如潮汐塑造了洋流。

　　疾病是内在于微生物与宿主的最基本关系之中的。只
消简单了解一下微生物的历史，轻瞥一眼自己的身体，我
们就不会质疑这一点了。人类自现代以来才开始主导这个
星球，从前，微生物统治一切。当我们最初的祖先，也就
是第一批多细胞有机体，在七亿年前"艰难地爬出"海洋

之时，微生物已经享有地球长达 30 亿年。它们散布在每一个可以生存的栖息地中，遍及海洋、土壤，甚至深入地壳。它们能适应各种各样的生存条件，不管是华氏 14 度的低温还是华氏 230 度的高温，它们能以阳光为生，也能以甲烷为食。顽强的生命力让它们可以生活在最极端、最偏远的地方。微生物能在岩石内部的孔洞、冰核、火山和海洋最深处大量滋生，哪怕是最冷、最咸的海洋也不在话下。[1]

对微生物而言，人类的身体不过是又一个可以栖息的舒适住所，一旦人体成形，它们立马就能住进人体提供的新栖息地里去。微生物在我们的皮肤和肠道内膜上滋生，将它们的遗传物质传递给我们。人类的身体很快就成为 100 万亿个微生物细胞的家，这比人体细胞总量的十倍还多；而人类三分之一的基因组中掺入了来自细菌的遗传物质。[2]

我们的祖先是自愿扮演微生物的宿主，任其攻占体内的吗？这个可能性是有的。但很可能不是自愿。人类"研发"了一个庞大的武器库来监视、管制和消灭微生物，这与不稳定的国家会拥有一支过于庞大的军队是一个道理。我们的皮肤层不断剥落，这样栖居在表层上的微生物就能离开人体；我们会持续眨眼，以此冲刷眼球上的微生物；我们的胃会产生一种可杀死细菌的盐酸混合黏液，这种黏液能击退试图在胃内繁殖的微生物。人体内的每一个细胞都发展出了应对微生物入侵、保护自身的复杂方法，即便应对失败，它们还能自行毁灭。特化细胞，也就是白细胞，会在我们体内巡逻，它们的作用就是探测、攻击和摧毁入侵的微生物。就在你阅读这几行字时，一大批白细胞正在清理你的整个身体，监测微生物入侵的信号。

这些免疫防御能力的发展恰恰证明，微生物必定持续施加威胁。我们的身体为了生存下来，必须精准协调，抗击感染源。人类的免疫防御可不是什么退化的备份系统，像个退休的保安坐在一个门可罗雀的商店后面休憩。它们时刻处于警备状态，哪怕极小的触发也会将它们激活。现在，只要我们看到一张某人遭受微生物攻击的照片，比如皮肤病损或擤鼻涕，就会促使我们的白细胞泵出大量白介素-6 细胞因子等免疫战士，仿佛我们自己真被微生物入侵了一般。[3]

要维持针对微生物的这种战备状态真不容易。无论我们的免疫系统何时被激活，都需要消耗更多的氧气。当我们不得不将自身能量耗费在其他事情（怀孕或哺乳新生命）上时，我们只能放松戒备。目前，人类仍然缺乏足够的资源来维持"高昂的"免疫系统运转成本。用生物学家的话来说，保护人体免受微生物侵蚀的"代价是很大的"。但我们只能付出这样的代价，因为生活在一个满是微生物的世界，的确需要这种免疫防御。[4]

虽然免疫系统确实帮我们防止了病原体入侵，但也没有完全将人体封闭。时至今日，我们的免疫战备力有任何程度的减损，或是当微生物破坏人体免疫防御能力，都会导致暴力对抗。当时间、疾病或疲惫削弱了我们的免疫防御时，微生物就会乘虚而入，入侵我们的细胞。它们一旦得逞，便会通过各种方法进行破坏。其中一些会放肆复制，在此过程中用尽我们的营养物质或者损害我们的组织；还有一些会分泌毒素来帮助自身复制或传播，比如霍乱。有些只是让其他敏感的身体系统发生反应。微生物的方法各异，但效果相同：我们久病难愈，它们却蓬勃茁壮。

我们管这些麻烦精叫"病原体"，但它们其实不过是微生物，无论在哪儿都是这样运作——进食、生长和扩散。而且，它们不带任何感情地进行这些活动，这是它们的天性。在最优条件下，微生物每半小时就能扩增一倍。它们永远不会变老，只要周围有足够的食物，它们就不会死去，除非被什么东西杀死。也就是说，在可预料的情况下，它们会最大限度利用能获取的资源。如果这种利用意味着引发疫情乃至大流行，那也没办法。

微生物的逻辑和我们免疫防御的本性，共同创造出布满疾病大流行伤痕的人类历史。不仅如此，进化生物学家和遗传学家认为某些异常情况，比如我们的 DNA 中一些不同寻常的特征，或者某些很难解释的奇怪行为，就是线索。

越来越多的专家认为，他们看到这些怪异之处，就好比是犯罪调查侦探看到毫发无损的受害者颤抖着的双手——只有暴戾的、深受疾病大流行困扰的历史才能解释其中缘由。

这些反常之处在大多数人眼中可能既不奇特也不难解释，它们其实是人类生命周期中最根本的两个方面：有性生殖和死亡。我们认为这两点是理所当然应该存在的，但对进化生物学家们来说，它们是人类进化中令人困惑的发展，亟须解释。**182**

要搞清楚这种看似违背常理的概念，首先我们要简单了解一下进化论中的"自私基因理论"。自私基因理论的基本理念是，基因或基因组（某个个体中的一整套基因）是进化中的"权力集团"。基因组由一长串扭曲的 DNA（或 RNA）分子构成，人体的每一个细胞里都包含基因组，某些基因为各种各样的生物学性状提供指令，比如眼睛颜色、鼻子形状，或是人的声音。根据自私基因理论，所有的进化都可归结为基因的诡计。某些基因通过支配或"编码"性状来帮助自身扩散得更广，由此占据主导；还有一些基因因为编码出来的性状无甚作用，或者对自身散播有害，由此灭绝。

正是依据自私基因理论，有性生殖和死亡显得让人困惑，因为考虑基因扩散的其他方法，这两个都不算是十分有效的办法。

先说有性生殖。地球上的所有生命一度都是无性生殖的（通过复制或其他方式繁殖），彼时不存在有性生殖的生物。但在进化历史中的某个时间点上，有性生殖出现了。若从基因的角度来看，有性生殖与其他繁殖方式相比其实是一种相当拙劣的扩散策略。有机体通过直接克隆可以百分百地将自身基因传递给后代，而有性生殖不仅需要另一个个体配合参与生殖过程，而且父母双方在基因传递过程中都会丢失一半的基因，幼崽只会继承父母各一半的基因。

为了生存下来，第一批有性生殖生物就不得不与克隆生殖生物竞争，毕竟后者主导了地球的资源和栖息地。它们是怎么做到的呢？ 20 世纪 70 年代，进化生物学家威廉·汉密尔顿创设了一个计算模型，来模拟这场比赛的情况。这一模型设定了一个生物数量，其中一半个体通过克隆繁殖，另一半个体则通过有性生殖。（你可以这样想象，两边都是亚马逊女战士，但一边不需要男人，通过复制自己来繁殖，而另一边只能借助男人来繁殖。）这些个体平等地受到随机死亡的影响，比如，被捕食性动物攻击，或是在冰风暴中冻死，这都是生活在野外的人群会真实遭遇的情形。随后，模型会计算两个部落的繁殖成功度，亦即统计他们各自产下的后代数量。

模型没有花费多少时间，就从两种不同的生殖策略所产生的累积效应中总结出了合乎逻辑的结论。汉密尔顿每次运行这一模型，有性生殖组都会迅速灭绝。随机死亡给有性生殖部落的交配池带来了极大的损失（每个年过不惑还试图找对象的人可以一下子明白这点）。克隆繁殖组的情况就大不一样了，尽管存在随机的损失，但他们仍然维持了较高的复制率。有性生殖组产下的后代在基因上的确更具多样性，故也更加适应环境的长期变化，但这有什么用呢？随机死亡的重负迫在眉睫，让这些优势根本没有机会发挥出来。

有性生殖本应是个失败的实验，实际上却不是。最终，我们最遥远先祖的繁殖策略扩散到了整个动物王国，其中就包括我们人类，许多年过去了，这一策略已经成了长久之计。

正是汉密尔顿提出的惊人解释，拨开了这一团迷雾。他宣称，性是因为病原体才进化的。

汉密尔顿留意到，有性生殖明显需要舍弃一些基因，但由此得到的好处是，通过这种方式诞下的后代在基因上会与父母截然不同。汉密尔顿观察到，这一差异虽然不能帮助我们在不利于生存的天气或捕食者面前取得优势，但对抵御病原体大为有益。因为病原体不像天气或捕食者，它会不断改进自己攻击人类的方法。

想象一下，在你还是个婴儿时，有一种病原体首次袭击了你。随着你的成长，这种病原体已经经历过成千上万代。（如果你从这种病原体的侵袭中幸存了下来，）等到你成年且准备繁育后代时，这种病原体进化出的攻击力已经远远高出你的防御力。虽然你的基因构成维持不变，但病原体已经进化了。

相反，克隆生殖的生命体会通过复制的方式给病原体提供完全熟悉的攻击目标，它们没给后代留下多少躲过病原体攻击的机会。汉密尔顿建立了一套理论，在这种情形下，更好的方式是让产下的后代在基因上与自己有所不同，哪怕这意味着你的一半基因将会丢失。

科学家通过实验将年迈个体内的病原体转移到年轻个体内，试图再现历经岁月、更新换代后的病原体对宿主的攻击样态。进化动物学家马修·雷德利致力于研究长寿的道格拉斯冷杉，这种冷杉会定期遭受蚜虫攻击。（虽然蚜虫不是微生物，但它们其实和微生物病原体一样是能引发疾病的有机体。）在野外环境中，树龄较长的树要比树龄较短者遭受更严重的虫害，一般人会认为这是因为老树要比新树虚弱，但事实并非如此。老树之所以遭受更严重的虫害，是因为这些病原体有更长的时间来适应它们。当科学家将一棵老树中的蚜虫转移到一棵新树中时，后者遭受的虫害跟老树一样严重。我们轻易就能明白其中的道理，当周遭环境中出现这样的病原体时，有性生殖的确能比克隆生殖产生更高的幸存概率。[5]

自汉密尔顿首次发表其关于病原体和性进化的理论以来，人类在这方面已经累积了相当多的支持性证据。生物学家发现了兼有有性生殖和无性生殖的物种，它们能依据环境中病原体的类型转换生殖方式。秀丽隐杆线虫在没有寻常病原体的实验室环境中，或是在病原体发生异变、无法再进化的情况下，大概率会通过无性复制的方式繁殖；当它们被病原体追踪攻击时，又会转变为有性生殖。在另外的一些实验里，科学家改变了线虫的性状，让其无法进行有性生殖，而后用病原体来饲养它们，结果这些线虫会在 20 代之内灭绝。相反，当科学家允许线虫进行有性生殖，它们就能与病原体永远共存下去。要想抵抗病原体，似乎要仰仗有性生殖提供的特殊优势。[6]

病原体迫使生物做出性的进化，同时也带来了一个附加的适应特征，那就是死亡。死亡是某种可选择的"进化"项目，人类会认为这种理念是反直觉的，因为在大多数人对生命的理解中，"衰退和死亡无法避免"的观念举足轻重。我们将身体视为一定会随时间而磨损的机器，当部分受损，损伤便会累积。最终，在抵达一个临界值后，整台机器就停止运作。所以我们才会说，没人能"欺骗死亡"。我们甚至以同样的理念来看待"年老"（aging），这个词的本义不过是形容时间流逝。[但在我们心里，这个词其实约等于生物学家所说的"衰老"（senescence），这是一个随着时间推移、人体功能逐渐衰退的过程，尽头便是死亡。]

但衰老与死亡并不是生命无可避免的面向，我们周遭就满是永生不朽的例子。微生物能永久生存，树也不会随着时间衰退。相反，它们会随着年岁增长而更具活力，吸收更多的养分。对微生物和许多植物而言，永生乃是常态，而非例外。有些动物甚至也不会衰老，比如蛤蜊和龙虾。对这些生物来说，死亡只会由外因引发，内因是不会导致死亡的。

人类的身体与机器的一个迥异之处，就是人体能够自我修复。我们在锻炼身体之后，受伤的肌肉能自主修复，而当我们骨折或皮肤破裂时，身体会生长出新的骨组织和新皮肤。（甚至有报告称，有些人的手指能在受损后重新长出来。）[7]人体细胞有各种各样从受伤中自我修复的方法。其他动物也拥有这种修复能力，比如蠕虫就可以修复自己受伤的蜿蜒身躯，海星能重新长出手臂，蜥蜴可以重新长出尾巴。这种修复能力让我们变得更强，而不是更弱。

科学家发现，衰老并不是一个天然不可避免的过程，它实际上是由某些独特的基因控制的，这些基因被宽泛地称为"自杀基因"或"死亡基因"。它们的职责是循序渐进地关闭让我们的身体维持良好状态的自我修复进程，就像是屋主在派对结束后关闭一盏盏灯。无论如何，这个关闭的节点终会在某个时刻到来。[8]

早在 20 世纪 70 年代，人类就发现了这些基因，当时科学家发现移除雌性章鱼的某些腺体后，可将它原本注定到来的死期推后。一般而言，雌章鱼会在产卵后十天就不再进食，随后死亡，就好像没上发条一样。但如果通过手术移除那些控制生殖成熟和繁殖的腺体，章鱼的行为就会变得很不一样。移除腺体的雌章鱼在产卵后仍然会进食，接着存活六个月。[9]科学家还用类似的方式确定了蠕虫和苍蝇体内除加速衰退和死亡之外无其他已知功能的基因。一旦这些基因在实验中被去活化，死期就会推迟，蠕虫和苍蝇能继续生存。[10]

截至目前，人体内尚未发现仅控制死亡功能的基因。人体内的自杀基因承担了许多不同的功能，既有利又有害。控制发炎的基因在我们年轻时能帮助愈合伤口，防止感染，但随着时间的推移，它们逐渐具有自杀倾向，开始攻击健康细胞。我们至今仍不明确，到底是什么条件触发了这种突如其来的大转变，但毫无疑问，科学家正在抗衰老研究中重点考察这些问题。[11]

自杀基因的发现带来了与性的进化类似的问题。我们究竟为什么需要进化出这些基因呢？毕竟与永生相比，自杀基因造成的"死亡宿命"毫无竞争力。在一场纯粹的进化比赛中，那些承受自杀基因重负的个体，会在半途就倒下，而他们的永生对手则一路领先，显然前者失败了。为了弥补这种严重的弱势特性，我们必须得到及时的补偿。

依据所谓"衰老的自适应理论"，这种补偿就是保护我们不受物种灭绝级别的疾病大流行的影响。永生当然会让生命体拥有额外优势，但也有显著的限制，其中之一就是，永生物种倾向于扩张到环境所能供养的数量极限。如此一来，在遭遇大灭绝事件时（比如饥荒和疾病大流行），它们就会十分脆弱，这些事件能一下子将它们击倒，甚至造成整体灭绝。

我们知道，上述大灭绝事件以一定的频率在历史上发生。毕竟，地球上进化出现过的物种，如今有99.9%已经灭绝，留下来的都是这颗不稳定星球上仅有的幸存者。我们是怎么幸存下来的？像微生物这样的永生物种之所以能对抗大灭绝级别的饥荒和疾病大流行，是因为它们能够克隆。也就是说，哪怕某次大流行杀死了99.9%的微生物，也无法将它们悉数灭绝，只要有少量的幸存者，它们就能恢复原本的数量级。但对那些永生的有性生殖物种来说，事情就麻烦许多。一些保育生物学家估计，大多数有性生殖动物种至少需要5 000个个体才能保持种群长期存活。[12]另有人估测，不同物种存续需要的最低个体数量在500到50 000之间。任何疾病大流行（或饥荒）若是造成某个有性生殖物种的幸存数低于该数值，就能将这个物种永久地消灭掉。[13]

衰老的自适应理论假定，自杀基因正是基于这样的背景进化出来的。情形大致如此：想象一下，两组彼此竞争的有性生殖有机体，其中一组的个体都是永生的，而另外一组出现了自杀基因，其中某些个体逐渐衰老、死亡。第一组就好像是一片密林，第二组则是定期被砍伐的森林。疾病大流行到来之时，前一组的境况就好比密林面对山火，实难存续；后一组却更可能幸存下来，令自杀基因传播得更广。

当然，自杀基因无法让我们完全摆脱饥荒和疾病大流行的风险。但由于人类群体中的个体会定期衰老和死亡，用抗衰老研究员乔舒华·米特尔多尔夫的话来说，就是"每次死掉一点点"，此类事件带来的灭绝风险就会降低很多。米特尔多尔夫认为，我们变老、死亡，是为抵抗大流行所做出的牺牲。[14]

汉密尔顿关于性进化的理论以及衰老的自适应理论，其实是"红皇后假说"的不同版本，这个假说彻底改变了现代生物学。"红皇后假说"的名称源自刘易斯·卡罗尔的《爱丽丝镜中奇遇记》，小说中有个场景，爱丽丝与红皇后激烈追逐，摔倒在地，却发现自己根本没有前进分毫。"如果有人像咱们这样快跑了好些时间，一般来说早就跑到旁的地方去了。"爱丽丝说道。红皇后则解释了为什么她们在原地踏步："在我这儿，你要拼尽全力地跑，才能维持原地不动。你要是想跑去旁的地方，那至少要跑得比刚刚快两倍才行！"

这对流行病的历史与未来有什么影响？根据查尔斯·达尔文1859年提出的经典的自然选择理论，以及目前全世界高中生物课堂上都会教授的知识，病原体与感染者之间是随时间的推移而彼此适应的，两者会逐渐演变为缓和的关系。但"红皇后假说"认为事实与此截然相反。对于任何一个物种而言，每发展出一种适应能力，它的对手都会发展出相应的反适应能力，这意味着病原体及其感染者之间的关系不会向更和谐的方向发展，它们之间的攻击将变得更加复杂，就像是一对婚姻不睦的夫妻。它们"跑得很快，也跑了很长时间"，但"哪儿也没去"。

这个假说也给关于微生物、免疫系统、性与死亡进化之本质的争论下了同样的结论——病原体及其感染者之间的关系不会向和解的方向演化，相反，双方会持续进行战斗，用更复杂的方式击溃对方的防护。

这表明，流行病的出现或许根本不需要借助特定的历史条件。就算没有运河、飞机、贫民窟和工厂化农场，病原体及其宿主也会一直被锁定在一个无穷无尽的流行循环中。流行病压根就不是历史的反常状态，而是生命在微生物主导的世界中所具有的一种自然特征。

关于性、死亡和病原体的这些理论尚不足以揭示我们与病原体之间的漫长纠葛，它们只是试图解决自然选择这一现代生物学基础理论中的一些理论难题。但人类基因中存在的奇特模式，以及遗传学家和其他科学家理解这些模式之意义的方法，无形之中支持了这些理论主张。

其中一个奇特模式是关于人类基因多样性的本质。一般来说，我们每个人"在基因上都是独一无二的"，但这种描述其实不准确。实际上，我们都共享同一套基因。举个例子，每个人体内都有指令身体如何构造鼻子或耳朵的基因。（一个基因其实只是一段特定的 DNA 片段，其中储存了特定的人体性状指令。）人与人的不同之处在于拥有同一个基因的不同变体，因为同一段 DNA 的化学成分序列是因人而异的，比如，你体内的变体让你长有连生耳垂，而我体内的变体则让我长出分离耳垂。

性与突变会定期为我们的基因组引入新的变体和组合，但这个过程杂乱无序，就好像是闭着眼睛朝一辆自行车扔出一把扳手。大多数时候，新变体完全没有用处，基因组会被这种新变体拖累，就好像那辆被扳手击中的自行车。而有些时候，新变体是中立的，压根没有什么可以辨识出的功用。只有极少数时候，一个随机的变体碰巧遭遇一些事件，让它变得有用。随着时间的推移，无用的基因变体被系统性地淘汰，而有用的变体占据了主导地位。于是，当遗传学家在某个既定时间段内比较不同种族之间的基因组时，他们会发现一定程度的基因变异，但大规模的变异是不存在的。

尽管如此，当遗传学家近距离观察基因组的某个部分时，还是找到了反常现象。这个部分就是具有识别病原体功能的基因，它们为人类白细胞抗原（HLA）提供了构造指令。所谓人类白细胞抗原其实就是细胞受到感染时向人体免疫系统发出信号的一类蛋白质。（其工作原理是与病原体的一部分结合，并让它显露在细胞表膜上，就像是插了一面旗。）基因组的这个部分中保有大量变体，实际上，我们的白细胞抗原和识别病原体基因变体的多样性，要比基因组其他部分高出两个数量级。目前，人类已经在基因组的该部分发现了超过 1.2 万个变体。

对这种差异，存在两种可能的解释。要么这 1.2 万个变体都是中性的，所以整个变异都没什么意义，但变体如此之多，这个解释很难让人信服；要么就是存在一种强大的力量，逆转了原本压制变体出现的正常压力，让维护一个巨大的旧基因变体库成为一种优势。

这股强力可能就是引发流行病重复循环的病原体。一种病原体若要在同样的群体中重复引发疫情，就必须在不同毒株间切换，以避免被人体免疫系统探测到，这就像是同一个强盗用不同的伪装重复抢劫同一家银行。我们在人体内留存如此多的病原体识别基因，就是为了以防万一，总会有那么几个基因能识破病原体最新的伪装。所以，不会有哪种病原体识别基因完全消亡，也不会有哪种占据主导。人类一直携带这些基因，仿佛是在携带一个世代相传的、装满专业化检测工具的宝箱。[15]

此外，我们已经如此传承了几千万年。人类的基因组里满是旧基因，这些基因制造了眼睛、大脑和脊柱等有用的性状，其他物种体内也有类似基因。和这些基因相比，病原体识别基因毫不逊色，现代人类体内的某些病原体识别基因已有 3 000 万年的历史。哪怕我们分为了不同种属，它们仍跟随我们幸存下来。这也意味着病原体引发疫情、沉寂、再次暴发的循环横跨了好几个地质年代。[16]

我们的基因组里还包含了历史上一次特殊流行病的暴发线索。那次流行病大约在距今 200 万年前袭击了所有的人科动物（我们智人是唯一的幸存物种），证据就位于专门控制唾液酸这种特定化合物分泌的基因中。在长达 30 万年的时间里（放在进化的时间尺度里，这不过如一记心跳般短暂），每个能分泌这种唾液酸的个体都死了或是无法有效繁殖，仅留下了那些不分泌唾液酸的个体，后者的体内存在使唾液酸失活的基因变体。

如此巨大的变化是如何在这么短的时间内达成的？唾

液酸专家阿吉特·瓦尔基发现，人类遗弃了分泌唾液酸的基因，他猜测是一场流行病引发了剧变。这是因为唾液酸除了在细胞间相互作用中发挥多种功能外，还会被病原体利用，以入侵细胞。（病原体可与唾液酸结合，以此进入细胞内部，有点像是在锁孔里转动钥匙。）某种病原体利用唾液酸侵入人科动物细胞，其引发的流行病杀死了所有能分泌这种唾液酸的个体，只留下无法分泌的个体。瓦尔基认为，那次流行病很可能是某种疟疾，因为亚种疟原虫可以与这种唾液酸（亦即 N-羟乙酰神经氨酸）进行结合，而亚种疟原虫如今仍是引发黑猩猩疟疾的祸首。[17]

那场可能是疟疾的流行病给幸存者带来了深刻的影响。幸存者的细胞不再像其他灵长类动物以及所有脊椎动物的那样分泌 N-羟乙酰神经氨酸。这意味着未能幸存的人不可能拥有自己的遗腹子，因为幸存者的免疫系统会将含有 N-羟乙酰神经氨酸的精子细胞和胚胎视作异物并发起攻击，瓦尔基利用基因改造老鼠做的实验表明，幸存者只能与幸存者繁育后代。

一个新物种就此诞生。依据化石证据，第一个直立行走的人科动物，正是在 N-羟乙酰神经氨酸丢失前后的时间段与其先祖南方古猿区分开来的。如果瓦尔基的理论是对的，那就是说我们之所以成为人类，我们遭逢的第一次疾病大流行帮了忙。[18]

令人瞩目的是，这些与远古疾病大流行有关的发现所依据的悖论式观察其实都是在与遗传学不相关的调查中做出的。人们发现丢失的唾液酸，发现病原体识别基因的多样性，都属意外。1984年，瓦尔基给患有骨髓衰竭的病人注射了马血清，他发现病人的免疫系统对血清中的唾液酸产生了反应。瓦尔基耗费数十年时间思考个中缘由，跌跌撞撞地寻获了一个古代疾病大流行的故事。至于病原体识别基因的多样性，则是科学家在尝试器官移植的过程中发现的。外科医生发现，除非器官捐赠者和接受者拥有同样的、识别病原体的人类白细胞抗原基因，否则接受者的免疫系统就会像攻击病原体那样攻击捐赠者的器官。医院依据捐赠者和接受者的人类白细胞抗原基因进行器官配型，这种尝试逐渐揭露出我们体内病原体识别基因的丰富程度。尽管这些发现具有偶然性，但它们得出的结论俱与进化生物学家的理论相悖，后者正竭力解答自身理论中的这些悖论。要是我们直接抱着寻找远古疾病大流行的目的去做研究，岂不是能找到更多证据？[19]

截至目前，虽然远古疾病大流行留下的蛛丝马迹并不明显，但它们给我们留下的影响却很深远。无论是在人类免疫系统的特性中，还是在我们先祖的历史发展轨迹中，每个人都能感受到这种影响，但科学家们直到现在才开始理解它们。

远古疾病大流行强化了我们的免疫反应，引发了我们现在仍会出现的一系列疾病，其中包括自然流产。5% 的女性由于免疫原因经历过反复自然流产——母体的免疫系统出于某些原因，会在怀孕时感受到根本不存在的外来入侵者，开始攻击胚胎。每个智人的身体都会对其他智人的任何一种组织和细胞做出类似的反应。所以除非采取医学措施抑制器官移植接受者的免疫系统，否则它们几乎肯定会攻击捐赠者的器官（同卵双胞胎捐赠的器官除外）。[20]

我们得到强化的免疫反应，特别是瓦尔基发现的为了抵抗远古疾病大流行而发展出来的免疫反应，让我们在摄入过多红肉的情况下更易患上癌症、糖尿病和心脏病。所谓红肉就是哺乳动物的肉，其富含人类已经丢失的 N-羟乙酰神经氨酸。过多摄入红肉可能会在我们体内引发免疫反应，这是 200 万年前我们的祖先与南方古猿交配时也发生过的反应。我们的身体会将红肉视作外来病原物质，试图用炎症来击退它们。微小的炎症反应日积月累，可能会逐渐增加罹患癌症、糖尿病、心脏病的风险，这些疾病的发生都与身体炎症脱不了干系。瓦尔基在实验中发现，做过基因改造、对 N-羟乙酰神经氨酸能产生炎症反应的实验鼠暴露于唾液酸时，其患上癌症的概率确实提高了五倍。[21]

在历史上，基因变异曾帮助我们经受住病原体的考验，现在却增加了我们罹患其他疾病的风险。最著名的例子是会使血红细胞变形的镰状细胞基因。这种基因在撒哈拉以南非洲的疟疾感染人群中广泛存在，因为它大大降低了疟疾的死亡率。2010年，超过500万新生儿拥有这种基因。虽然这种基因能降低他们患上疟疾后的死亡率，但有些个体天生拥有双倍量的此种基因，因此患上镰状细胞性贫血。在没有现代医学干预的情况下，这种疾病是致命的。[22]

类似的情形是，曾帮助非洲人逃脱睡眠疾病的基因，如今却让他们深陷肾病困扰，这或许也是如今非裔美国人肾病发病率高的原因。[23] 而帮助人们逃脱疟疾魔爪的基因变化，却让我们更容易感染霍乱弧菌等病原体。[24] 70%的现代欧洲人体内都存在让麻风痊愈的基因突变，但这一突变现在却与克罗恩病、溃疡性结肠炎等炎症性肠病联系在一起。还有的基因突变让欧洲人拥有更强大的抗细菌感染能力，但同时又破坏了他们消化麸质的能力，结果导致腹腔疾病频发，现在至少有2%的欧洲人深受腹腔疾病的折磨。[25]

有的基因让人类的血红细胞中镶嵌蛋白质，由此形成了目前已知的A、B血型，这种进化可能是为了帮助人类在怀孕期间免受严重感染，现在却让人类更易受到动静脉血栓的影响。[26] 人体内病原体识别基因的某些变体虽然让我们在远古疾病大流行中幸存下来，但也与人体一系列免疫失调脱不了干系，比如糖尿病、多发性硬化和狼疮。[27]

某人能否逃过 HIV 感染或疟疾，又能否对麻疹做出充分的免疫反应，取决于其特定的人类白细胞抗原基因，而这些基因正是为了抵抗历史上的病原体才进化出来的。

远古流行病和全球大流行给人类投下了长长的阴影。虽然我们在不久前才观测到，人类为应对远古流行病做出的基因改进与面对现代病原体时的脆弱之间存在关联，但多亏了基因研究的进步，科学家认为还存在许多类似的关联，有待我们发现。或许，我们容易受目前乃至未来会出现的病原体的攻击，在很大程度上正是我们的祖先从远古病原体那里躲过一劫所带来的结果。[28]

考虑到病原体和大流行在人类进化中起到的巨大作用，我们有理由认为它们也可能形塑了人类的行为。根据某些心理学家、历史学家和人类学家的说法，事实的确如此。进化心理学家科里·L.芬彻和兰迪·索恩希尔就提出了这样的理论，他们认为人类的文化（依据行为和地理范围区分的人群之间的差异）其实是对充斥着流行病的人类历史做出的适应行为。

他们这套理论始于"免疫行为"的理念。所谓免疫行为，就是帮助人们远离病原体的社会行为和个体行为，比如，避免前往湿地、沼泽等处，或者养成某些烹饪习惯，又如，在食物中添加具有抗菌特性的香料。这些行为并不一定完全就是为了躲避病原体，人们甚至压根就不知道这些行为帮助他们远离了病原体，但免疫行为一旦发展成形，就会持续下去，因为坚持这些行为的人对传染病的抵抗力确实要高些，而这些行为最终通过世代积累，地位日渐牢固。

在人类进化早期，我们的移动性相对受限，免疫行为也是高度在地化的，因为病原体及其感染者已经极其紧密地彼此适应了。我们今天也能观测到这种现象的蛛丝马迹。人类学家在苏丹发现，当地人为远离一种叫作利什曼原虫的病原体发展出了免疫行为，但每个村庄的免疫行为都不尽相同。这种差异可能与当地人所面对的病原体的差异有关：某种免疫行为或许在某地对抗该病原体的某个亚种很有效果，但在其他地方对抗另外的亚种时就没那么有用了。事实确实如此，科学家在较短的地理距离内就发现了100多种在基因上有明显区别的利什曼原虫亚种。[29]

免疫行为的特异性，让人们与外来者之间的互动变得尤其有风险。由于外来者不了解当地病原体的情况，也不懂如何采取避免感染的免疫行为，他们会轻视乃至破坏这些行为（还有可能把不属于本地的病原体亚种携带过来）。因此，相比外来者，"自家人"的价值明显增加。与此相应，突出差异的行为（例如服装和文身）以及监管这些行为的态度（如仇外心理和种族中心主义）也会明显增强。随着时间流逝，独特的文化群体就这样形成了。

在疾病史学家威廉·麦克尼尔的假设中，这些高度在地化的免疫行为是促成印度种姓制度发展的原因之一。种姓制度严格禁止不同种姓之间的接触，甚至为不慎发生的接触精心制定了身体净化规则。麦克尼尔推测，种姓制度产生的部分原因可能是每个群体都有为当地病原体量身定制的免疫行为，而监管不同群体之间的边界需要这样一套体系。[30]

由此，我们可以推测，病原体越多的地方，（传统民族中）就会存在越多的少数群体，反之亦然。[31] 要预测某个区域内民族多样性的水平，我们可以依据许多因素，但病原体多样性是其中最重要的一个。[32] 一些实验表明，对病原体有更多了解的民族会对其归属的群体表现出更大的忠诚，这意味着作为文化差异之基础的群体偏见，确实与人们对疾病的恐惧有关。人类学家在 2006 年的一项研究中发现，诱导人们对传染病感到恐惧（例如，告诉他们，让他们喝掉的那杯牛奶其实变质了），会强化他们的民族中心主义倾向，而对传染病的恐惧未被强化的人则不然。[33]

由病原体引发的文化群体差异还决定了不同群体间的冲突结果，某些群体可以利用麦克尼尔所说的"免疫优势"碾压其他群体。他们只需要将自己已经适应了的病原体传给敌人，因为敌人还没对这种病原体产生免疫反应。3 000 年前的西非就发生了这样的事，说班图语的农民已经适应

195

了一种致命的疟疾，他们向大陆内部挺进，病原体也跟着他们前行。据信，他们很快就击败了生活在内陆的数百个其他语言群体，历史学家称这一事件为"班图扩张"。免疫优势还让古罗马人对入侵的北欧蛮军发起反抗，因为北欧人感染上了当地人已经适应的热症。免疫优势给罗马人提供的保护堪比一支常备军队。维特伯的戈弗雷是一名诗人，他在1167 年写道："罗马若不能以剑胜之，便以热症自卫。"[34]

更著名的例子莫过于欧洲人从 15 世纪开始对美洲人的征服，欧洲人从旧世界带了病原体，而美洲人对这些疾病丝毫没有免疫力，后者因此大规模死亡。西班牙探险者带去的天花杀死了秘鲁的印加人，以及墨西哥半数的阿兹特克人。天花传遍了整个新世界，死于天花的原住民数量远超殖民者。[35]与此同时，热带非洲的居民则能持续反抗欧洲殖民者的入侵，因为后者染上当地人早已适应了的疟疾和黄热病。（但这种抵抗也带来了不幸的后果，残酷的大西洋三角贸易逐渐在 16—19 世纪发展起来。欧洲人没能在撒哈拉以南的非洲建立殖民地，便将在非洲获得的俘虏越洋运到美洲，充当甘蔗种植园里的奴隶劳工。）不同人群之间的免疫差异带来的各种冲突，至今仍影响着现代社会。[36]

就连人类关于美的看似矛盾的理念，特别是关于潜在配偶吸引力的矛盾理念，也很可能是由免疫行为演化而来的。虽然我们仍不清楚"浪漫"的精确结构，但进化生物学至少提示了几条一般规则。其中一个就是人会被能成为好的生父／母、协助诞育成活后代的配偶所吸引。这其实是道简单的逻辑题：要是被差的生父／母吸引，就很可能生不了多少孩子，或者生下了也没几个能活到成年，日积月累，后代的数量就会减少。

但人类的悖论在于，配偶的吸引力似乎并不与成为好的生父／母的可能性正相关。跨文化研究表明，女性认为面部特征明显的男性更具吸引力，比如下巴宽阔、眼睛深邃、嘴唇薄，这些特征由睾丸激素控制，激素越多轮廓越明显。一般来说，一个男性分泌的睾丸激素越多，他就越容易受女性青睐。[37] 然而，事实是，一个男性分泌的睾丸激素越多，就越不可能是一个好的生父。与睾丸激素分泌较少的男性相比，睾丸激素分泌较多的男性更容易产生反社会行为，也更不可能结婚。假设他们真的结婚了，离婚、出轨和实施家暴的概率也会高很多。这样看来，睾丸激素水平高应该会让男性在女性眼中吸引力更弱，但事实与此相反。[38]

换言之，宽阔的下巴和深邃的眼睛就如同孔雀的尾巴。雄孔雀的尾巴又长又重，而且非常引人注目，对生存明显是一种阻碍。按理说，雌孔雀寻找好配偶时应该选择尾巴没那么耀眼的雄孔雀，但无数研究表明，雌孔雀更爱尾巴最长、最漂亮的雄孔雀，就好比女人偏爱睾丸激素水平高的男人。

进化生物学家认为，这是因为雄孔雀又长又炫的尾巴对雌孔雀而言是一个信号，恰恰因为它是一种身体上的障碍，让雌孔雀明白这只雄孔雀是个强健、可靠的配偶。这样一条尾巴宣示雄孔雀对病原体具有很强的抵抗力。科学家发现，与尾巴较短的孔雀相比，尾巴最长最炫的孔雀拥有更强劲的免疫系统，也更不容易被病原体感染。雌孔雀略过短尾雄孔雀而选择长尾雄孔雀，的确是在寻找更高的繁殖可能性。与长尾雄孔雀交配的雌孔雀更有可能生产出个头较大的孩子，这些幼崽也更可能在野外环境中幸存下来。所以，即便雄孔雀让人眼花缭乱的尾巴妨碍了它们的生存，也仍然吸引着雌孔雀。

人类男性身上能反映睾丸激素水平高的特征兴许具有同样的功能。这些特征也暗示了该男子具备有力的免疫系统，激素水平高的确与免疫防御能力较高有关。女人认为睾丸激素水平高的男人有性吸引力，或许与雌孔雀认准了具有又长又炫尾巴的雄孔雀如出一辙，它们都表明配偶具备抵抗病原体的强大力量。

心理学家在一项对 29 种不同文化的研究中发现，特别看重潜在配偶身体吸引力的文化，恰恰是历史上受病原体侵扰比较严重的文化。另有一项研究发现，那些对传染病有更强知觉的女性会更中意雄性特征明显的男性。还有一些实验证据也支持男性之美与传染病之间存在关系。有科学家在实验中操控受试者对传染病的恐惧（例如，给她们看血迹斑斑的白色纺织品），再让她们来评判男性的特征。科学家发现，与未被实验强化病原体感知的女性相比，那些感知被强化的女性，倾向于选择更具男子气概的男性图片。[39]

人类的性吸引力和配偶选择，源自从远古流行病中幸存的策略，关于这一点还有一个有趣的面向，就是它与人类白细胞抗原存在关联。选择一个与你自身病原体识别基因相异的配偶，能够提升后代在面对众多病原体时幸存下来的概率。没错，病原体识别基因相异的伴侣比病原体识别基因类似的伴侣更有可能诞育成活后代。（前者遭遇自然流产的概率更小，而且他们诞育后代的年龄的分布也更近，这说明他们经历的流产的确很少。）

当然，只有当我们能以某种方式区分具有相似或相异病原体识别基因的人，他人病原体识别基因的组成才会影响我们对伴侣的选择。虽然大多数人压根就没意识到这一点，但事实证明，我们确实可以区分出来。大量研究表明，人类与其他动物无异，能够直接通过气味来辨识其他人病原体识别基因的组成。（我们尚不完全知晓病原体识别基因究竟如何影响体味。可能的方向是，考虑被基因编码的蛋白质如何与细胞结合或如何影响体内细菌群落，体味很可能在这一过程中产生。）人们正是依据这些体味形成了对性吸引力的偏好。在某项研究中，受试者依照病原体识别基因类型分成不同组，而后被要求穿棉质 T 恤排成一列度过两晚（同时避免使用含香味的肥皂或其他用品，避免食用会产生强烈气味的食物）。随后，研究人员将 T 恤塞入未贴任何标签的罐子里，再将这些罐子拿给受试者嗅闻。每名受试者都更偏爱与自身病原体识别基因差异最大者所穿 T 恤的味道。[40]

当然，这并不是说我们仅仅或部分依据体味来选择配偶，但在充斥着流行病的历史时期，我们确实很可能是据此做出选择的。时至今日，我们仍能嗅出个体间病原体识别基因的差异，并由此感受到残留的欲望带来的刺痛。

微生物通过栖息于我们体内，也对我们产生了类似的强大影响。科学家才刚刚开始揭露出微生物组（生活在我们体内和体表的微生物）的秘密，他们目前发现，微生物组通常也是隐形的操控大师，它们可以操控哺乳动物的大脑发育、昆虫的性行为以及仅由某些微生物引发的老鼠免疫力等关键生理过程。[41] 生活在人类消化道里的微生物会影响我们出现肥胖、抑郁和紧张等状态的风险。它们甚至还能控制我们的行为——通过实验清除老鼠体内外的微生物会以发人深省的方式改变它们的行为，减少其焦虑反应，降低其完成任务所需的记忆力；而将一只老鼠置于另一只老鼠体内外的微生物之中，会使它在行为上模仿后者。[42]

通过上面这些例子，我其实只想说明一点，人类被过分夸耀的个体独立性，其实只是幻象。诚如进化生物学家妮可·金所言，我们和其他动物一样，从来就不是单一的有机体。无论好坏，我们都是"微生物寄居的生态系统"。微生物一直在塑造我们，不光从外部，也从内部。[43]

也就是说，病原体和大流行不仅仅是现代生活的产物，它们还是我们所拥有的生物遗产的一部分。在新的全球大流行即将来临之际，我们今日所处之困境绝非例外，它不过是数亿年生物进化的一个片段而已。

从许多方面来看，我们如今仍旧和之前几个地质年代的生物一样，为病原体所累。纵观寰宇，人类已征服的病原体屈指可数，而新病原体数以百计，层出不穷，誓要引发一场全球大流行。与此同时，旧病原体也卷土重来，残酷榨取——45 岁之前去世的人中几乎有一半是被传染性疾病夺去了生命。[44]

然而，我们的未来也从未像现在这般光明过。

199 地球上的所有物种面临三大生存挑战，病原体只是其中之一。人类对另外两个挑战（捕食性动物与时而对人类不利的地球气候条件）的征服几近完成。自我们的祖先在百万年前"驯服"火焰、驱赶黑暗和寒冷以来，人类逐渐将对自身不利的气候条件转变为适合生存的条件，如今我们已经能利用中央加热系统和密封玻璃窗完成祖先想达成的目标。[45]自我们的祖先在数十万年前走出非洲、进入世界其他大洲以来，人类与捕食性动物之间的战争就拉开了序幕，我们迅速将其他的大型哺乳动物（包括猎捕这些动物的更大捕食者）逼到灭绝境地。我们让自己的栖息地摆脱了美洲狮、乳齿象、猛犸象、剑齿猫乃至其他可能捕食我们的人科动物（如尼安德特人）的威胁。如今，唯一还能捕食我们的，是我们自己。[46]

我不是想忽略人类行为给环境和其他物种带来的负面影响，但上述事实确实说明了当人类将自身智慧和制造工具技能运用于解决问题上时，我们能力的外延有多么宽广。这两个关乎生存的挑战显然已经纠缠了我们数千年，就连是我们最早的祖先也能看到风暴的摧毁力量、捕食性动物带来的危险，但我们用行动克服了这些危险。

与此相对照，在历史上的大部分时间，我们对病原体在人类生命中所起的作用一无所知。我们探测微生物的技术才发展不到 200 年的历史，如今也不过刚刚开始了解它们的秘密世界。也许有人会认为，随着 20 世纪中叶抗生素和其他灵丹妙药的进一步发展，我们终将制服这一宿敌。但从更宽广的历史背景来看，我们更像是站在山脚下的登山者，误以为自己已经攀登到山顶。利用我们的智慧和制造工具的能力应对病原体带来的挑战，这个大工程才刚刚起步。

第十章 追踪下一场传染病

"你可把我吓尿了。"讲座问答环节开始时，坐在最前 排的一个蓄了胡子的男人对我说道。

2015年春天，明尼阿波利斯郊区的一所小型寄宿学校，我刚刚给一群学生和教职工做了一小时的关于全球大流行的讲座。这样的反馈我不是第一次收到。当时，我向医生、学生、政客谈论全球大流行的科学、政治和历史已有约一年时间。每次讲座结束，听众从礼堂或会议室走出去时，我都能听到许多人发出紧张的笑声，并窃窃私语说要马上去洗手。

还记得SARS暴发时人们表现出的那种歇斯底里吗？或是禽流感、埃博拉暴发的时候？胡子男人问道。他说，人们每次都很惊慌，但等疫情平息，又会回到对传染病毫不在意的状态。这有什么意义呢？我们究竟能不能继续吓自己，逼自己投入防治下一场传染病的行动里去？

从他的角度来看，我前一个小时都是站在舞台灯光下吓唬观众，所以我的反应理应与他不同。但其实不然，我赞同他的看法。激发恐惧的确是徒劳，但这并不意味着面对病原体提出的挑战，以恐惧作为回应有什么问题，因为这些挑战确实可怕。问题其实在于，我们的恐惧从何而来。

2014 年的西非埃博拉疫情，是近些年人类对病原体的恐惧最集中的体现。这场疫情带走了蒙罗维亚和弗里敦的数十个贫民窟居民的生命，但身处肯塔基州郊区的民众、在堪培拉有空调的办公室里工作的白领也生出了自己可能感染埃博拉病毒的可怕想法。

据调查，约三分之二的美国人担心美国本土会暴发埃博拉疫情。[1] 他们吓坏了，竭力避免与任何去过非洲大陆的人接触，不管这人去的地方与受影响的国家相隔多远。从康涅狄格到密西西比的学校，都不允许去过与疫情暴发地相距几千英里的国家——肯尼亚、南非、赞比亚、卢旺达和尼日利尔——的师生迈入校园，并强制他们执行为期三周的隔离（三周是潜伏在人体的埃博拉病毒显露出病状所需的时间）。[2] 缅因州一所学校的董事会甚至强迫一名女教师自行隔离，只因她去达拉斯参加了一场会议，而当时有个在利比里亚感染了埃博拉的男人，正在距会场十英里的一家医院接受治疗。

　　游客或被怀疑是外国人若有任何患上不寻常疾病的迹象，都会被列入疑似感染埃博拉的行列，被一律采取防治和回避措施。某架客机的空乘人员曾把一个中途突然在卫生间呕吐的乘客锁在里面，只因害怕他感染了埃博拉。[3]还有一位女士乘坐穿梭巴士在五角大楼附近下车，没过多久开始呕吐，恰巧一支危险品处理小组从旁路过，他们将该女士隔离起来，还对赶去参加海军陆战队仪式的几名军官采取检疫隔离措施。直到2014年11月，疾控中心仍觉得有义务在节日前向广大消费者发出特别提醒，以确保他们不会从感恩节火鸡身上染上埃博拉病毒。[4]美国政客也煽风点火，扩大恐慌，其中一人甚至警告疾控中心从墨西哥穿越国界来到美国的"非法移民"身上携带了埃博拉（以及猪流感、登革热和结核病）病毒。[5]

　　这种歇斯底里的情绪不只出现在美国。2014年11月，摩洛哥政府取消了举办2015年非洲杯足球赛的计划，尽管所有受影响的国家实际上都没能入围决赛，观赛的球迷估计也寥寥无几。美国和欧洲的旅行社中止了所有涉及非洲大陆的旅行线路。[6]墨西哥和伯利兹拒绝了一艘大型邮轮的靠岸申请，仅仅因为船上一位乘客曾处理过从达拉斯的埃博拉病人身上提取的实验样本。这位乘客没有暴露，也没有生病，而且已经在船上隔离，但这些事实都没能动摇两国政府的决心。[7] 在布拉格，一名加纳留学生在火车月台上轻微颤抖了一会儿，立马就被 15 名警察和一名穿戴全套危险品防护设备的紧急状况响应人员带走了，结果他只是得了感冒。而在马德里的一个机场，一名尼日利亚男子瘫倒在地，身体颤抖了将近一个小时，周围的乘客站在一边旁观，惊恐无比。后来证明他是注射了过量的可卡因。[8]

对埃博拉的惊恐反应蔓延到了全球，甚至阻碍了国际社会为控制西非疫情所做的努力。几内亚、利比里亚和塞拉利昂政府请求国际援助，但各大航空公司取消了飞往受影响的国家的航班，救援人员被迫滞留。澳大利亚和加拿大仓促地禁止了所有进出西非地区的旅行，其他国家则对去过受影响的国家的旅客实行极为严格的强制隔离令。[9] 医院、政府机构乃至公民个人都囤积了大量防护服，保护自己免受可能暴发的疫情之影响，这导致前往西非真正抗击疫情的救援人员无法获得充足的防护服。[10]

那个蓄须的男人质疑我们对病原体的惊恐反应是否有用时，脑海里浮现的一定是这些看似不理性的公众反应。这些行为到底有什么用呢？毕竟，埃博拉给工业化国家带去的威胁非常少，公共卫生专家也同意这一点。像埃博拉这样的病原体的传播机会本来就很渺小，只有当人摄入感染者的体液时才可能传播，如果一个地方的病人去现代化医院寻求治疗，罹难者的遗体也能由专业人员处理，传播就不太可能发生。问题来了，为什么缅因州的学生家长和达拉斯的机组人员那么害怕？

大多数评论者将其归结为无知和偏执。有人甚至为这种现象造了个讽刺的词——"恐埃病"，在社交媒体上赢得了许多热度。"政治真相新闻网"称美国人对埃博拉的夸大性恐惧为"年度谎言"。《经济学人》说埃博拉是一场"无知之疫"。有评论员指出，跟真人秀明星金·卡戴珊结婚的美国人，都比死于埃博拉的美国人要多。[11]

但简单地将"恐埃病"视作无知的表现而不予置评，会错失其更宽泛的含义。埃博拉在工业化国家引发的恐惧远不是毫无意义的白痴行径，反而恰恰揭示了人们对待病原体的普遍态度中的一些重要事实，能反映出人们将以怎样的态度迎接下一次大流行：面对未知，人们以恐惧作为回应。在某种意义上，埃博拉的某些方面以一种始料未及的方式，违背了人们对病原体及其在人类生活中所起作用的预期。

我们可以看看这些"闻埃博拉色变"的社会，在其他病原体面前有何反应。以莱姆病为例，自 1975 年首次暴发以来，莱姆病已经稳步扩张到了全美范围，目前每年都有约 30 万美国人被确诊。莱姆病的诊断和治疗都有难度，虽然及时进行抗生素疗程能将莱姆病扼杀在萌芽状态，但因为感染诊断具有很高的难度（五分之一感染该细菌的患者不会发展出牛眼样皮疹，而这是确定莱姆病的重要症状；针对该病的血液测试结果也模糊不清），许多病例压根就没确诊。若感染深入关节、神经系统和心脏，患者就会遭受各种各样的长期后遗症。儿童对这种细菌尤其脆弱，5～19 岁的男孩感染莱姆病的概率是成人的 3 倍，而且他们的生活会被这种病原体严重扰乱。疾控中心的一项研究表明，儿童若患上莱姆病，其病症会连绵一年，学校缺课时间长达百日。2011 年的一项研究还表明，患上莱姆病的儿童中，超过 40% 表现出自杀倾向，11% 曾表现出"自杀姿态"。[12]

　　尽管如此，在这场疫情的中心，人们对它的反应倒像是集体打哈欠。纽约州集中了全国约三分之一的病例，纽约州立大学新帕尔兹分校绿荫葱葱的校园位于阿尔斯特县，而该县也是全美排名第八的莱姆病高发县。2013 年春天，我曾在那里教一门新闻课程，发现几乎所有参加课程的学生都在一定程度上感染过莱姆病。一个学生的妈妈感染了好几年的莱姆病，之后"再也没能完全复原"，据这个学生说，她常年受怪异、持久且大部分无法治愈的症状纠缠。另外一个学生记得在一次圣诞聚会上，年轻的堂表亲们本来欢聚一堂，但突如其来的莱姆病发作让他们瘫倒在地。还有一个学生自己就是这种病的幸存者。即便如此，学生们都没表现出自己可能被感染的恐惧，也没人愿意采取哪怕最基本的防止蜱虫叮咬的措施。（疾控中心建议居民喷洒驱虫剂，穿经过驱虫处理的衣物，以及采取其他防护措施。）当地的户外用品店连一件防蜱虫户外装都没卖出去。虽然没有标志提醒学校后面那条受学生和游客欢迎的 24 英里长的远足小道上有蜱虫出没，但如果徒步者深入矮树丛里哪怕几英尺，就有可能被蜱虫叮咬。我的学生差不多都希望成为职业记者，但没有人会把莱姆病疫情视作有新闻价值的故事。[13]

2009 年佛罗里达州的登革热疫情也遭遇了类似的冷遇。登革热这种蚊媒疾病在亚洲和拉丁美洲被称作"断骨热"，因为它会引发强烈的肌肉和关节疼痛。大多数感染者能康复，有些感染者甚至不会出现任何症状，但重复感染则有可能致命。重复感染会增加患者感染该病更严重形态的风险，其中就包括登革出血热这种威胁生命的并发症。[14]

即便如此，基韦斯特的居民还是觉得登革热暴发的消息不值一哂。他们认为，在一个有 25 万以上人口的城市里仅仅依据几百人的样本就下结论说疫情暴发了，实在没什么道理（这在统计学上的确被广泛认为是有效的标准惯例）。当地一个居民说："这太不精确了，如果科学是这样运作的，那真的很奇怪。"[15] 几百人因为感染一种新型病毒而突发病症，已经构成一场"流行病"，这不过是描述这一事件的标准术语，但在很多人看来却是"危言耸听"。"这里暴发了流行病，或是我们即将迎来一场流行病，这种想法根本就是错的。"县旅游部门一名官员补充道。[16] 2010 年夏天，甚至有个自称"登革热之夜狂欢"的群体在基韦斯特的大街小巷巡游，他们身披巨大的蚊子翅膀，隐形的病毒仿佛就在他们周围旋转，这种怪异场景不禁让人联想到 1832 年巴黎的霍乱舞会。毫无疑问，基韦斯特一些从事旅游业工作的居民对登革热不屑一顾，因为疫情会威胁到当地旅游业。但据《纽约时报》的报道，游客们"似乎毫不在意"即将到来的疫情。"我们从没听说过什么登革热，玩得可开心了。"一个男人这样说道，但他手上刚被蚊子咬了个包。[17] 还有一个在佛罗里达州生活了 40 年的游客也没听过登革热，她还是护理专业的学生。她承认："我从没穿戴过防蚊设备，压根没想过要穿。"（她感染了登革热，并被送进了急诊室。她说："那是我生命里最难受的十天。"）[18]

当然，每个病原体不尽相同，而且人们对病原体的接受程度也取决于它的特性以及首次出现时的历史背景。大多数北美人和欧洲人知道埃博拉起源于遥远而神秘的非洲（准确来说，是刚果民主共和国埃博拉河畔的一座村庄），只有模模糊糊的了解。不熟悉它的诞生地这一点，就足以让西方人觉得它理应更具危险性。换作是一种以康涅狄格州某个郁郁葱葱的郊区命名的病毒，人们的反应就会大不一样了，莱姆病就是个例子。但其实引发莱姆病的病原体毒性也很强。埃博拉病毒的平均致死率高达50%，莱姆病极少致命，而登革出血热的致死率是10%。

然而，这些具体的差异仍无法解释为什么埃博拉让人恐慌，其他新病原体却不然。要说异域起源，西尼罗病毒和登革热也很明显，但此二者都没能掀起埃博拉式的恐慌。如果说病原体的毒性是人们表现出恐慌的主要决定因素，那最吓人的疾病应该是狂犬病，狂犬病患者在染病数日内死亡的概率是100%。但从文化上讲，抱怨狂犬病比谈论噩梦更可笑。举个例子，在备受好评的情景喜剧《办公室》的某集里，剧中那个最荒诞、最脱节的角色组织了一场促进人们对狂犬病认知的"公益长跑"（他给这场比赛取名"迈克尔·斯科特的邓德·米夫林公司斯克兰顿分公司梅雷迪斯·帕尔默纪念名流杯促进狂犬病认知和解药研发的公益长跑赛"）。其他人却对比赛不以为意，他们要么坐计程车参赛，要么在途中喝啤酒或直接去商店购物。这集的笑点在于：比赛的组织者荒唐地认为狂犬病是一种可怕的疾病，剧中"理智"的角色们都知道，这种病没那么吓人。

讽刺的是，虽然有不少人严厉谴责埃博拉触发的不合比例的预警，但面对新病原体，更危险的反应可能是无动于衷。以我们面对的最古老也是最容易卷土重来的病原体为例，自我们从猿类演化成人类以来，疟疾就一直陪伴着我们，直到今天，它每年依然会夺走成千上万人的性命。

但疟疾完全是可以预防的，而且能被治愈，早在数个世纪前，人类就已经找到了解药。那为什么至今仍有那么多人患上疟疾呢？医学人类学家逐渐发现了其中秘密，那些生活在疟疾肆虐的社会里的人，很少会对这种病采取预防措施。他们睡觉时不搭蚊帐，生病了也不会去医院就诊、接受治疗。为什么？因为他们认为疟疾不过是生活中的一个普通问题。疟疾持续存在，皆因它不再能制造恐惧。

在大多数疟疾发生的地区，它都是一种地方病。地方病按理说要比流行病更麻烦，由于上文提到的情况，人们更难摆脱这些疾病；它们带来的负担也更重，因为经年累月地使人患病或丧命，感染潮也是一波连一波。海地的霍乱疫情就已经从流行病转变为地方病。作为地方病，它会在可预见的未来持续拖累海地社会，成为整个地区的永久性威胁。已经有霍乱病例出现在佛罗里达州、多米尼加共和国、古巴、波多黎各、墨西哥和巴拿马。[19]

登革热本是佛罗里达州的地方病，但得克萨斯州也出现了病例，而且它很可能往北扩散，影响数百万人。莱姆病稳定地在全美境内传播，每年耗费几亿美元的防控和治疗费用。然而，一旦这些疾病不再能制造恐慌，病原体就等于拿到了金奖券。它们不必再破解我们的防御，因为到时候压根就没多少人有兴趣防控这类疾病了。在流行病转化为顽固的地方病这一文化和生物学进程中，佛罗里达和

　　　　　　　　流行病的故事：从霍乱到埃博拉

纽约的居民面对新病原体时的自满可以说是第一步。

那么问题来了，为什么有些病原体触发恐慌，而有些只会让人哈欠连连？这或许取决于它们究竟是瓦解还是加固了人们对病原体的流行观念。这种观念从我们讨论疾病的方式中就清晰可见。在医学甚至整个文化领域中，人们通常将疾病比作战争。我们"袭击"疾病，我们向疾病"宣战"，我们用医学"武装"自己。《经济学人》就曾写道："全球大流行与战争如此相似。"然而，我们宣战的敌人既非难以捉摸，也不是不可战胜的。它们似乎挺容易征服的。像疟疾那般复杂且易复发的病原体看起来也是容易击败的，只要多投点钱。（某个慈善机构这样说过，"只要捐赠十美元，你就可以……拯救一条生命"。）微软公司联合创始人比尔·盖茨在 2014 年埃博拉疫情暴发后表示，与病原体对抗，胜利最终将属于我们，只要我们更努力。[20]

在这种流行的说法中，我们把自己想象成针对病原体的稳赢战役中的胜利者。这或许可以解释，为什么最让我们害怕的反而是我们的"医疗军备"打不垮的病原体，比如埃博拉病毒，这些病原体实际上无法真正威胁我们。埃博拉赫然逼近了我们对抗微生物的战争机器。在"恐埃病"蔓延的数月间，我们既没有预防的疫苗，也没有可以治愈的方法。似乎连西方先进的临终关怀（24 小时待命的护理、呼吸机等）也不能给感染过程带去丝毫影响。埃博拉那不受控制的本性是人们恐慌的根源，不管实际上人们有多轻易就能避免感染。埃博拉存在这一事实就让人们感到害怕。埃博拉就是那张红色的黑桃6，就是漆黑地下室里化了妆的小丑：出人意料，深不可测，让人恐惧。

这也解释了为什么莱姆病、登革热和狂犬病虽然更加危险，带来的负担更重，但人们并不害怕。从理论上来说，我们拥有的化学制品可以彻底战胜这三者。我的学生就跟我说过，在莱姆病肆虐的乡下被蜱虫咬一下没什么，只要打几针强力霉素这样的抗生素就好了。莱姆病和登革热都是由昆虫携带的，广泛使用的致命杀虫剂就能料理这些昆虫。至于狂犬病，疫苗对它是 100% 有效的。就算我们没能完全控制住这些病原体，似乎也不是什么大事，我们握有对抗它们的武器，这似乎提供了"一切尽在掌控之中"的幻象。

把某些微生物视为敌人，这塑造了我们对病原体所致风险的预期。但病原体的致病力其实是会变化的，而且在病原体滋生的过程中，人类乃是同谋，视其为敌人的做法模糊了这些事实。病原体成了一种独立的东西，它们的存在与我们的利益是截然对立的，它们就是来报复我们的复仇女神。但实际上，哪怕像霍乱弧菌这样能引发大流行的病原体，其致命性也完全取决于生存环境。在人体内，它是一种病原体；漂浮在温暖的塘水中时，它就是一套和谐的生态系统中有贡献的一员。霍乱弧菌从无害微生物到致病病原体的转变，其实与我们人类的活动有关。是我们自己把它变成了敌人。

面对病原体，我们常会使用敌人-胜利者的简单两分法，但这种理解其实无法完全捕捉事态的复杂性，所以我们对病原体的反应要么是毫无益处的恐慌发作，要么是要命的冷漠。

我们真正需要的是持续不断的参与，既要与病原体带来的可怕威胁战斗，也要尽力理解我们在塑造病原体过程中所起到的关键作用。也就是说，我们需要超越敌人-胜利者的简单两分法，发展出一种思考微生物及我们在微生物世界所起作用的新方式。

这一切已经开始。公众已经开始意识到世界上不只有"坏细菌"，也存在对人类健康有益的"好细菌"。关于人类健康本质的新观念也已开始普及，保持健康绝不意味着一定要战胜病原体敌人。由彼得·达斯扎克的"生态健康联盟"等组织牵头的"唯一健康"运动秉持的理念就是，人类的健康与野生动物、牲畜和生态系统的健康是联系在一起的。2007年，美国医疗学会和美国兽医协会通过了承认这一观念的决议，来自美国国家医学院、美国疾控中心和世卫组织的科学家纷纷在决议上签名。我们大可怀抱期待，这些关于疾病的新理念能引领我们对病原体及其威胁做出更诚实的评估。最后，大流行的预防需要我们重新组织人类活动。认识到微生物世界的响应机制及其与我们的密切联系，是至关重要的第一步。

当然，重塑我们在微生物世界的角色（其实也就是重塑我们在自然中的位置），并不是解决大流行威胁的权宜之计。这更有可能是一个跨越数十载、绵延数代人的计划。与此同时，我们还需要更加及时的大流行防护措施。

如果我们无法一劳永逸地阻止所有的疾病大流行，那么最好能尽可能快地探测到它们。

这就需要加强和扩大我们目前的疾病监控系统，从几个方面来看，这套系统已无法胜任了。其中之一就是它反应缓慢且被动。只有在病原体引起疫情暴发、彰显存在感时，系统才能探测到。美国的各大疾控中心保存了一份持续更新的、囊括从梅毒到黄热病的八十多种传染病的名单。若医务工作者碰巧处理了一名感染某种"法定上报"疾病的病人，就应该通知州级公共卫生机构，后者再将这一信息传递给国家公共卫生机构。[21] 根据世卫组织 2007 年颁布的《国际卫生条例》，如果疫情暴发有跨越国界的可能，国家机构必须上报给世卫组织。[22]

不过就算这套系统奏效，它的速度也不够快。等到触发警报时，病原体早就适应了人体，感染病例已呈指数增长了。那时为抑制病原体传播而做的防控努力就必然更大规模、更急迫。

2014 年，等到人们终于着手防治西非埃博拉疫情时，病毒已经在几内亚的偏远森林村庄里肆虐好几个月了（很可能远长于这个时间）。每个感染者都接着感染了自己的接触者，而这些接触者又去感染了他们的接触者，病毒更迭了好几代，每一波新感染人数都较上次呈指数增长。中断传染的方式很直接，人们必须追踪每一次传染，并将每个感染者隔离三周以度过埃博拉病毒潜伏期，但埃博拉同时触发了太多传播链，识别和隔离所有潜在接触者已不可能做到。[23]9 月中旬，美国宣布向利比里亚派军的计划，以协助建设埃博拉治疗机构，但此时当地的疫情已经达到峰值。最终，美军建设的医疗机构总共仅医治了 28 名病人。11 个机构里有 8 个根本连一个病人都没收治。[24]

在人类对抗其他新病原体的过程中，也存在这种花哨但未必完全有效的防治措施，它们同样是人类拖拖拉拉的结果。H5N1 病毒自 20 世纪 90 年代出现就再未消失过，如今它定期在全世界范围内感染禽类。香港特区政府为了防治 H5N1 病毒传播，会要求市场每晚屠宰所有没贩卖出去的鸡。[25]由于直到 SARS 病毒广泛传播并开始感染人类以后，人们才察觉到它，要防治就必须实施严格的隔离检疫和旅行限制，而这些措施让亚洲旅游业损失了 250 亿美元以上。[26] 至于登革热、西尼罗病毒等虫媒传染病，都是待到在美国境内稳固传播时才被发现，美国许多城市现在都会依照惯例实施成本高昂且存在争议的防治措施——空中喷洒杀虫剂。[27] 就算控制某种疾病只需要最廉价、最简单的方法，拖得太久也会让措施实施变得困难重重，比如针对霍乱的补液疗法。海地的霍乱疫情传播得过于迅速，无国界医生组织甚至要征调全球的静脉注射补液供应。[28] 流行病的扩张方式与人们的防治努力（哪怕是协调最得当的努力）之间存在无法跨越的鸿沟，当传播以指数级增长时，我们的应对能力最多也就是线性发展。

问题不仅仅在于现行的疾病监控系统又慢又被动，还在于它存在漏洞。要让这套系统运作，感染了法定上报疾病的病人必须要去医生办公室看病。只有当临床医生都接受过新型疾病的探测和报告训练，且全球范围内都能稳定地提供这种临床服务，系统的运作才切实可靠。可现实情况是这两者都未实现。人们生病时往往无医可寻，对许多人而言，医疗过于昂贵；而对另一些人来说，求医问药太麻烦了。而且就算大家都上医院去看病，医生往往也不想费心诊断什么奇怪的病症，更别提上报了。我自己就经历过这种情况。几年前的一个夏天，我经历了一个礼拜的水样腹泻和呕吐。丽塔·科尔韦尔猜测我可能是感染了某种弧菌，但大多数医生若遇到患有病状怪异且可能是无法轻易治愈的自限性疾病的病人，都不会做实验室分析，也不会上报任何机构，哪怕弧菌感染是"法定报告"疾病。我的医生就随了大流，他耸了耸肩说"很可能只是某种细菌感染吧"，就把我送走了。新病原体传播早期阶段的那些感染者若经历与我类似的遭遇，很可能就成了疾病监控系统的"漏网之鱼"。

系统存在无人守护的裂缝。当我写这本书时，正有一卡车一卡车的食物、一大群一大群的昆虫携带着疾病穿越国界，大部分都未经认真检查。几乎没人会去追踪侵袭性疾病的携带者，比如最初在 20 世纪 80 年代抵达美国的白纹伊蚊。昆虫学家曾提议在白纹伊蚊扩散全国之前遏制它们，但没人对这个提议感兴趣。如今，白纹伊蚊已成为携带登革热和其他疾病的罪魁祸首，其中包括奇基孔肯雅病毒的新变异毒株，该病毒自 2013 年起出现在美国。[29]

在许多国家，甚至最基础的疾病监控也不存在。截至 2013 年，世卫组织的 193 个成员国里仅有 80 个具有能满足世卫所要求的监控能力。像 NDM-1 那样的耐抗生素病原体基本上是人们碰巧发现的，印度根本没有能追踪这种病原体的全国性监控系统。而大多数受禽流感侵害的国家并未监控牲畜的感染迹象，自然也没有监控人的感染迹象。[30]

要修复目前的监测系统，诚非易事，这需要世界各地能提供给每一个人轻易获取、可负担的医疗服务。一个全球性诊所网络，加上接受过识别和报告新疾病相关培训的医务人员，才能满足这一需求。与此同时，监控系统还需要显著地扩展。我们不能单单依靠病人自己上门看病，更要主动寻找大流行暴发的早期迹象。

我们当然不可能监视每一种潜在引发大流行的微生物，也不可能关注其中某几种，因为我们压根就没法知道哪种微生物会引发下一次大流行。但放眼世界，引发大流行的新病原体，其出现的可能性并不均衡。世界上存在一些最可能出现病原体的"热区"，侵扰这些地区的野外栖息地的方式日渐新颖且加速发展，拥挤的贫民窟正呈爆炸式增长，工业化农场不断增加，航线越来越密集。密切监控这些热区以及与之紧密联系的"前哨"人群，我们就能瞄准最有可能孵化引发大流行的新病原体的地带。这种主动监测已经开始。比如，来自香港大学的科学家每个月都会从全港的活禽批发市场、野生动植物保护地、宠物店和屠宰场收集数百份猪和禽类的粪便样本。在李嘉诚健康科学研究所那晃眼的白色实验室里，科学家仔细研究这些样本，寻找可能引发大流行的蛛丝马迹。[31] 美国国际开发署的新兴传染病大流行威胁项目创建于 2010 年，该项目积极协调热区的监测计划，比如中东非的刚果盆地、东南亚的湄公河地区、南美洲的亚马孙地区和南亚的恒河平原。[32] 国际旅行医学会的紧急感染性疾病监测项目会从 200 多家旅行疾病和热带病诊所收集旅行者的相关信息，这些旅行者与疾病暴发的预兆密切相关。[33]

　　另有少数几个组织在普通人群中实施对新病原体迹象的主动监测。美国有几个州就在梳理送抵当地医院急救室的病人的"主诉"症状信息流，以及药房体温计和抗病毒药的销售数据，寻找可能存在的疫情暴发信号。"健康地图"和 Ascel Bio 等组织利用社交媒体与其他线上资源来做相同的工作。[34]

　　这些新兴的主动监测项目已经显示出比传统的被动监测系统有更出色的疫情暴发识别能力。在监测 2014 年西非埃博拉疫情过程中，"健康地图"在世卫组织公布消息九天前监测到暴发。Ascel Bio 的詹姆斯·威尔逊很早就监测到了海地的霍乱疫情，比官方的通报要早几周。对热区的主动监测甚至可以让人类在新病原体溢出、尚未感染人类时就发现它们的存在。2012 年，由斯坦福大学病毒学家南森·沃尔夫创立的一项主动监测项目就在刚果民主共和国发现了下刚果热病毒，这是一种会引发类埃博拉出血热症状的新型病毒。沃尔夫之前还通过检测从丛林肉猎人和活禽商贩那里取得的血液样本，发现了好几种新微生物，其中包括猴泡沫病毒和 T 淋巴细胞白血病病毒，这两种病毒已开始跨越物种屏障，传给人类。[35]

对流行病风险的预测甚至能用上气象学家预测风暴风险的方式。探测叶绿素信号的气象预报和卫星数据能帮助我们预测疟疾、蜱传疾病和霍乱的暴发。多亏了基因测序成本价格暴跌，我们现在能迅速而廉价地确认周遭（无论是电脑上的、马桶手柄上的，还是下水道里的）微生物的基因组，计算生物学家埃里克·沙特已经这么做了，他制作出许多微生物地图，这些地图同样能帮助科学家查明引发疫情的微生物特征。[36]

214　　这些彼此独立的项目，与基于传统方法的加强版监测一道创造出了一套全球性免疫系统。这套系统能在可能引发大流行的病原体潜入客机航班或卷入人潮之前就探测到它们，在下一次 HIV、下一次霍乱、下一次埃博拉传播之前就确定它们的身份。[37]在一些支持者看来，这样一个系统可以让社会继续以可能引发疾病大流行的各种方式运转，但又不必付出大流行的代价。"我相信你还是可以吃完手上的蛋糕的，"新兴疾病专家彼得·达斯扎克说道，"这并不意味着你必须放弃食肉或者不能再吃菠菜。"我们也仍能坐飞机，食用来自世界各地的食材，能继续拥有任何一种现代化的新生活方式，哪怕这些行为会促进病原体传播。达斯扎克接着说道："你可以继续过这种生活，但你也要明白这种生活存在风险。（所以）你才要防止风险出现。"人们可以通过支持一个监测疾病的全球系统来防止风险，[38]对航空旅行收取 1% 的税费就能完成这种系统的建设。[39] 我们可以建立全球大流行保险基金，拨付响应早期警报所需的资金，就像灾害保险保单会在飓风和地震袭来时赔付一样。2015 年春天，世界银行和非洲联盟已经开始讨论设立这样一个基金。[40]

这是一种很有吸引力的技术官僚进路。尽早留意到疫情，能让各种更有效的防治和缓解措施发挥作用。我们能防止某些疫情发生，也能为有效地承受其他流行病做好准备。然而，就算这样一个全球性监测系统能够建立，要让它切实运作起来，也必须调动人们利用各种信息来为这个系统服务。建设这样一个全球性主动监测系统已经很有挑战了，确保人们会依据系统行事，则是一个涉及面更广的全球性项目。

位于海地西南海岸的偏远渔村贝尔安斯与世界上千千万万个穷苦农村一样，表面上与全球经济连为一体，实际上被残忍地孤立。贝尔安斯距太子港约 50 英里，2013 年夏天，我到访那里。这次旅程的交通工具起初是一辆有 30 年车龄的日产牌小货车，可容纳 8 名乘客，但前往贝尔安斯那天，车里坐了 20 个人，有一对夫妻带着一个哭闹的小孩，还有一个男人的腿上蹲坐着一只泰然自若的鸡。小货车载着我们在陡峭、狭窄而蜿蜒的道路上奔驰，最后在

215

海边小丘一个满是尘土的停车场将我们放下。但这不过是旅程的开始。我们随后坐了一个小时的摩托车到达海边，由于前往贝尔安斯的道路已经无法通行，我们只好又花了一个小时乘坐约一艘长 15 英尺、靠舷外发动机（仅用破损的绳子连在船尾）驱动的小船，冲破又长又宽的海浪。

从海地首都到贝尔安斯花了我们八个小时，花了霍乱约一年时间。2010 年，霍乱在海地大多数地区肆虐，但直到 2011 年才抵达贝尔安斯。疫情的到来完全是可预测的：人们利用各种数字增强技术启动了新的全球性主动监测系统，**已经**预测到海地疫情的出现。早在疫情开始之前，大量国际非政府组织就因为地震救援工作抵达了海地。霍乱暴发时，这些组织利用手边一切技术追踪疫情的传播。流行病学家吉姆·威尔逊带领团队搜索推特信息流，还将他们的手机号码公布给海地人民。威尔逊回忆说："我们就这么看着霍乱从平坦大路上大步走来。"[41] 各个组织的志愿者几乎将整个国家标了个遍，一名救援人员说，"甚至详细标到每一条野狗"。一个瑞典非政府组织与当地的移动电话公司合作，追踪人们的手机 SIM 卡，据此绘制他们的移动路径，并预测疫情接下来可能会出现的地方。这些措施就像是对全球性主动监测系统的一次早期试验，这次试验运行得很好。从推特收集的证据、从 SIM 卡追踪的信息都表明，霍乱会在 2011 年抵达贝尔安斯，事实也确实如此。[42]

然而，这种早期探测对疾病的传播过程毫无影响。人们没能在早期采取围堵措施以阻断贝尔安斯的疫情暴发。事实与期待相反，霍乱在贝尔安斯杀死人的速度比海地其他地区高四倍。待到我前往贝尔安斯时，唯一一个在镇中心设立霍乱治疗中心的非政府组织也已经离开了；在约三英里长的一条坡道上，人们发现了死在山里的患者尸体。镇政府无计可施，只能往山里送去裹尸袋。[43]

讽刺的是，出现如此深重的疫情，并非因为贝尔安斯过于偏远，或是缺乏外国援助。事实上，正是因为有一个支援项目以及一套新兴的交通网络，贝尔安斯的村民们在面对霍乱时显得异常脆弱。当地的供水系统是比利时政府于 20 世纪 80 年代修建的，如今已经失效，贝尔安斯村民几乎无法获取干净的淡水。整个系统就只有一根供水管，穿越高耸而漫长的山脊，将淡水从高山上运到村里。比利时人在修建管道之初显然没有顾及海地的地理状况、气候和当地人维护系统的能力。由于山坡不断被侵蚀，加上热带风暴频发，管道每年都会由山脊向海岸滑落一点。如今，它离绿松石色的海浪只有几十厘米了，而且常年经受风暴摧残，已经千疮百孔。当地村民没有可用的工具来修补管道，更没有足够的资源来制造这样的工具，只能用绷带布封住孔洞，再用松紧带将之固定。但水还是接着往外漏，只有很少的淡水从管道到达村庄，但人们若想方便地处理污物及其携带的病原体，就必须依赖这些少量的水。[44]

除了考虑不周的援助计划，一套半废弃、利用率极低的交通系统也让贝尔安斯暴露在病原体面前。一方面，贝尔安斯的确自发与商业世界及充斥其中的疾病连接在了一起，因为毕竟贝尔安斯是与霍乱肆虐的海地其他地方相连的；另一方面，虽然交通系统足以将霍乱引入，却不能引入充足的救援和资源，也无法让那些想离开村庄去往安全地区的人离去。在我们抵达贝尔安斯三天前，一些绝望的居民想偷一艘和我们所乘坐的差不多的小船逃走，但我们有救生衣，他们没有。后来小船在海上倾覆，四人淹死。在从贝尔安斯返程的路上，我们看到一具逃难者的尸体漂浮在海面上，那是一个穿着粉红色紧身裤的三岁小女孩。遗憾的是，我们乘坐的船已经没有空间可以安放她的尸体，我们只能关掉发动机，让船在她身旁随浪摇曳，与此同时，船长打了几个电话上报尸体的位置。

治理能力的缺失和贫穷让贝尔安斯深陷霍乱疫情而不得自救，人们想出了许多简易措施和权宜之计来竭力避免这类错漏。外国援助的历史就与这些错漏彼此纠葛。然而，要找到出路并非易事。或许第一步就是直接承认我们需要的是可持续的、多面向的努力。

217　　我如结束往常的长途旅行那般从海地回到了家里，被病原体改变社会的力量所震慑。病原体那极具破坏性的力量笼罩在我们每一个人身上，虽然目前只有少数人真切地感受到了它。就算下一次大流行势必要来，我们也无法知晓究竟会是何种病原体引发疫情。可能是像埃博拉那样的丛林病毒，也可能是霍乱弧菌那样的水生生物，还可能是完全不同的某种东西。我们只能接受这样一个事实，就是我们对它一无所知。

某个夏天的夜晚，我为了逃避城市的炎热去了切萨皮克湾，一路上我都陷入沉思。那黝深而微咸的海水仿佛浴缸里的水一样温暖，它载满了生命——成群的银花鲈鱼和蓝鱼游戈，挥舞着大钳子的螃蟹纠缠在海草床上，浮游生物则犹如一支漂浮的军队。我知道，水里面还有弧菌，其中就包括霍乱弧菌。我们登上一艘玻璃纤维材质的游艇，而它就趴在船艇的弧面上。

海水虽暖，但空气更热，从游艇的一侧跃入水中的感觉一定不错。海湾虽然不深，但过了一会儿我才碰到水底覆盖的那层软软的淤泥。我潜水的动作搅动了布满霍乱弧菌的海水，海水正在我上方打着漩涡，在黑暗中闪烁着幽光。

专业词汇表

antibiotic 抗生素：一种杀死细菌或减缓细菌生长的化合物，用于治疗细菌感染。

antibodies 抗体：由免疫系统产生的蛋白质，可识别病原体并令其失效。

bacteria（单数形式：bacterium）细菌：微生单细胞组织。

bacteriophage 噬菌体：一种感染细菌的病毒。

basic reproductive number 基本再生数：在没有外部手段干扰的情况下，由单个感染者传染的易感染者平均数。

Batrachochytrium dendrobatidis 蛙壶菌：一种真菌病原体，引发了全球范围的两栖动物灭绝事件，又称两栖壶菌。

Borrelia burgdorferi 莱姆病螺旋体：引发莱姆病的蜱传细菌。

contagion 接触性传染病：通过直接或间接接触传染的传染病。

copepods 桡足类动物：小型海洋甲壳类动物，通常会被弧菌寄生，其中包括霍乱弧菌。

coronaviruses 冠状病毒：一种病毒类型，引发 SARS 和 MERS 的病毒就属于冠状病毒。

E. coli（Escherichia coli）大肠杆菌：一种存在于温血动物消化道内的细菌。

emerging diseases 新兴疾病：近几十年来病例数越来越多且会继续扩散的新疾病。

epidemic 流行病：一种疾病在某个特定地区内的病例不同寻常地增加，通常由接触性传染病引发。

excreta 排泄物：从人体排出的废物，比如尿液、粪便和口水。

gene 基因：DNA 片段，是遗传物质的基本单位。

H1N1：一种流感亚型，引发了 1918 年流感全球大流行和 2009 年"猪流感"全球大流行。

H5N1：又称"禽流感"，是禽类流感的一种亚型，首次出现在 1996 年，对人类具有高致命性。

hemorrhagic fever 出血热：由一种病毒性感染引发的发热，伴有严重的出血症状。

highly pathogenic avian influenza 高致病性禽流感：具有高度致病性的禽流感属类，比如 H5N1。

horizontal gene transfer 水平基因转移：基因横向转移的一种方法，常见于单细胞组织。

MERS（Middle East respiratory syndrome）中东呼吸综合征：由一种冠状病毒引发的新兴传染病，首次发现于 2012 年。

microbe 微生物：任何小到肉眼无法观看到的有机体。

monkeypox 猴痘：一种存在于啮齿动物体内的病毒，与天花有关联，会在人体内引发极难与天花的临床反应区分开来的疾病。

MRSA（methicillin-resistant Staphylococcus aureus）耐甲氧西林金黄色葡萄球菌：一种细菌，会在人体内引发一系列难以根治的感染。

NDM-1（New Delhi metallo-beta-lactamase 1）新德里金属 β-内酰胺酶-1：一种能让细菌抵抗 14 个种类抗生素的质粒。

Nipah virus 尼帕病毒：一种蝙蝠病毒，于 1999 年首次在人类身体中发现。

outbreak（疫情）暴发：某种疾病病例的突然增长或大规模感染。

pandemic 大流行：某种传染病的传播已经超越了单个地区，开始跨越地区或大陆感染人类。

pathogen 病原体：任何一种能引发疾病的有机体。

Phythophthora infestans 致病疫霉：一种真菌病原体，能引发马铃薯晚疫病，它是导致 1845 年爱尔兰马铃薯饥荒的病原体。

plankton 浮游生物：种类丰富的海洋生物，漂浮在水面上，无法自行游动。

plasmid 质粒：细胞中的 DNA 片段，能够自主传播和复制。

Plasmodium falciparum 恶性疟原虫：一种寄生病原体，能在人类中引发一种致命的疟疾。

Pseudogymnoascus destructans 锈腐柱隔孢：在蝙蝠群体中引发白鼻综合征的一种真菌病原体。

quarantine 检疫隔离：为阻止传染病的传播而实施的隔离。

reemerging disease 复发性疾病：一种引发感染人数增加或跨区域传播的旧疾病。

SARS（severe acute respiratory syndrome）严重急性呼吸综合征：最早发现于 2003 年的一种传染病，由一种新型冠状病毒引发。

spillover 溢出：在某个物种内部传播的微生物开始感染另一个物种的过程。

STEC（Shiga toxin-producing E. coli）产志贺毒素大肠杆菌：在某些牲畜体内发现的一种大肠杆菌菌株，能在人类中引发致命疾病。

vectorborne pathogens 媒介传播病原体：通过某种媒介（比如昆虫）从一个宿主传到另一个宿主的病原体。

vibrio 弧菌：任何弧菌属的细菌。

vibrio bacteria 弧菌属：一种海洋类细菌的集合，既包括病原性细菌，也包括非病原性细菌。

Vibrio cholerae 霍乱弧菌：一种细菌病原体，是引发霍乱的病原。

virion 病毒粒子：一个单独的病毒微粒。

virulence 毒力：对病原体致病能力的一种衡量方法。

virus 病毒：能够在其他有机体的活细胞内自我复制的微型病原体。

zoonosis 人畜共患病：能够感染人类的动物传染病。

zooplankton 浮游动物：动物样的浮游生物。

注释

导论 霍乱之子

1. Rita Colwell, "Global Climate and Infectious Disease: The Cholera Paradigm," *Science* 274, no. 5295 (1996): 2025–31.

2. M. Burnet, *Natural History of Infectious Disease* (Cambridge: Cambridge University Press, 1962), cited in Gerald B. Pier, "On the Greatly Exaggerated Reports of the Death of Infectious Diseases," *Clin Infectious Diseases* 47, no. 8 (2008): 1113–14.

3. Madeline Drexler, *Secret Agents: The Menace of Emerging Infections* (Washington, DC: Joseph Henry Press, 2002), 6.

4. Kristin Harper and George Armelagos, "The Changing Disease-Scape in the Third Epidemiological Transition," *International Journal of Environmental Research and Public Health* 7, no. 2 (2010): 675–97.

5. Peter Washer, *Emerging Infectious Diseases and Society* (New York: Palgrave Macmillan, 2010), 47.

6. Kate E. Jones et al., "Global Trends in Emerging Infectious Diseases," *Nature* 451, no. 7181 (2008): 990–93.

7. Stephen Morse, plenary address, International Society for Disease

Surveillance, Atlanta, GA, Dec. 7–8, 2011.

8. Burnet, *Natural History of Infectious Disease*.

9. Jones, "Global Trends in Emerging Infectious Diseases."

10. Paul W. Ewald and Gregory M. Cochran, "*Chlamydia pneumoniae* and Cardiovascular Disease: An Evolutionary Perspective on Infectious Causation and Antibiotic Treatment," *The Journal of Infectious Diseases* 181, supp. 3 (2000): S394–S401.

11. Brad Spellberg, "Antimicrobial Resistance: Policy Recommendations to Save Lives," International Conference on Emerging Infectious Diseases, Atlanta, GA, March 13, 2012.

12. Drexler, *Secret Agents*, 7.

13. Wändi Bruine de Bruin et al., "Expert Judgments of Pandemic Influenza Risks," *Global Public Health* 1, no. 2 (2006): 179–94.

14. Fatimah S. Dawood et al., "Estimated Global Mortality Associated with the First 12 Months of 2009 Pandemic Influenza A H1N1 Virus Circulation: A Modelling Study," *The Lancet Infectious Diseases* 12, no. 9 (2012): 687–95.

15. Ronald Barrett et al., "Emerging and Re-emerging Infectious Diseases: The Third Epidemiologic Transition," *Annual Review of Anthropology* 27 (1998): 247–71.

16. World Health Organization, "Ebola Response Roadmap—Situation Report," May 6, 2015; "UN Says Nearly $1.26 Billion Needed to Fight Ebola Outbreak," *The Straits Times*, Sept. 16, 2014; Daniel Schwartz, "Worst-ever Ebola Outbreak Getting Even Worse: By the Numbers," *CBCnews*, CBC/Radio-Canada, Sept. 16, 2014; Denise Grady, "U. S. Scientists See Long Fight Against Ebola," *The New York Times*, Sept. 12, 2014.

17. CDC, "U. S. Multi-State Measles Outbreak 2014–2015," Feb. 12,

2015; CDC, "Notes from the Field: Measles Outbreak—Indiana, June–July 2011," *MMWR*, Sept. 2, 2011.

18. Maryn McKenna, *Superbug: The Fatal Menace of MRSA* (New York: Free Press, 2010), 34; Andrew Pollack, "Looking for a Superbug Killer," *The New York Times*, Nov. 6, 2010.

19. N. Cimolai, "MRSA and the Environment: Implications for Comprehensive Control Measures," *European Journal of Clinical Microbiology & Infectious Diseases* 27, no. 7 (2008): 481–93.

20. 引自 2011 年 9 月 23 日对丽塔·科尔韦尔的采访。

21. Dawood, "Estimated Global Mortality"; Cecile Viboud et al., "Preliminary Estimates of Mortality and Years of Life Lost Associated with the 2009 A/H1N1 Pandemic in the US and Comparison with Past Influenza Seasons," *PLoS Currents* 2 (March 2010).

第一章　跳跃

1. Rachel M. Wasser and Priscilla Bei Jiao, "Understanding the Motivations: The First Step Toward Influencing China's Unsustainable Wildlife Consumption," TRAFFIC East Asia, Jan. 2010.

2. Y. Guan, et al., "Isolation and Characterization of Viruses Related to the SARS Coronavirus from Animals in Southern China," *Science* 302, no. 5643 (2003): 276–78.

3. Tomoki Yoshikawa et al., "Severe Acute Respiratory Syndrome (SARS) Coronavirus-Induced Lung Epithelial Cytokines Exacerbate SARS Pathogenesis by Modulating Intrinsic Functions of Monocyte-Derived Macrophages and Dendritic Cells," *Journal of Virology* 83, no. 7 (April 2009): 3039–48.

4. Guillaume Constantin de Magny et al., "Role of Zooplankton

Diversity in *Vibrio cholerae* Population Dynamics and in the Incidence of Cholera in the Bangladesh Sundarbans," *Applied and Environmental Microbiology* 77, no. 17 (Sept. 2011).

5. Arthur G. Humes, "How Many Copepods?" *Hydrobiologia* 292/293, no. 1–7 (1994).

6. C. Yu et al., "Chitin Utilization by Marine Bacteria. A Physiological Function for Bacterial Adhesion to Immobilized Carbohydrates," *The Journal of Biological Chemistry* 266 (1991): 24260–67; Carla Pruzzo, Luigi Vezzulli, and Rita R. Colwell, "Global Impact of *Vibrio cholerae* Interactions with Chitin," *Environmental Microbiology* 10, no. 6 (2008): 1400–10.

7. Brij Gopal and Malavika Chauhan, "Biodiversity and Its Conservation in the Sundarban Mangrove Ecosystem," *Aquatic Sciences* 68, no. 3 (Sept. 4, 2006): 338–54; Ranjan Chakrabarti, "Local People and the Global Tiger: An Environmental History of the Sundarbans," *Global Environment* 3 (2009): 72–95; J. F. Richards and E. P. Flint, "Long-Term Transformations in the Sundarbans Wetlands Forests of Bengal," *Agriculture and Human Values* 7, no. 2 (1990): 17–33; R. M. Eaton, "Human Settlement and Colonization in the Sundarbans, 1200–1750," *Agriculture and Human Values* 7, no. 2 (1990): 6–16.

8. Paul Greenough, "Hunter's Drowned Land: Wonderland Science in the Victorian Sundarbans," in John Seidensticker et al., eds., *The Commons in South Asia: Societal Pressures and Environmental Integrity in the Sundarbans of Bangladesh* (Washington, DC: Smithsonian Institution, International Center, workshop, Nov. 20–21, 1987).

9. Eaton, "Human Settlement and Colonization in the Sundarbans"; Richards and Flint, "Long-Term Transformations in the Sundarbans

Wetlands Forests of Bengal."

10. Rita R. Colwell, "Oceans and Human Health: A Symbiotic Relationship Between People and the Sea," American Society of Limnology and Oceanography and the Oceanographic Society, Ocean Research Conference, Honolulu, Feb. 16, 2004.

11. The filament is called the toxin coregulated pilus or TCP. Juliana Li et al., "*Vibrio cholerae* Toxin-Coregulated Pilus Structure Analyzed by Hydrogen/Deuterium Exchange Mass Spectrometry," *Structure* 16, no.1 (2008): 137−48.

12. Kerry Brandis, "Fluid Physiology," Anaesthesia Education, www. anaesthsiaMCQ.com; Paul W. Ewald, *Evolution of Infectious Disease* (New York: Oxford University Press, 1994), 25.

13. Zindoga Mukandavire, David L. Smith, and J. Glenn Morris, Jr., "Cholera in Haiti: Reproductive Numbers and Vaccination Coverage Estimates," *Scientific Reports* 3 (2013).

14. Ewald, *Evolution of Infectious Disease*, 25.

15. Dhiman Barua and William B. Greenough, eds., *Cholera* (New York: Plenum Publishing, 1992).

16. Jones, "Global Trends in Emerging Infectious Diseases."

17. N. D. Wolfe, C. P. Dunavan, and J. Diamond, "Origins of Major Human Infectious Diseases," *Nature* 447, no. 7142 (2007): 279−83; Jared Diamond, *Guns, Germs, and Steel: The Fates of Human Societies* (New York: Norton, 1997), 207.

18. 引自 2011 年 10 月 28 日对彼得·达斯扎克的采访。

19. Lee Berger et al., "Chytridiomycosis Causes Amphibian Mortality Associated with Population Declines in the Rain Forests of Australia and Central America," *Proceedings of the National Academy of Sciences* 95, no. 15 (1998): 9031−36.

20. Mark Woolhouse and Eleanor Gaunt, "Ecological Origins of Novel Human Pathogens," *Critical Reviews in Microbiology* 33, no. 4 (2007): 231–42.

21. Keith Graham, "Atlanta and the World," *The Atlanta Journal-Constitution*, Nov. 12, 1998.

22. "Restoring the Battered and Broken Environment of Liberia: One of the Keys to a New and Sustainable Future," *United Nations Environment Programme*, Feb. 13, 2004.

23. "Sub-regional Overview," *Africa Environment Outlook* 2, United Nations Environment Programme, 2006; "Deforestation in Guinea's Parrot's Beak Area: Image of the Day," NASA, http://earthobservatory. nasa.gov/IOTD/view.php?id=6450.

24. P. M. Gorresen and M. R. Willig, "Landscape Responses of Bats to Habitat Fragmentation in Atlantic Forest of Paraguay," *Journal of Mammalogy* 85 (2004): 688–97.

25. Charles H. Calisher et al., "Bats: Important Reservoir Hosts of Emerging Viruses," *Clinical Microbiology Reviews* 19, no. 3 (2006): 531–45; Andrew P. Dobson, "What Links Bats to Emerging Infectious Diseases?" *Science* 310, no. 5748 (2005): 628–29; Dennis Normile et al., "Researchers Tie Deadly SARS Virus to Bats," *Science* 309, no.5744 (2005): 2154–55.

26. Dobson, "What Links Bats to Emerging Infectious Diseases?"; Sonia Shah, "The Spread of New Diseases: The Climate Connection," *Yale Environment* 360 (Oct. 15, 2009).

27. Randal J. Schoepp et al., "Undiagnosed Acute Viral Febrile Illnesses, Sierra Leone," *Emerging Infectious Diseases*, July 2014.

28. Pierre Becquart et al., "High Prevalence of Both Humoral and Cellular Immunity to Zaire Ebolavirus Among Rural Populations in Gabon,"

PLoS ONE 5, no. 2 (2010): e9126.

29. Sudarsan Raghavan, "'We Are Suffering': Impoverished Guinea Offers Refugees No Ease," *San Jose Mercury News*, Feb. 25, 2001.

30. Daniel G. Bausch, "Outbreak of Ebola Virus Disease in Guinea: Where Ecology Meets Economy," *PLoS Neglected Tropical Diseases*, July 31, 2014; Sylvain Baize et al., "Emergence of Zaire Ebola Virus Disease in Guinea—Preliminary Report," *The New England Journal of Medicine*, April 16, 2014.

31. "Ebola in West Africa," *The Lancet Infectious Diseases* 14, no. 9 (Sept. 2014).

32. C. L. Althaus, "Estimating the Reproduction Number of Ebola Virus (EBOV) During the 2014 Outbreak in West Africa," *PLoS Currents Outbreaks*, Sept. 2, 2014.

33. "UN Announces Mission to Combat Ebola, Declares Outbreak 'Threat to Peace and Security,'" UN News Centre, Sept. 18, 2014.

34. Denise Grady, "Ebola Cases Could Reach 1. 4 Million Within Four Months, CDC Estimates," *The New York Times*, Sept. 23, 2014.

35. Sadie J. Ryan and Peter D. Walsh, "Consequences of Non-Intervention for Infectious Disease in African Great Apes," *PLoS ONE* 6, no. 12 (2011): e29030.

36. 引自 2011 年 9 月 27 日对安妮·芮默因的采访。

37. A. W. Rimoin et al., "Major Increase in Human Monkeypox Incidence 30 Years After Smallpox Vaccination Campaigns Cease in the Democratic Republic of Congo," *Proceedings of the National Academy of Sciences of the United States of America* 107, no. 37 (2010): 16262−67.

38. D. S. Wilkie and J. F. Carpenter, "Bushmeat Hunting in the Congo Basin: An Assessment of Impacts and Options for Mitigation," *Biodiversity and Conservation* 8, no. 7 (1999): 927−55.

39. Sonia Shah, "Could Monkeypox Take Over Where Smallpox Left Off?" *Scientific American*, March 2013.

40. J. O. Lloyd-Smith, "Quantifying the Risk of Human Monkeypox Emergence in the Aftermath of Smallpox Eradication," *Epidemics: Third International Conference on Infectious Disease Dynamics*, Boston, Nov. 30, 2011.

41. Dennis Normile, "Up Close and Personal with SARS," Science 300, no. 5621 (2003): 886–87.

42. 引自 2009 年 9 月 17 日对乔纳森·爱普斯坦的采访；L. M. Looi et al., "Lessons from the Nipah Virus Outbreak in Malaysia," *The Malaysian Journal of Pathology* 29, no. 2 (2007): 63–67。

43. A. Townsend Peterson et al., "Predictable Ecology and Geography of West Nile Virus Transmission in the Central United States," *Journal of Vector Ecology* 33, no. 2 (2008): 342–52; A. Townsend Peterson et al., "West Nile Virus: A Reemerging Global Pathogen," *Emerging Infectious Diseases* 7, no. 4 (2001): 611–14.

44. 其中大多数人是"无症状"感染，他们没有显现出病症。Drexler, *Secret Agents*, 72.

45. A. Marm Kilpatrick, "Globalization, Land Use, and the Invasion of West Nile Virus," *Science*, Oct. 21, 2011; Valerie J. McKenzie and Nicolas E. Goulet, "Bird Community Composition Linked to Human West Nile Virus Cases Along the Colorado Front Range," *EcoHealth*, Dec. 2, 2010.

46. Richard Ostfeld, "Ecological Drivers of Tickborne Diseases in North America," *International Conference on Emerging Infectious Diseases*, Atlanta, GA, March 13, 2012.

47. "CDC Provides Estimate of Americans Diagnosed with Lyme Disease Each Year," Centers for Disease Control and Prevention, Aug. 19,

2013; Julie T. Joseph et al., "Babesiosis in Lower Hudson Valley, New York, USA," *Emerging Infectious Diseases* 17 (May 26, 2011); Laurie Tarkan, "Once Rare, Infection by Tick Bites Spreads," *The New York Times*, June 20, 2011.

48. Felicia Keesing et al., "Impacts of Biodiversity on the Emergence and Transmission of Infectious Diseases," *Nature* 468 (Dec. 2, 2010): 647−52.

49. Beth Mole, "MRSA: Farming Up Trouble," *Nature*, July 24, 2013.

50. Drexler, *Secret Agents*, 136.

第二章 移动

1. "Control of Communicable Diseases, Restrictions on African Rodents, Prairie Dogs and Certain Other Animals," Food and Drug Administration, Federal Register, Sept. 8, 2008.

2. M. G. Reynolds et al., "A Silent Enzootic of an Orthpoxvirus in Ghana, West Africa: Evidence for Multi-Species Involvement in the Absence of Widespread Human Disease," *The American Journal of Tropical Medicine and Hygiene* 82, no. 4 (April 2010): 746−54.

3. 引自 2011 年 11 月 30 日在波士顿对马克·斯利夫卡的采访。

4. Lisa Warnecke et al., "Inoculation of Bats with European *Pseudogymnoascus destructans* Supports the Novel Pathogen Hypothesis for the Origin of White-nose Syndrome," *Proceedings of the National Academy of Sciences* 109, no. 18 (2012): 6999−7003; "White-Nose Syndrome (WNS)," USGS National Wildlife Health Center, www.nwhc.usgs.gov/disease information/white-nose syndrome/.

5. Emily Badger, "We've Been Looking at the Spread of Global Pandemics All Wrong," *The Atlantic*, CityLab, Feb. 25, 2013.

6. "Threading the Climate Needle: The Agulhas Current System," National Science Foundation, April 27, 2011.

7. C. Razouls et al., "Diversity and Geographic Distribution of Marine Planktonic Copepods," http://copepodes.obs-banyuls.fr/en.

8. François Delaporte, *Disease and Civilization: The Cholera in Paris, 1832* (Cambridge, MA: MIT Press, 1986), 40.

9. Walter Benjamin, "Paris—Capital of the Nineteenth Century," *Perspecta*, 12 (1969).

10. N. P. Willis, *Prose Works* (Philadelphia: Carey and Hart, 1849).

11. Roy Porter, *The Greatest Benefit to Mankind: A Medical History of Humanity* (New York: Norton, 1997), 308–10.

12. 霍乱弧菌的各种菌株可能也在世界上的其他地方进化形成，有些历史记录读起来就很像是发生了霍乱疫情。公元前 500—前 400 年的古梵文文献描述了一种类似霍乱的疾病，古希腊和古罗马的历史文献里也有类似的发现。1498 年，达·伽马登陆印度马拉巴尔海岸时已经有两万人死于一种疾病，这种病"突然来袭，主要是让人肚子痛，有的病人八小时内就会死去"。托马斯·西德纳姆记录过 1669 年不列颠发生的一次类似霍乱的病情；拉迪亚德·吉卜林也描述过一场病祸，仅仅 24 小时内就把前往非洲的旅客们悉数消灭，这可能也是一次霍乱暴发。然而，苏达班仍然是霍乱全球大流行的起源地，科学家认为在苏达班进化形成的霍乱弧菌拥有某种传播特性。参见 Joan L. Aron and Jonathan A. Patz, eds., *Ecosystem Change and Public Health: A Global Perspective* (Baltimore: Johns Hopkins University Press, 2001), 328; Colwell, "Global Climate and Infectious Disease"。

13. Myron Echenberg, *Africa in the Time of Cholera: A History of Pandemics from 1817 to the Present* (New York: Cambridge University Press, 2011), 7.

14. Richard J. Evans, *Death in Hamburg: Society and Politics in the Cholera Years* (New York: Penguin, 2005), 229.

15. Washer, *Emerging Infectious Diseases*, 153.

16. Evans, *Death in Hamburg*, 229.

17. Marc Alexander, "'The Rigid Embrace of the Narrow House': Premature Burial & the Signs of Death," *The Hastings Center Report* 10, no. 3 (June 1980): 25–31.

18. Delaporte, *Disease and Civilization*, 43.

19. Ibid., 27–48; N. P. Willis, "Letter XVIII: Cholera—Universal terror ..." and "Letter XVI: the cholera—a masque ball—the gay world—mobs—visit to the hotel dieu," *Pencillings by the Way* (New York: Morris & Willis, 1844).

20. Delaporte, *Disease and Civilization*, 40, 43.

21. Edward P. Richards, Katharine C. Rathbun, and Jay Gold, "The Smallpox Vaccination Campaign of 2003: Why Did It Fail and What Are the Lessons for Bioterrorism Preparedness?" *Louisiana Law Review* 64 (2004).

22. Willis, *Prose Works*.

23. Bank of the Manhattan Company, "Ships and Shipping of Old New York: A Brief Account of the Interesting Phases of the Commerce of New York from the Foundation of the City to the Beginning of the Civil War" (New York, 1915), 39.

24. 就算是头等舱旅客也须忍受不适，私人睡房阴冷昏暗，空气也不流通，睡觉的床就是在板子上遮一块薄麻毯，中间还是空的，以防乘客在睡觉时因海浪颠簸掉下床。Stephen Fox, The Ocean Railway: Isambard Kingdom Brunel, *Samuel Cunard and the Revolutionary World of the Great Atlantic Steamships* (New York: Harper, 2003), 7–14; "On the Water," *Maritime Nation, 1800–1850:*

Enterprise on the Water, Smithsonian National Museum of American History, http://american history.si.edu/onthewater/exhibition/23.html.

25. Echenberg, *Africa in the Time of Cholera*, 61.

26. J. S. Chambers, *The Conquest of Cholera: America's Greatest Scourge* (New York: Macmillan, 1938), 298.

27. J. T. Carlton, "The Scale and Ecological Consequences of Biological Invasions in the World's Oceans," in Odd Terje Sandlund et al., eds., *Invasive Species and Biodiversity Management* (Boston: Kluwer Academic, 1999); Mike McCarthy, "The Iron Hull: A Brief History of Iron Shipbuilding," *Iron Ships & Steam Shipwrecks: Papers from the First Australian Seminar on the Management of Iron Vessels & Steam Shipwrecks* (Fremantle: Western Australian Maritime Museum, 1985).

28. Rita R. Colwell et al., "Global Spread of Microorganisms by Ships," *Nature* 408, no. 6808 (2000): 49.

29. Chambers, *The Conquest of Cholera*, 201; Carol Sheriff, *The Artificial River: The Erie Canal and the Paradox of Progress, 1817–1862* (New York: Hill & Wang, 1996), 15–17.

30. Steven Solomon, *Water: The Epic Struggle for Wealth, Power, and Civilization* (New York: Harper, 2010), 289.

31. Ashleigh R. Tuite, Christina H. Chan, and David N. Fisman, "Cholera, Canals, and Contagion: Rediscovering Dr Beck's Report," *Journal of Public Health Policy* 32, no. 3 (Aug. 2011); Maximilian, Prince of Wied, "Early Western Travels, vol. 22: Part I of Maximilian, Prince of Weid's Travels in the Interior of North America, 1832–1834" (Cleveland: A. H. Clark Co., 1906), 393.

32. Bank of the Manhattan Company, "Ships and Shipping of Old New York," 43; Solomon, *Water*, 289.

33. 伊利运河现在仅剩 35 个水闸。www.eriecanal.org/locks.html. Ronald

E. Shaw, *Canals for a Nation: The Canal Era in the United States, 1790–1860* (Lexington: University of Kentucky Press, 1990), 44, 47; Sheriff, *The Artificial River*, 67, 72, 79.

34. Chambers, *The Conquest of Cholera*, 63, 91; Shaw, *Canals for a Nation*, 47; John W. Percy, "Erie Canal: From Lockport to Buffalo," *Buffalo Architecture and History* (Buffalo: Western New York Heritage Institute of Canisius College, 1993).

35. Percy, "Erie Canal."

36. Solomon, *Water*, 228.

37. Chester G. Moore, "Globalization and the Law of Unintended Consequences: Rapid Spread of Disease Vectors via Commerce and Travel," Colorado State University, Fort Collins, ISAC meeting, June 2011; EPA, "Growth of International Trade and Transportation," www.epa.gov/oia/trade/transport. html; David Ozonoff and Lewis Pepper, "Ticket to Ride: Spreading Germs a Mile High," *The Lancet* 365, no.9463 (2005): 917.

38. "Country Comparison: Airports," CIA, *The World Factbook*, 2013.

39. "Top 10 Biggest Ports in the World in 2011," *Marine Insight*, Aug. 11, 2011.

40. "Multi-modal Mainland Connections," 2013, www.hongkongairport.com.

41. Chris Taylor, "The Chinese Plague," *The Age*, May 4, 2003; Mike Davis, *The Monster at Our Door: The Global Threat of Avian Flu* (New York: Henry Holt, 2005), 70.

42. Nathan Wolfe, *The Viral Storm: The Dawn of a New Pandemic Age* (New York: Times Books, 2011), 160.

43. Christopher R. Braden et al., "Progress in Global Surveillance and Response Capacity 10 Years After Severe Acute Respiratory

Syndrome," *Emerging Infectious Diseases 19*, no. 6 (2013): 864.

44. "What You Should Know About SARS," *The Vancouver Province*, March 23, 2003; Wolfe, *The Viral Storm*, 160; Forum on Microbial Threats, *Learning from SARS: Preparing for the Next Disease Outbreak* (Washington, DC: National Academies Press, 2004); Davis, *The Monster at Our Door*, 72–73.

45. Grady, "Ebola Cases Could Reach 1. 4 Million"; David Kroll, "Nigeria Free of Ebola as Final Surveillance Contacts Are Released," *Forbes*, Sept. 23, 2014.

46. "India's Wealth Triples in a Decade to $3.5 Trillion," *The Economic Times* (India), Oct. 9, 2010.

47. "Medical Tourism in the Superbug Age," *The Times of India*, April 17, 2011.

48. "Medanta the Medicity," www.medanta.org/about gallery.aspx.

49. Amit Sengupta and Samiran Nundy, "The Private Health Sector in India," *BMJ* 331, no. 7526 (Nov. 19, 2005): 1157–58; George K. Varghese et al., "Bacterial Organisms and Antimicrobial Resistance Patterns," *The Journal of the Association of Physicians of India* 58 supp. (December 2010): 23–24; Dawn Sievert et al., "Antimicrobial-Resistant Pathogens Associated with Healthcare-Associated Infections: Summary of Data Reported to the National Healthcare Safety Network at the Centers for Disease Control and Prevention, 2009–2010," *Infection Control and Hospital Epidemiology* 34, no. 1 (Jan. 2013): 1–14.

50. Maryn McKenna, "The Enemy Within," *Scientific American*, April 2011, 46–53; Chand Wattal et al., "Surveillance of Multidrug Resistant Organisms in Tertiary Care Hospital in Delhi, India," *The Journal of the Association of Physicians of India* 58 supp. (Dec. 2010): 32–36; Timothy R. Walsh and Mark A. Toleman, "The New Medical Challenge: Why NDM–1? Why Indian?" *Expert Review of*

Anti-Infective Therapy 9, no. 2 (Feb. 2011): 137−41.

51. CDC, "Detection of Enterobacteriaceae Isolates Carrying Metallo-Beta-Lactamase—United States, 2010," June 25, 2010, www.cdc.gov/mmwr/preview/mmwrhtml/mm5924a5.htm; Deverick J. Anderson, "Surgical Site Infections," *Infectious Disease Clinics of North America* 25, no. 1 (2011): 135−53; M. Berrazeg et al., "New Delhi Metallo-beta-lactamase Around the World: An eReview Using Google Maps," *Eurosurveillance* 19, no. 20 (2014).

52. 引自 2012 年 1 月 9 日对钱德·沃塔尔的采访。

第三章　污秽

1. Richard G. Feachem et al., *Sanitation and Disease: Health Aspects of Excreta and Wastewater Management*, World Bank Studies in Water Supply and Sanitation 3 (New York: John Wiley, 1983); Uno Winblad, "Towards an Ecological Approach to Sanitation," Swedish International Development Cooperation Agency, 1997.

2. Rose George, *The Big Necessity: The Unmentionable World of Human Waste and Why It Matters* (New York: Metropolitan Books, 2008), 2.

3. Joan H. Geismar, "Where Is Night Soil? Thoughts on an Urban Privy," *Historical Archaeology* 27, no. 2 (1993): 57−70; Laura Noren, *Toilet: Public Restrooms and the Politics of Sharing* (New York: NYU Press, 2010); Ewald, *Evolution of Infectious Disease*, 80.

4. Katherine Ashenburg, *The Dirt on Clean: An Unsanitized History* (New York: North Point Press, 2007), 43; Solomon, *Water*, 251−53.

5. George, *The Big Necessity*, 2.

6. Ashenburg, *The Dirt on Clean*; Solomon, *Water*.

7. Ashenburg, *The Dirt on Clean*, 94.

8. Solomon, *Water*, 253.

9. Ashenburg, *The Dirt on Clean*, 95, 100, 107.

10. Martin V. Melosi, *The Sanitary City: Environmental Services in Urban America from Colonial Times to Present*, abridged ed. (Pittsburgh: University of Pittsburgh Press, 2008), 12.

11. Benedetta Allegranzi et al., "Religion and Culture: Potential Undercurrents Influencing Hand Hygiene Promotion in Health Care," *American Journal of Infection Control* 37, no. 1 (2009): 28–34; Ashenburg, *The Dirt on Clean*, 59, 75.

12. Echenberg, *Africa in the Time of Cholera*, 8.

13. George, *The Big Necessity*, 8.

14. John Duffy, *A History of Public Health in New York City 1625–1866* (New York: Russell Sage Foundation, 1968), 18; Gerard T. Koeppel, *Water for Gotham: A History* (Princeton: Princeton University Press, 2000), 12, 21.

15. Melosi, *The Sanitary City*, 115.

16. Tyler Anbinder, *Five Points: The 19th–Century New York City Neighborhood That Invented Tap Dance, Stole Elections, and Became the World's Most Notorious Slum* (New York: Plume, 2001), 74, 86.

17. Eric W. Sanderson, *Manahatta: A Natural History of New York City* (New York: Harry N. Abrams, 2009), 215; Duffy, *A History of Public Health*, 185, 363.

18. Duffy, A History of Public Health, 364.

19. Asa Greene, *A Glance at New York: Embracing the City Government, Theatres, Hotels, Churches, Mobs, Monopolies, Learned Professions, Newspapers, Rogues, Dandies, Fires and Firemen, Water and Other Liquids, &c., &c.* (New York: A. Greene, 1837).

20. Argonne National Laboratory, "Cleaning Water Through Soil," Nov. 6,

2004, www.newton.dep.anl.gov/askasci/gen01/gen01688.htm.

21. Koeppel, *Water for Gotham*, 9; Sanderson, *Manahatta*, 87.

22. Greene, *A Glance at New York*.

23. Koeppel, *Water for Gotham*, 16, 52, 117.

24. 引自 2012 年 11 月 27 日对罗伯特·D. 默奇的采访；Duffy, *A History of Public Health*, 211; Nelson Manfred Blake, *Water for the Cities: A History of the Urban Water Supply Problem in the United States* (Syracuse, NY: Syracuse University Press, 1956), 124; "Old Water Tank Building Gives Way to Trade," *The New York Times*, July 12, 1914。

25. Blake, *Water for the Cities*, 126.

26. Koeppel, *Water for Gotham*, 64.

27. 该数据的单位是格林/加仑：1 格林 =64.8 毫克；1 加仑 =3 780 克。Koeppel, *Water for Gotham*, 121, 141.

28. J. S. Guthrie et al., "Alcohol and Its Influence on the Survival of *Vibrio cholerae*," *British Journal of Biomedical Science* 64, no. 2 (2007): 91−92.

29. Peter C. Baldwin, *In the Watches of the Night: Life in the Nocturnal City, 1820−1830* (Chicago: University of Chicago Press, 2012); Geismar, "Where Is Night Soil?"; Charles E. Rosenberg, *The Cholera Years: The United States in 1832, 1849, and 1866* (Chicago: University of Chicago Press, 1987), 112.

30. Documents of the Board of Aldermen of the City of New-York, vol. 9, document 18.

31. Sanderson, *Manahatta*, 10, 64, 153; Duffy, *A History of Public Health*, 25, 91, 379, 407; Feachem, *Sanitation and Disease*; Anbinder, *Five Points*, 87.

32. Duffy, *A History of Public Health*, 197.

33. Sanderson, *Manahatta*, 81.

34. Dudley Atkins, ed., *Reports of Hospital Physicians and Other Documents in Relation to the Epidemic Cholera of 1832* (New York: G. & C. & H. Carvill, 1832); James R. Manley, "Letters addressed to the Board of Health, and to Richard Riker, recorder of the city of New-York: on the subject of his agency in constituting a special medical council," Board of Health publication (New York: Peter van Pelt, 1832).

35. Steven Johnson, *The Ghost Map: The Story of London's Most Terrifying Epidemic—and How It Changed Science, Cities and the Modern World* (New York: Riverhead Books, 2006), 37.

36. Greene, *A Glance at New York.*

37. 一杯含有 15% 杜松子酒的水必须静置 26 个小时，里面的霍乱弧菌才会死亡。J. S. Guthrie et al., "Alcohol and Its Influence on the Survival of *Vibrio cholerae*," *British Journal of Biomedical Science* 64, no. 2 (2007): 91–92.

38. Mark Kurlansky, *The Big Oyster: History on the Half Shell* (New York: Random House, 2007); Duffy, *A History of Public Health*, 226.

39. Blake, *Water for the Cities*, 60.

40. "Extract of a letter from New-York, dated July 19, 1832," *The Liberator*, July 28, 1832; Atkins, *Reports of Hospital Physicians.*

41. Atkins, *Reports of Hospital Physicians.*

42. *The Cholera Bulletin, Conducted by an Association of Physicians*, vol.1, nos. 1–24, 1832 (New York: Arno Press, 1972), 6.

43. Philip Hone, *The Diary of Philip Hone, 1828–1851* (New York: Dodd, Mead, 1910); John N. Ingham, *Biographical Dictionary of American Business Leaders*, vol. 1 (Santa Barbara, CA: Greenwood Publishing, 1983); Atkins, *Reports of Hospital Physicians.*

44. Atkins, *Reports of Hospital Physicians*.

45. Letter from Cornelia Laura Adams Tomlinson to Maria Annis Dayton and Cornelia Laura Tomlinson Weed, June 22, 1832, in "Genealogical Story (Dayton and Tomlinson)," told by Laura Dayton Fessenden (Cooperstown, NY: Crist, Scott & Parshall, 1902).

46. *Autobiography of N. T. Hubbard: With Personal Reminiscences of New York City from 1798 to 1875* (New York: J. F. Trow & Son, 1875).

47. Rosenberg, *The Cholera Years*, 32.

48. Hone, *The Diary of Philip Hone*.

49. Chris Swann, *A Survey of Residential Nutrient Behaviors in the Chesapeake Bay* (Ellicott City, MD: Chesapeake Research Consortium, Center for Watershed Protection, 1999).

50. Traci Watson, "Dog Waste Poses Threat to Water," *USA Today*, June 6, 2002.

51. Robert M. Bowers et al., "Sources of Bacteria in Outdoor Air Across Cities in the Midwestern United States," *Applied and Environmental Microbiology* 77, no. 18 (2011): 6350–56.

52. Dana M. Woodhall, Mark L. Eberhard, and Monica E. Parise, "Neglected Parasitic Infections in the United States: Toxocariasis," *The American Journal of Tropical Medicine and Hygiene* 90, no. 5 (2014): 810–13.

53. P. S. Craig et al., "An Epidemiological and Ecological Study of Human Alveolar Echinococcosis Transmission in South Gansu, China," *Acta Tropica* 77, no. 2 (2000): 167–77.

54. Jillian P. Fry et al., "Investigating the Role of State and Local Health Departments in Addressing Public Health Concerns Related to Industrial Food Animal Production Sites," *PLoS ONE* 8, no. 1 (2013):

e54720.

55. JoAnn Burkholder et al., "Impacts of Waste from Concentrated Animal Feeding Operations on Water Quality," *Environmental Health Perspectives* 115, no. 2 (2007): 308.

56. Robbin Marks, "Cesspools of Shame: How Factory Farm Lagoons and Sprayfields Threaten Environmental and Public Health," Natural Resources Defense Council and the Clean Water Network, July 2001; Burkholder, "Impacts of Waste from Concentrated Animal Feeding Operations"; Wendee Nicole, "CAFOs and Environmental Justice: The Case of North Carolina," *Environmental Health Perspectives* 121, no.6 (2013): a182–89.

57. Lee Bergquist and Kevin Crowe, "Manure Spills in 2013 the Highest in Seven Years Statewide," *Milwaukee Wisconsin Journal Sentinel*, Dec. 5, 2013; Peter T. Kilborn, "Hurricane Reveals Flaws in Farm Law," *The New York Times*, Oct. 17, 1999.

58. Xiuping Jiang, Jennie Morgan, and Michael P. Doyle, "Fate of *Escherichia coli* O157: H7 in Manure-Amended Soil," *Applied and Environmental Microbiology* 68, no. 5 (2002): 2605–609; Margo Chase-Topping et al., "Super-Shedding and the Link Between Human Infection and Livestock Carriage of *Escherichia coli* O157," *Nature Reviews Microbiology* 6, no. 12 (2008): 904–12; CDC, "*Escherichia coli* O157: H7, General Information—NCZVED," Jan. 6, 2011; J. A. Cotruvo et al., "Waterborne Zoonoses: Identifi cation, Causes, and Control," WHO, 2004, 140.

59. NDM-1 移动于不同细菌种类之间的能力会在环境温度中达到峰值，反而在人体温度中难以为继。这或许解释了 NDM-1 存在于霍乱弧菌和鲍氏志贺菌的外界环境菌株中的原因，鲍氏志贺菌是一种严重痢疾的元凶。T. R. Walsh et al., "Dissemination of NDM-1

Positive Bacteria in the New Delhi Environment and Its Implications for Human Health: An Environmental Point Prevalence Study," *The Lancet Infectious Diseases* 11, no. 5 (2011): 355–62.

60. Drexler, *Secret Agents*, 146; McKenna, *Superbug*, 60–63; S. Tsubakishita et al., "Origin and Molecular Evolution of the Determinant of Methicillin Re sis tance in Staphylococci," *Antimicrobial Agents and Chemotherapy* 54, no. 10 (2010): 4352–59.

61. Maryn McKenna, "E. Coli: Some Answers, Many Questions Still," Wired. com, June 22, 2011; Yonatan H. Grad et al., "Comparative Genomics of Recent Shiga Toxin-Producing *Escherichia coli* O104: H4: Short-Term Evolution of an Emerging Pathogen," *mBio* 4, no. 1 (2013): e00452–12.

62. Ross Anderson, "Sprouts and Bacteria: It's the Growing Conditions," *Food Safety News*, June 6, 2011.

63. G. Gault et al., "Outbreak of Haemolytic Uraemic Syndrome and Bloody Diarrhoea Due to *Escherichia coli* O104: H4, South-West France, June 2011," *Eurosurveillance* 16, no. 26 (2011).

64. McKenna, "E. Coli: Some Answers; "'A Totally New Disease Pattern': Doctors Shaken by Outbreak's Neurological Devastation," Spiegel Online, June 9, 2011; Gault, "Outbreak of Haemolytic Uraemic Syndrome."

65. Ralf P. Vonberg et al., "Duration of Fecal Shedding of Shiga Toxin-Producing *Escherichia coli* O104: H4 in Patients Infected During the 2011 Outbreak in Germany: A Multicenter Study," *Clinical Infectious Diseases* 56 (2013).

66. Haiti Grassroots Watch, "Behind the Cholera Epidemic—Excreta," December 21, 2010.

67. George, *The Big Necessity*, 89, 99.

68. Solomon, *Water*, 265.

69. 引自 2013 年 7 月 23 日对布莱恩·康坎农的采访。

70. Haiti Grassroots Watch, "Behind the Cholera Epidemic."

71. Associated Press interview, "UN Envoy Farmer Says Haiti Cholera Outbreak Is Now World's Worst," Oct. 18, 2011.

72. Walsh, "Dissemination of NDM−1 Positive Bacteria."

73. 2011 年 1 月，香港地区的一名男子被确诊感染了包含 NDM−1 的大肠杆菌菌株。这位病人没有住院史，专家猜测他可能是接触过被排泄物污染的水或土壤而被感染。2011 年 5 月，加拿大一名病人体内也检测出 NDM−1。这位 86 岁高龄的老人近十年都未曾离开过西安大略，很可能也是当地环境让他接触了这种病菌。McKenna, "The Enemy Within"; J. V. Kus et al., "New Delhi Metallo-ss-lactamase−1: Local Acquisition in Ontario, Canada, and Challenges in Detection," *Canadian Medical Association Journal* 183, no. 11 (Aug. 9, 2011): 1257−61.

第四章　人群

1. 就算没有显现出明显病状，霍乱弧菌的携带者仍然可以悄无声息地传播霍乱，他们每天可以排出 5 亿个霍乱弧菌。（按每克粪便中含有 100 万个霍乱弧菌，而每个人每天会产生 500 克粪便计算。）Feachem, *Sanitation and Disease*. C. T. Codeço, "Endemic and Epidemic Dynamics of Cholera: The Role of the Aquatic Reservoir," *BMC Infectious Diseases* 1, no. 1 (2001); Atkins, *Reports of Hospital Physicians*.

2. 人们清楚霍乱免疫能够持续很长时间，但对背后的机制仍缺乏了解。Eric J. Nelson et al., "Cholera Transmission: The Host, Pathogen and Bacteriophage Dynamic," *Nature Reviews Microbiology* 7, no. 10

(2009): 693–702.

3. Rosenberg, *The Cholera Years*, 35.

4. James D. Oliver, "The Viable but Nonculturable State in Bacteria," *The Journal of Microbiology* 43, no. 1 (2005): 93–100.

5. Anbinder, *Five Points*, 14–27; Ashenburg, *The Dirt on Clean*, 178; Richard Plunz, *A History of Housing in New York City* (New York: Columbia University Press, 1990).

6. Simon Szreter, "Economic Growth, Disruption, Deprivation, Disease, and Death: On the Importance of the Politics of Public Health for Development," *Population and Development Review* 23 (1997): 693–728.

7. John Reader, *Potato: A History of the Propitious Esculent* (New Haven: Yale University Press, 2009).

8. Ian Steadman, "Mystery Irish Potato Famine Pathogen Identifi ed 170 Years Later," Wired UK, May 21, 2013.

9. Reader, *Potato*; Everett M. Rogers, *Diffusion of Innovations*, 5th ed. (New York: Free Press, 2003), 452; W. C. Paddock, "Our Last Chance to Win the War on Hunger," *Advances in Plant Pathology* 8 (1992), 197–222.

10. Duffy, *A History of Public Health*, 273.

11. Cormac Ó. Gráda and Kevin H. O'Rourke, "Migration as Disaster Relief: Lessons from the Great Irish Famine," *European Review of Economic History* 1, no. 1 (1997): 3–25.

12. Jacob A. Riis, *How the Other Half Lives*: *Studies Among the Tenements of New York*, ed. David Leviatin (New York: St. Martin's Press, 1996 [1890]), 67; Anbinder, *Five Points*, 74.

13. Anbinder, *Five Points*, 81.

14. Plunz, *A History of Housing in New York City*.

15. Anbinder, *Five Points*, 74–77.

16. Riis, *How the Other Half Lives*, 65.

17. Anbinder, *Five Points*, 14–27, 69, 71, 74–79, 175, 306; Rosenberg, *The Cholera Years*, 34.

18. Davis, *The Monster at Our Door*, 154.

19. Koeppel, *Water for Gotham*, 287.

20. Rosenberg, *The Cholera Years*, 104, 106, 113–14, 121, 145; Anbinder, *Five Points*, 119.

21. Michael R. Haines, "The Urban Mortality Transition in the United States, 1800–1940," National Bureau of Economic Research Historical Paper no. 134, July 2001; Michael Haines, "Health, Height, Nutrition and Mortality: Evidence on the 'Antebellum Puzzle' from Union Army Recruits for New York State and the United States," in John Komlos and Jörg Baten, eds., *The Biological Standard of Living in Comparative Perspective* (Stuttgart: Franz Steiner Verlag, 1998); Robert Woods, "Urban-Rural Mortality Differentials: An Unresolved Debate," *Population and Development Review* 29, no. 1 (2003): 29–46.

22. Woods, "Urban-Rural Mortality Differentials."

23. Duffy, *A History of Public Health*, 291.

24. Adam Gopnik, "When Buildings Go Up, the City's Distant Past Has a Way of Resurfacing," *The New Yorker*, Feb. 4, 2002; Michael O. Allen, "5 Points Had Good Points," *Daily News*, Feb. 22, 1998.

25. G. T. Kingsley, "Housing, Health, and the Neighborhood Context," *American Journal of Preventive Medicine* 4, supp. 3 (April 2003): 6–7.

26. Davis, *The Monster at Our Door*, 154.

27. Nature Conservancy, "Global Impact of Urbanization Threatening

World's Biodiversity and Natural Resources," *Science Daily*, June 2008.

28. Davis, *The Monster at Our Door*, 152.

29. Danielle Nierenberg, "Factory Farming in the Developing World," *World Watch* magazine 16, no. 3 (May/June 2003).

30. Xavier Pourrut et al., "The Natural History of Ebola Virus in Africa," *Microbes and Infection* 7, no. 7 (2005): 1005–14.

31. E. M., Leroy, J. P. Gonzalez, and S. Baize, "Ebola and Marburg Haemorrhagic Fever Viruses: Major Scientific Advances, but a Relatively Minor Public Health Threat for Africa," *Clinical Microbiology and Infection* 17, no. 7 (2011): 964–76.

32. Todd C. Frankel, "It Was Already the Worst Ebola Outbreak in History. Now It's Moving into Africa's Cities," *The Washington Post*, Aug. 30, 2014; "Ebola Virus Reaches Guinea's Capital Conakry," Al Jazeera, March 28, 2014; "Seven Die in Monrovia Ebola Outbreak," BBC News, June 17, 2014; "Sierra Leone Capital Now in Grip of Ebola," Al Jazeera, Aug. 6, 2014.

33. 塞拉利昂首都的传染率没有升高，原因不明。S. Towers, O. Patterson-Lomba, and Chavez C. Castillo, "Temporal Variations in the Effective Reproduction Number of the 2014 West Africa Ebola Outbreak," *PLoS Currents Outbreaks*, Sept. 18, 2014.

34. 引自 2011 年 11 月 3 日对詹姆斯·劳埃德－史密斯的采访。

35. Frankel, "It Was Already the Worst Ebola Outbreak."

36. Barry S. Hewlett and Bonnie L. Hewlett, *Ebola, Culture and Politics: The Anthropology of an Emerging Disease* (Belmont, CA: Thomson Wadsworth, 2008), 55.

37. Paul W. Ewald, *Plague Time: How Stealth Infections Cause Cancers, Heart Disease, and Other Deadly Ailments* (New York: Simon and

Schuster, 2000), 25.

38. "Pathogen Safety Data Sheet: Infectious Substances: Mycobacterium Tuberculosis Complex," Public Health Agency of Canada, Oct. 6, 2014; Michael Z. David and Robert S. Daum, "Community-Associated Methicillin-Resistant *Staphylococcus aureus*: Epidemiology and Clinical Consequences of an Emerging Epidemic," *Clinical Microbiology Reviews* 23, no. 3 (2010): 616–87.

39. Lise Wilkinson and A. P. Waterson, "The Development of the Virus Concept as Reflected in Corpora of Studies on Individual Pathogens: 2. The Agent of Fowl Plague—A Model Virus?" *Medical History* 19 (1975): 52–72; Sander Herfst et al., "Airborne Transmission of Influenza A/H5N1 Virus Between Ferrets," *Science* 336, no. 6088 (2012): 1534–41; Dennis J. Alexander, "An Overview of the Epidemiology of Avian Influenza," *Vaccine* 25, no. 30 (2007): 5637–44.

40. Yohei Watanabe, Madiha S. Ibrahim, and Kazuyoshi Ikuta, "Evolution and Control of H5N1," *EMBO Reports* 14, no. 2 (2013): 117–22.

41. Les Sims and Clare Narrod, *Understanding Avian Influenza: A Review of the Emergence, Spread, Control, Prevention and Effects of Asian-Lineage H5N1 Highly Pathogenic Viruses* (Rome: FAO, 2007).

42. James Truscott et al., "Control of a Highly Pathogenic H5N1 Avian Influenza Outbreak in the GB Poultry Flock," *Proceedings of the Royal Society B* 274 (2007): 2287–95.

43. M. S. Beato and I. Capua, "Transboundary Spread of Highly Pathogenic Avian Influenza Through Poultry Commodities and Wild Birds: A Review," *Revue Scientifique et Technique (International Office of Epizootics)* 30, no. 1 (April 2011): 51–61.

44. Shefali Sharma et al., eds., *Fair or Fowl? Industrialization of Poultry Production in China, Global Meat Complex* (Minneapolis: Institute for

Agriculture and Trade Policy, February 2014).

45. S. P. Cobb, "The Spread of Pathogens Through Trade in Poultry Meat: Overview and Recent Developments," *Revue Scientifique et Technique (International Office of Epizootics)* 30, no. 1 (April 2011): 149–64.

46. Truscott, "Control of a Highly Pathogenic H5N1 Avian Influenza Outbreak."

47. Alexander, "An Overview of the Epidemiology of Avian Influenza."

48. Cobb, "The Spread of Pathogens Through Trade in Poultry Meat."

49. Beato and Capua, "Transboundary Spread of Highly Pathogenic Avian Influenza"; 引自 2012 年 1 月 17 日对裴伟士的采访。

50. Debby Van Riel et al., "H5N1 Virus Attachment to Lower Respiratory Tract," *Science* 312, no. 5772 (2006): 399.

51. 引自对裴伟士的采访。

52. Beato and Capua. "Transboundary Spread of Highly Pathogenic Avian Influenza"; 引自对裴伟士的采访。

53. A. Marm Kilpatrick et al., "Predicting the Global Spread of H5N1 Avian Influenza," *Proceedings of the National Academy of Sciences* 103, no. 51 (2006): 19368–73.

54. 科学家推测这是因为 H5N1 病毒目前尚不能轻易与我们上呼吸道的细胞结合。（它现在能与包括肺在内的下呼吸道细胞结合，这也是其能引发严重病症的原因。）Watanabe, Ibrahim, and Ikuta, "Evolution and Control of H5N1"; World Health Organization, "Cumulative Number of Confirmed Human Cases for Avian Influenza A(H5N1) Reported to WHO, 2003–2014," July 27, 2014.

55. Sims and Narrod, *Understanding Avian Influenza.*

56. Watanabe, Ibrahim, and Ikuta, "Evolution and Control of H5N1."

57. Wenjun Ma, Robert E. Kahn, and Juergen A. Richt, "The Pig as a Mixing Vessel for Influenza Viruses: Human and Veterinary Implications,"

Journal of Molecular and Genetic Medicine 3, no. 1 (2009): 158.

58. Qiyun Zhu et al., "A Naturally Occurring Deletion in Its NS Gene Contributes to the Attenuation of an H5N1 Swine Infl uenza Virus in Chickens," *Journal of Virology* 82, no. 1 (2008): 220−28.

59. Michael Osterholm, "This Year, It Seems, It's 'Risk On' with Swine Flu," *StarTribune* (Minneapolis), Aug. 26, 2012.

60. Department of Health and Human Services, "H3N2v," flu. gov/about the flu/h3n2v.

61. Maura Lerner and Curt Brown, "Will New Flu Strain Close the Swine Barn at Minnesota State Fair?" *StarTribune*, Aug. 21, 2012.

62. Di Liu et al., "Origin and Diversity of Novel Avian Influenza A H7N9 Viruses Causing Human Infection: Phylogenetic, Structural, and Coalescent Analyses," *The Lancet* 381, no. 9881 (2013): 1926−32; Rongbao Gao et al., "Human Infection with a Novel Avian-Origin Influenza A (H7N9) Virus," *The New England Journal of Medicine* 368, no. 20 (2013): 1888−97; Yu Chen et al., "Human Infections with the Emerging Avian Influenza A H7N9 Virus from Wet Market Poultry: Clinical Analysis and Characterisation of Viral Genome," *The Lancet* 381, no. 9881 (2013): 1916−25; Hongjie Yu et al., "Effect of Closure of Live Poultry Markets on Poultry-to-Person Transmission of Avian Influenza A H7N9 Virus: An Ecological Study," *The Lancet* 383, no. 9916 (2014): 541−48; Tokiko Watanabe et al., "Pandemic Potential of Avian Influenza A (H7N9) Viruses," *Trends in Microbiology* 22, no. 11 (2014): 623−31.

第五章　腐败

1. Hewlett and Hewlett, *Ebola, Culture, and Politics*, 44−45.

2. Ernst Fehr, Urs Fischbacher, and Simon Gächter, "Strong Reciprocity, Human Cooperation, and the Enforcement of Social Norms," *Human Nature* 13, no. 1 (2002): 1−25; Eric Michael Johnson, "Punishing Cheaters Promotes the Evolution of Cooperation," *The Primate Diaries* (*Scientific American* blog), Aug. 16, 2012.

3. Koeppel, *Water for Gotham*, 80; Beatrice G. Reubens, "Burr, Hamilton and the Manhattan Company: Part I: Gaining the Charter," *Political Science Quarterly* 72, no. 4 (1957): 578−607; Solomon, *Water*, 254−55; Fairmount Water Works Interpretive Center, fairmountwaterworks. org.

4. Blake, *Water for the Cities*, 48, 143.

5. David O. Stewart, "The Perils of Nonpartisanship: The Case of Aaron Burr," *The Huffington Post*, Sept. 14, 2011.

6. Koeppel, *Water for Gotham*, 36.

7. Reubens, "Burr, Hamilton and the Manhattan Company: Part I."

8. Koeppel, *Water for Gotham*, 82−83.

9. Blake, *Water for the Cities*, 73.

10. Koeppel, *Water for Gotham*, 87.

11. Beatrice G. Reubens, "Burr, Hamilton and the Manhattan Company: Part II: Launching a Bank," *Political Science Quarterly* 73, no. 1 (1958): 100−125.

12. Blake, *Water for the Cities*, 60.

13. Reubens, "Burr, Hamilton and the Manhattan Company: Part II."

14. Koeppel, *Water for Gotham*, 87.

15. Blake, *Water for the Cities*, 106.

16. Reubens, "Burr, Hamilton and the Manhattan Company: Part II."

17. Subhabrata Bobby Banerjee, "Corporate Social Responsibility: The Good, the Bad and the Ugly," *Critical Sociology* 34, no. 1 (2008):

51-79.

18. Blake, *Water for the Cities*, 102.

19. 根据"历史货币换算",1800 年 9 000 美元的购买力相当于现在的 167 445 美元。http://futureboy.us/fsp/dollar.fsp?quantity=9000&currency=dollars&fromYear=1800; Koeppel, *Water for Gotham*, 100.

20. Reubens, "Burr, Hamilton and the Manhattan Company: Part I."

21. Koeppel, *Water for Gotham*, 99.

22. Reubens, "Burr, Hamilton and the Manhattan Company: Part I."

23. "The History of JPMorgan Chase & Co.," www.jpmorganchase.com/corporate/About-JPMC/jpmorgan-history.

24. Blake, *Water for the Cities*, 68.

25. Melosi, *The Sanitary City*, 16.

26. Blake, *Water for the Cities*, 77.

27. Howard Markel, *When Germs Travel: Six Major Epidemics That Have Invaded America Since 1900 and the Fears They Have Unleashed* (New York: Pantheon, 2004), 51.

28. Frank M. Snowden, *Naples in the Time of Cholera, 1884-1911* (New York: Cambridge University Press, 1995), 80.

29. Ibid., 80-81.

30. Delaporte, *Disease and Civilization*, 194.

31. Duffy, *A History of Public Health*, 119.

32. Ibid., 134.

33. Chambers, *The Conquest of Cholera*, 105.

34. Erwin H. Ackerknecht, "Anticontagionism Between 1821 and 1867," *International Journal of Epidemiology* 38, no. 1 (2009): 7-21.

35. Delaporte, *Disease and Civilization*, 140.

36. Ackerknecht, "Anticontagionism Between 1821 and 1867."

37. Manley, "Letters addressed to the Board of Health."

38. 让人困惑的是，这两种关于疾病起因的观念学派被定义为"感染"(infection) 和"传染"(contagion)。"感染"源自拉丁语 inficere（意为"染色"），指的是一种疾病通过污浊恶臭的空气，让人体沾染了新出现的疾病以及渗入织物的高挥发性化学染料。"传染"的古老概念则是指一种疾病由人传给人，就像是一颗种子从一株植物传到另一株植物，这个概念源自拉丁语中的"接触秽物"。Delaporte, *Disease and Civilization*, 182; Snowden, *Naples in the Time of Cholera*, 68.

39. Rosenberg, *The Cholera Years*, 41.

40. Duffy, *A History of Public Health*, 161, 330–31.

41. Rosenberg, *The Cholera Years*, 104; Echenberg, *Africa in the Time of Cholera*, 76; Duffy, *A History of Public Health*, 166.

42. Tuite, Chan, and Fisman, "Cholera, Canals, and Contagion."

43. Ibid.

44. Transactions of the Medical Society of the State of New York, vol. 1 (Albany, 1833).

45. Rosenberg, *The Cholera Years*, 98; Delaporte, *Disease and Civilization*, 111.

46. Percy, "Erie Canal."

47. Chambers, *The Conquest of Cholera*, 39.

48. Rosenberg, *The Cholera Years*, 20, 26.

49. *The Cholera Bulletin*, vol. 1, nos. 2 and 3, 1832.

50. Rosenberg, *The Cholera Years*, 25.

51. Snowden, *Naples in the Time of Cholera*, 197–98, 301–309, 316–57.

52. Jennifer Yang, "How Medical Sleuths Stopped a Deadly New SARS-like Virus in Its Tracks," *Toronto Star*, Oct. 21, 2012.

53. Tom Clark, "Drug Resistant Superbug Threatens UK Hospitals," Channel 4 News, Oct. 28, 2010.

54. 引自 2011 年 12 月 21 日对蒂莫西·瓦尔士的采访。

55. www.globalpolicy.org/component/content/article/221/47211.html.

56. Patricia Cohen, "Oxfam Study Finds Richest 1% Is Likely to Control Half of Global Wealth by 2016," *The New York Times*, Jan. 19, 2015.

57. Alexander Fleming, "Penicillin," Nobel lecture, Dec. 11, 1945, www. nobelprize.org/nobel prizes/medicine/laureates/1945/fleming-lecture. pdf.

58. Spellberg, "Antimicrobial Resistance."

59. Center for Veterinary Medicine, "Summary Report on Antimicrobials Sold or Distributed for Use in Food-Producing Animals," FDA, Sept. 2014.

60. Walsh and Toleman, "The New Medical Challenge."

61. Clark, "Drug Resistant Superbug Threatens UK Hospitals"; Global Antibiotic Resistance Partnership (GARP)-India Working Group, "Rationalizing Antibiotic Use to Limit Antibiotic Resistance in India," *The Indian Journal of Medical Research* (Sept. 2011): 281−94.

62. D. M. Livermore, "Has the Era of Untreatable Infections Arrived?" *The Journal of Antimicrobial Chemotherapy* 64, supp. 1 (2009): i29−i36; T. R. Walsh, "Emerging Carbapenemases: A Global Perspective," *International Journal of Antimicrobial Agents* 36 supp. 3 (2010): s8−s14.

63. Washer, *Emerging Infectious Diseases*; David and Daum, "Community-Associated Methicillin-Resistant *Staphylococcus aureus*"; McKenna, *Superbug*, 160.

64. Drexler, *Secret Agents*, 152−54.

65. Sara Reardon, "FDA Institutes Voluntary Rules on Farm Antibiotics," *Nature News*, Dec. 11, 2013.

66. McKenna, *Superbug*, 166.

67. Sara Reardon, "White House Takes Aim at Antibiotic Resistance," *Nature News*, Sept. 18, 2014.

68. Livermore, "Has the Era of Untreatable Infections Arrived?"

69. Michelle Bahrain et al., "Five Cases of Bacterial Endocarditis After Furunculosis and the Ongoing Saga of Community-Acquired Methicillin-Resistant *Staphylococcus aureus* Infections," *Scandinavian Journal of Infectious Diseases* 38, no. 8 (2006): 702–707.

70. G. R. Nimmo, "USA300 Abroad: Global Spread of a Virulent Strain of Community-Associated Methicillin-Resistant *Staphylococcus aureus*," *Clinical Microbiology and Infection* 18, no. 8 (2012): 725–34.

71. David and Daum, "Community-Associated Methicillin-Resistant *Staphylococcus aureus*."

72. Bahrain, "Five Cases of Bacterial Endocarditis."

73. Livermore, "Has the Era of Untreatable Infections Arrived?"

74. Pollack, "Looking for a Superbug Killer."

75. McKenna, "The Enemy Within."

76. Peter Utting et al., "UN-Business Partnerships: Whose Agenda Counts?" *Transnational Associations*, Dec. 8, 2000, 18.

77. J. Patrick Vaughan et al., "WHO and the Effects of Extrabud getary Funds: Is the Organization Donor Driven?" *Health Policy and Planning* 11, no. 3 (1996); World Health Organization, "Programme Bud get 2014–2015," www.who.int, May 24, 2013.

78. Sheri Fink, "WHO Leader Describes the Agency's Ebola Operations," *The New York Times*, Sept. 4, 2014.

79. Stuckler et al., "WHO's Bud getary Allocations and Burden of Disease: A Comparative Analysis," *The Lancet* 372 (2008): 9649.

80. Buse et al., "Public-Private Health Partnerships: A Strategy for WHO," *Bulletin of the World Health Organization* 79, no. 8 (2001): 748–54.

81. Maria Cheng and Raphael Satter, "Emails Show the World Health Organization Intentionally Delayed Calling Ebola a Public Health Emergency," Associated Press, March 20, 2015; Sarah Boseley, "World Health Organization Admits Botching Response to Ebola Outbreak," *The Guardian*, Oct. 17, 2014.

82. Andrew Bowman, "The Flip Side to Bill Gates' Charity Billions," *New Internationalist*, April 2012.

83. Sonia Shah, "Guerrilla War on Malaria," *Le Monde Diplomatique*, April 2011.

84. 有些专家开始质疑盖茨基金会投资食品和制药公司的目的。David Stuckler, Sanjay Basu, and Martin McKee, "Global Health Philanthropy and Institutional Relationships: How Should Conflicts of Interest be Addressed?" *PLoS Medicine* 8, no. 4 (2011): e1001020.

第六章　怪罪

1. Dan Coughlin, "WikiLeaks Haiti: US Cables Paint Portrait of Brutal, Ineffectual and Polluting UN Force," *The Nation*, Oct. 6, 2011.

2. Kathie Klarreich, "Will the United Nations' Legacy in Haiti Be All About Scandal?" *The Christian Science Monitor*, June 13, 2012.

3. "Fearful Crowds Wreck Clinic as Panic over Cholera Grows," *The Times* (London), Oct. 29, 2010.

4. "Oxfam Workers Flee Riot-Torn Cholera City as Disease Spreads Across Border," *The Times* (London), Nov. 17, 2010.

5. Samuel Cohn, "Pandemics: Waves of Disease, Waves of Hate from the Plague of Athens to AIDS," *Historical Research* 85, no. 230 (2012): 535–55.

6. Susan Sontag, *Illness as Metaphor and AIDS and Its Metaphors* (New

York: Macmillan, 2001), 40–41.

7. Cohn, "Pandemics."

8. United Nations Senior Advisory Group, "Report of the Senior Advisory Group on Rates of Reimbursement to Troop-Contributing Countries and Other Related Issues," Oct. 11, 2012.

9. Zachary K. Rothschild et al., "A Dual-Motive Model of Scapegoating: Displacing Blame to Reduce Guilt or Increase Control," *Journal of Personality and Social Psychology* 102, no. 6 (2012): 1148.

10. Daniel Sullivan et al., "An Existential Function of Enemyship: Evidence That People Attribute Influence to Personal and Political Enemies to Compensate for Threats to Control," *Journal of Personality and Social Psychology* 98, no. 3 (2010): 434–49.

11. Rothschild, "A Dual-Motive Model of Scapegoating."

12. Neel L. Burton, *Hide and Seek: The Psychology of Self-Deception* (Oxford: Acheron Press, 2012).

13. Attila Pók, "Atonement and Sacrifice: Scapegoats in Modern Eastern and Central Europe," *East European Quarterly* 32, no. 4 (1998): 531.

14. Snowden, *Naples in the Time of Cholera*, 151.

15. Rosenberg, *The Cholera Years*, 33.

16. William J. Callahan, *Church, Politics, and Society in Spain, 1750–1874* (Cambridge, MA: Harvard University Press, 1984).

17. Rosenberg, *The Cholera Years*, 135.

18. Chambers, *The Conquest of Cholera*, 41.

19. Percy, "Erie Canal."

20. Rosenberg, *The Cholera Years*, 62–63.

21. William Watson, "The Sisters of Charity, the 1832 Cholera Epidemic in Philadelphia, and Duffy's Cut," *U. S. Catholic Historian* 27, no.4 (Fall 2009): 1–16; Dan Barry, "With Shovels and Science, a Grim

Story Is Told," *The New York Times*, March 24, 2013.

22. Barry, "With Shovels and Science."

23. W. Omar, "The Mecca Pilgrimage," *Postgraduate Medical Journal* 28, no. 319 (1952): 269.

24. M. C. Low, "Empire and the Hajj: Pilgrims, Plagues, and Pan-Islam Under British Surveillance, 1865–1908," *International Journal of Middle East Studies* 40, no. 2 (2008): 1–22.

25. F. E. Peters, *The Hajj: The Muslim Pilgrimage to Mecca and the Holy Places* (Princeton: Princeton University Press, 1994).

26. Valeska Huber, "The Unifi cation of the Globe by Disease? The International Sanitary Conferences on Cholera, 1851–1894," *The Historical Journal* 49, no. 02 (2006): 453.

27. Low, "Empire and the Hajj."

28. Echenberg, *Africa in the Time of Cholera*, 37.

29. Harriet Moore, "Contagion from Abroad: U. S. Press Framing of Immigrants and Epidemics, 1891 to 1893" (master's thesis, Georgia State University, Department of Communications, 2008), 1–113.

30. Howard Markel, *Quarantine! East European Jewish Immigrants and the New York City Epidemics of 1892* (Baltimore: Johns Hopkins University Press, 1997), 111–19.

31. Cohn, "Pandemics"; Rosenberg, *The Cholera Years*, 67.

32. "Death and Disbelievers," *The Economist*, Aug. 2, 2014; "Ebola: Guineans Riot in Nzerekore over Disinfectant," BBC News Africa, Aug. 29, 2014; Abby Phillip, "Eight Dead in Attack on Ebola Team in Guinea," *The Washington Post*, Sept. 28, 2014; Terrence McCoy, "Why the Brutal Murder of Several Ebola Workers May Hint at More Violence to Come," *The Washington Post*, Sept. 19, 2014.

33. Laurie Garrett, *The Coming Plague: Newly Emerging Diseases in a*

World out of Balance (New York: Macmillan, 1994), 352.

34. Sonia Shah, *The Body Hunters: Testing New Drugs on the World's Poorest Patients* (New York: New Press, 2012), 104.

35. Pride Chigwedere et al., "Estimating the Lost Benefits of Antiretroviral Drug Use in South Africa," *JAIDS Journal of Acquired Immune Deficiency Syndromes* 49, no. 4 (2008): 410–15.

36. Gregory M. Herek and Eric K. Glunt, "An Epidemic of Stigma: Public Reactions to AIDS," *American Psychologist* 43, no. 11 (1988): 886.

37. Gregory M. Herek, "AIDS and Stigma," *American Behavioral Scientist* 42, no. 7 (1999): 1106–16; Mirko D. Grmek, *History of AIDS: Emergence and Origin of a Modern Pandemic* (Princeton: Princeton University Press, 1990); Paul Farmer, "Social Inequalities and Emerging Infectious Diseases," *Emerging Infectious Diseases* 2, no. 4 (1996): 259.

38. Edwidge Danticat, "Don't Let New AIDS Study Scapegoat Haitians," *The Progressive*, Nov. 7, 2007.

39. Washer, *Emerging Infectious Diseases*, 131–32.

40. Richard Preston, "West Nile Mystery," *The New Yorker*, Oct. 18, 1999.

41. Ibid.

42. "Chinese Refugees Face SARS Discrimination," CBC News, Aprils, 2003; "China Syndrome," *The Economist*, April 10, 2003.

43. "Chinese Refugees Face SARS Discrimination"; "China Syndrome."

44. Chinese Canadian National Council—National Office, "Yellow Peril Revisited: Impact of SARS on the Chinese and Southeast Asian Communities," June 2004.

45. Robert Samuels Morello, "At Rock Creek Park, Harvesting Deer and Hard Feelings," *The Washington Post*, March 30, 2013.

46. "Are Deer the Culprit in Lyme Disease?" *The New York Times*, July

29, 2009.

47. Pam Belluck, "Tick-Borne Illnesses Have Nantucket Considering Some Deer-Based Solutions," *The New York Times*, Sept. 6, 2009.

48. Leslie Lake, "Former Norwalk Man Hunts Deer in New Reality Television Show," *The Hour*, April 21, 2013.

49. Ernesto Londo, "Egypt's Garbage Crisis Bedevils Morsi," *The Washington Post*, Aug. 27, 2012; "Swine Flu Pig Cull Destroys Way of Life for City's Coptic Rubbish Collectors," *The Times* (London), June 6, 2009; "For Egypt's Christians, Pig Cull Has Lasting Effects," *The Christian Science Monitor*, Sept. 3, 2009; "New Film Reveals the Story of Egyptian Trash Collectors," *Waste & Recycling News*, Jan. 23, 2012; "Copts Between the Rock of Islamism and a Hard Place," *The Times* (London), Nov. 14, 2009; Michael Slackman, "Belatedly, Egypt Spots Flaws in Wiping Out Pigs," *The New York Times*, Sept. 19, 2009; "President Under Pressure to Solve Cairo's Trash Problems," *The New Zealand Herald*, Sept. 3, 2012.

50. Elisha P. Renne, *The Politics of Polio in Northern Nigeria* (Bloomington: Indiana University Press, 2010), 11, 40.

51. Y. Paul and A. Dawson, "Some Ethical Issues Arising From Polio Eradication Programmes in India," *Bioethics* 19, no. 4 (2005): 393– 406; Robert Fortner, "Polio in Retreat: New Cases Nearly Eliminated Where Virus Once Flourished," *Scientific American*, Oct. 28, 2010.

52. Declan Walsh, "Polio Crisis Deepens in Pakistan, With New Cases and Killings," *The New York Times*, Nov. 26, 2014.

53. Paul Greenough, "Intimidation, Coercion and Resistance in the Final Stages of the South Asian Smallpox Eradication Campaign, 1973–1975," *Social Science & Medicine* 41, no. 5 (1995): 633–45.

54. Michael Willrich, *Pox: An American History* (New York: Penguin

Press, 2011), 118.

55. "How the CIA's Fake Vaccination Campaign Endangers Us All," *Scientific American*, May 3, 2013.

56. "Congo Republic Declares Polio Emergency," *The New York Times*, Nov. 9, 2010, 1–3.

57. WHO Global Alert and Response, "China: WHO Confirmation," Sept. 1, 2011, www.who.int/csr/don/2011 09 01/en/index.html; "WHO: Pakistan Polio Strain in Syria," Radio Free Europe, Nov. 12, 2013.

58. Donald G. McNeil, "Polio's Return After Near Eradication Prompts a Global Health Warning," *The New York Times*, May 5, 2014.

59. Saad B. Omer et al., "Vaccine Refusal, Mandatory Immunization, and the Risks of Vaccine-Preventable Diseases," *The New England Journal of Medicine* 360 (May 7, 2009): 1981–85; "Chinese CDC Admits Vaccine Reactions Cause Paralysis in Chinese Children," The Refusers, Oct. 10, 2013; Greg Poland, "Improving Adult Immunization and the Way of Sophia: A 12-Step Program," International Conference on Emerging Infectious Diseases, March 12, 2012, Atlanta, GA.

60. Warren Jones and Ami Klin, "Attention to Eyes Is Present but in Decline in 2–6-Month-Old Infants Later Diagnosed with Autism," *Nature*, Nov. 6, 2013.

61. Paul A. Offit, "Why Are Pharmaceutical Companies Gradually Abandoning Vaccines?" *Health Affairs*, May 2005.

62. "A Pox on My Child: Cool," *The Washington Post*, Sept. 20, 2005.

63. Omer, "Vaccine Refusal, Mandatory Immunization, and the Risks of Vaccine-Preventable Diseases."

64. Poland, "Improving Adult Immunization and the Way of Sophia."

65. Daniel Salmon et al., "Factors Associated with Refusal of Childhood Vaccines Among Parents of School-Aged Children," *JAMA Pediatrics*

159, no. 5 (May 2005): 470−76.

66. Mike Stobbe, "More Kids Skip School Shots in 8 States," Associated Press, Nov. 28, 2011.

67. CDC, "Notes from the Field: Measles Outbreak—Indiana, June−July 2011"; CDC, "U. S. Multi-State Measles Outbreak 2014−2015"; David Siders et al., "Jerry Brown Signs California Vaccine Bill," *The Sacramento Bee*, June 30, 2015.

68. Pro-MED mail, "Measles Update," Sept. 19, 2011.

69. Philippa Roxby, "Measles Outbreak Warning as Cases Rise in Europe and UK," BBC News, May 13, 2011.

70. Pro-MED mail, "Measles Update."

71. "WHO: Europe Must Act on Measles Outbreak," Dec. 2, 2011, www.telegraph.co.uk.

72. Susana Ferreira, "Cholera Fallout: Can Haitians Sue the U. N. for the epidemic?" *Time*, Dec. 13, 2011.

73. 引自 2013 年 8 月 14 日对马里奥·约瑟夫的采访。

74. R. S. Hendriksen et al., "Population Genetics of *Vibrio cholerae* from Nepal in 2010: Evidence on the Origin of the Haitian Outbreak," *mBio* 2, no. 4 (2011): e00157−11.

第七章 解药

1. Robert A. Phillips, "The Patho-Physiology of Cholera," *Bulletin of the World Health Organization* 28, no. 3 (1963): 297.

2. Delaporte, *Disease and Civilization*, 88, 90.

3. Chambers, *The Conquest of Cholera*, 168.

4. David Wootton, *Bad Medicine: Doctors Doing Harm Since Hippocrates* (New York: Oxford University Press, 2006).

5. Travis Proulx, Michael Inzlicht, and Eddie Harmon-Jones, "Understanding All Inconsistency Compensation as a Palliative Response to Violated Expectations," *Trends in Cognitive Sciences* 16, no. 5 (2012): 285–91.

6. Thomas S. Kuhn, *The Structure of Scientific Revolutions*, 4th ed. (Chicago: University of Chicago Press, 2012).

7. Wootton, *Bad Medicine*.

8. Ibid.

9. B. A. Foëx, "How the Cholera Epidemic of 1831 Resulted in a New Technique for Fluid Resuscitation," *Emergency Medicine Journal* 20, no. 4 (2003): 316–18.

10. Walter J. Daly and Herbert L. DuPont, "The Controversial and Short-Lived Early Use of Rehydration Therapy for Cholera," *Clinical Infectious Diseases* 47, no. 10 (2008): 1315–19.

11. James Johnson, ed., *The Medico-Chirurgical Review*, vol. 21, 1832.

12. Daly and DuPont, "The Controversial and Short-Lived Early Use of Rehydration Therapy for Cholera."

13. Anthony R. Mawson, "The Hands of John Snow: Clue to His Untimely Death?" *Journal of Epidemiology & Community Health* 63, no. 6 (2009): 497–99.

14. David E. Lilienfeld, "John Snow: The First Hired Gun?" *American Journal of Epidemiology* 152, no. 1 (2000): 4–9; Johnson, *The Ghost Map*, 67.

15. Mawson, "The Hands of John Snow."

16. S. W. B. Newsom, "Pioneers in Infection Control: John Snow, Henry Whitehead, the Broad Street Pump, and the Beginnings of Geographical Epidemiology," *The Journal of Hospital Infection* 64, no. 3 (2006): 210–16.

17. Nigel Paneth et al., "A Rivalry of Foulness: Official and Unofficial

Investigations of the London Cholera Epidemic of 1854," *American Journal of Public Health* 88, no. 10 (1998): 1545–53.

18. Lilienfeld, "John Snow."

19. Ibid.

20. Mawson, "The Hands of John Snow."

21. Lilienfeld, "John Snow."

22. Richard L. Guerrant, Benedito A. Carneiro-Filho, and Rebecca A. Dillingham, "Cholera, Diarrhea, and Oral Rehydration Therapy: Triumph and Indictment," *Clinical Infectious Diseases* 37, no. 3 (2003): 398–405.

23. Rosenberg, *The Cholera Years*, 184.

24. Porter, *The Greatest Benefit*, 266.

25. John S. Haller, "Samson of the Materia Medica: Medical Theory and the Use and Abuse of Calomel: In Nineteenth Century America," *Pharmacy in History* 13, no. 2 (1971): 67–76.

26. Wootton, *Bad Medicine*.

27. Thomas W. Clarkson, "The Toxicology of Mercury," *Critical Reviews in Clinical Laboratory Sciences* 34, no. 4 (1997): 369–403.

28. B. S. Drasar and D. Forrest, eds., *Cholera and the Ecology of "Vibrio cholerae"* (London: Chapman & Hall, 1996), 55.

29. Stephen Halliday, *The Great Stink: Sir Joseph Bazalgette and the Cleansing of the Victorian Metropolis* (Mount Pleasant, SC: History Press, 2003); Dale H. Porter, *The Life and Times of Sir Goldsworthy Gurney: Gentleman Scientist and Inventor, 1793–1875* (Bethlehem, PA: Lehigh University Press, 1998).

30. John D. Thompson. "The Great Stench or the Fool's Argument," *The Yale Journal of Biology and Medicine* 64, no. 5 (1991): 529.

31. Halliday, *The Great Stink;* Johnson, *The Ghost Map*, 120; Solomon, *Water*, 258.

32. Kuhn, *The Structure of Scientific Revolutions*.

33. Porter, *Greatest Benefit*, 57.

34. Comment by David Fisman, Feb. 10, 2015.

35. Wootton, *Bad Medicine*.

36. Ibid.

37. Echenberg, *Africa in the Time of Cholera*, 31.

38. Porter, *The Life and Times of Sir Goldsworthy Gurney*.

39. Ibid.

40. Ibid.

41. Thompson, "The Great Stench or the Fool's Argument."

42. Halliday, *The Great Stink*.

43. "Location of Parliaments in the 13th Century," www.parliament.uk.

44. David Boswell Reid, *Ventilation in American Dwellings* (New York: Wiley & Halsted, 1858).

45. Robert Bruegmann, "Central Heating and Forced Ventilation: Origins and Effects on Architectural Design," *Journal of the Society of Architectural Historians* 37, no. 3 (Oct. 1978): 143–60.

46. Thompson, "The Great Stench or the Fool's Argument."

47. Halliday, *The Great Stink*.

48. Porter, *The Life and Times of Sir Goldsworthy Gurney*.

49. Koeppel, *Water for Gotham*, 141.

50. Blake, *Water for the Cities*, 171.

51. Koeppel, *Water for Gotham*, 287.

52. Duffy, *A History of Public Health*, 398, 418.

53. Rosenberg, *The Cholera Years*, 184; Allen, "5 Points Had Good Points."

54. Snowden, *Naples in the Time of Cholera*, 190.

55. Evans, *Death in Hamburg*, 292.

56. Snowden, *Naples in the Time of Cholera*, 69, 100, 190.

57. Evans, *Death in Hamburg*.

58. Nicholas Bakalar, "Milestones in Combating Cholera," *The New York Times*, Oct. 1, 2012.

59. Norman Howard-Jones, "Gelsenkirchen Typhoid Epidemic of 1901, Robert Koch, and the Dead Hand of Max von Pettenkofer," *BMJ* 1, no. 5845 (1973): 103.

60. Alfred S. Evans, "Pettenkofer Revisited: The Life and Contributions of Max von Pettenkofer (1818–1901)," *The Yale Journal of Biology and Medicine* 46, no. 3 (1973): 161; Alfred S. Evans, "Two Errors in Enteric Epidemiology: The Stories of Austin Flint and Max von Pettenkofer," *Review of Infectious Diseases* 7, no. 3 (1985): 434–40.

61. Echenberg, *Africa in the Time of Cholera*, 9.

62. Evans, *Death in Hamburg*, 497–98; Evans, "Two Errors in Enteric Epidemiology"; Christopher Hamlin, *Cholera: The Biography* (New York: Oxford University Press, 2009), 177.

63. Evans, *Death in Hamburg*, 292.

64. Alfredo Morabia, "Epidemiologic Interactions, Complexity, and the Lonesome Death of Max von Pettenkofer," *American Journal of Epidemiology* 166, no. 11 (2007): 1233–38.

65. Melosi, *The Sanitary City*, 94; S. J. Burian et al., "Urban Wastewater Management in the United States: Past, Present, and Future," *Journal of Urban Technology* 7 (2000): 33–62.

66. Ewald, *Evolution of Infectious Disease*, 72–73.

67. Hamlin, *Cholera*, 242.

68. Guerrant, "Cholera, Diarrhea, and Oral Rehydration Therapy."

69. Katherine Harmon, "Can a Vaccine Cure Haiti's Cholera?" *Scientific American*, Jan. 12, 2012.

70. Anwar Huq et al., "Simple Sari Cloth Filtration of Water Is Sustainable and Continues to Protect Villagers from Cholera in Matlab, Bangladesh," *mBio* 1, no. 1 (2010): e00034−10.

71. S. Fannin et al., "A Cluster of Kaposi's Sarcoma and Pneumocystis Carinii Pneumonia Among Homosexual Male Residents of Los Angeles and Range Counties, California," *MMWR* 31, no. 32 (June 18, 1982): 305−307.

72. Charlie Cooper, "Ebola Outbreak: Why Has 'Big Pharma' Failed Deadly Virus' Victims?" *The Independent*, Sept. 7, 2014.

73. Marc H. V. Van Regenmortel, "Reductionism and Complexity in Molecular Biology," *EMBO Reports* 5, no. 11 (2004): 1016.

74. Andrew C. Ahn et al., "The Limits of Reductionism in Medicine: Could Systems Biology Offer an Alternative?" *PLoS Medicine* 3, no. 6 (2006): e208.

75. Laura H. Kahn, "Confronting Zoonoses, Linking Human and Veterinary Medicine," *Emerging Infectious Diseases* 12, no. 4 (2006): 556.

76. Ewan M. Harrison et al., "A Shared Population of Epidemic Methicillin-Resistant *Staphylococcus aureus* 15 Circulates in Humans and Companion Animals," *mBio* 5, no. 3 (2014): e00985−13.

77. Mathieu Albert et al., "Biomedical Scientists' Perception of the Social Sciences in Health Research," *Social Science & Medicine* 66, no. 12 (2008): 2520−31.

78. 引自 2012 年 2 月 8 日对拉里·赫里巴尔的采访;"More than 1, 000 Exposed to Dengue in Florida: CDC," Reuters, July 13, 2010。

第八章　海洋的复仇

1. Sonia Shah, *Crude: The Story of Oil* (New York: Seven Stories Press,

2004), 161.

2. Environmental Protection Agency, "Climate Change Indicators in the United States: Ocean Heat," Oct. 29, 2014.

3. Rachel Carson, *The Sea Around Us* (New York: Oxford University Press, 1951), ix.

4. Sir Alister Hardy, *Great Waters: A Voyage of Natural History to Study Whales, Plankton, and the Waters of the Southern Ocean* (New York: Harper, 1967).

5. R. R. Colwell, J. Kaper, and S. W. Joseph, "*Vibrio cholerae, Vibrio parahaemolyticus*, and Other *Vibrios*: Occurrence and Distribution in Chesapeake Bay," *Science*, 198, no. 4315 (Oct. 28, 1977): 394–96.

6. 引自对丽塔·科尔韦尔的采访。

7. Anwar Huq, R. Bradley Sack, and Rita Colwell, "Cholera and Global Ecosystems," in Aron and Patz, *Ecosystem Change and Public Health*, 333.

8. Arnold Taylor, "Plankton and the Gulf Stream," *New Scientist*, March 1991.

9. Huq, Sack, and Colwell, "Cholera and Global Ecosystems," 336; Luigi Vezzulli, Rita R. Colwell, and Carla Pruzzo, "Ocean Warming and Spread of Pathogenic Vibrios in the Aquatic Environment," *Microbial Ecology* 65, no. 4 (2013): 817–25; Graeme C. Hays, Anthony J. Richardson, and Carol Robinson, "Climate Change and Marine Plankton," *Trends in Ecology & Evolution* 20, no. 6 (2005): 337–44; Gregory Beaugrand, Luczak Christophe, and Edwards Martin, "Rapid Biogeographical Plankton Shifts in the North Atlantic Ocean," *Global Change Biology* 15, no. 7 (2009): 1790–1803.

10. William H. McNeill, *Plagues and Peoples* (Garden City, NY: Anchor Press, 1976), 283.

11. Oscar Felsenfeld, "Some Observations on the Cholera (El Tor) Epidemic in 1961–62," *Bulletin of the World Health Organization* 28, no. 3 (1963): 289–96.

12. Ibid.

13. Rudolph Hugh, "A Comparison of *Vibrio cholerae* Pacini and *Vibrio eltor* Pribram," *International Bulletin of Bacteriological Nomenclature and Taxonomy* 15, no. 1 (1965): 61–68.

14. Paul H. Kratoska, ed., *Southeast Asia Colonial History: High Imperialism (1890s–1930s)* (New York: Routledge, 2001).

15. C. E. de Moor, "Paracholera (El Tor): Enteritis Choleriformis El Tor van Loghem," *Bulletin of the World Health Organization* 2 (1949): 5–17.

16. Agus P. Sari et al., "Executive Summary: Indonesia and Climate Change: Working Paper on Current Status and Policies," Department for International Development and the World Bank, March 2007; Bernhard Glaeser and Marion Glaser, "Global Change and Coastal Threats: The Indonesian Case. An Attempt in Multi-Level Social-Ecological Research," *Human Ecology Review* 17, no. 2 (2010); Kathleen Schwerdtner Máñez et al., "Water Scarcity in the Spermonde Archipelago, Sulawesi, Indonesia: Past, Present and Future," *Environmental Science & Policy* 23 (2012): 74–84.

17. Felsenfeld, "Some Observations on the Cholera (El Tor) Epidemic."

18. "Far East Pressing Anti-Cholera Steps," *The New York Times*, Aug. 20, 1961; "Chinese Reds Blame U. S. in Cholera Rise," *The New York Times*, Aug. 19, 1961.

19. C. Sharma et al., "Molecular Evidence That a Distinct *Vibrio cholerae* 01 Biotype El Tor Strain in Calcutta May Have Spread to the African Continent," *Journal of Clinical Microbiology* 36, no. 3 (March 1998):

843–44.

20. Echenberg, *Africa in the Time of Cholera*, 125–27.

21. Oscar Felsenfeld, "Present Status of the El Tor Vibrio Problem," *Bacteriological Reviews* 28, no. 1 (1964): 72; Colwell, "Global Climate and Infectious Disease."

22. Iván J. Ramírez, Sue C. Grady, and Michael H. Glantz, "Reexamining El Niño and Cholera in Peru: A Climate Affairs Approach," *Weather, Climate, and Society* 5 (2013): 148–61.

23. Bill Manson, "The Ocean Has a Long Memory," *San Diego Reader*, Feb. 12, 1998; Rosa R. Mouriño-Pérez, "Oceanography and the Seventh Cholera Pandemic," *Epidemiology* 9, no. 3 (1998): 355–57.

24. Ramírez, Grady, and Glantz, "Reexamining El Niño and Cholera in Peru"; María Ana Fernández-Álamo and Jaime Färber-Lorda, "Zooplankton and the Oceanography of the Eastern Tropical Pacific: A Review," *Progress in Oceanography* 69, no. 2 (2006): 318–59; Bert Rein et al., "El Niño Variability off Peru During the Last 20, 000 Years," *Paleoceanography* 20, no. 4 (2005); Jaime Martinez-Urtaza et al., "Emergence of Asiatic Vibrio Diseases in South America in Phase with El Niño," *Epidemiology* 19, no. 6 (2008): 829–37.

25. Vezzulli, Colwell, and Pruzzo, "Ocean Warming and Spread of Pathogenic Vibrios"; Rafael Montilla et al., "Serogroup Conversion of Vibrio Cholerae non-O1 to Vibrio Cholerae O1: Effect of Growth State of Cells, Temperature, and Salinity," *Canadian Journal of Microbiology* 42, no. 1 (1996): 87–93; Luigi Vezzulli et al., "Dual Role Colonization Factors Connecting *Vibrio cholerae*'s Lifestyles in Human and Aquatic Environments Open New Perspectives for Combating Infectious Diseases," *Current Opinions in Biotechnology* 19 (2008): 254–59.

26. P. R. Epstein, "Algal Blooms in the Spread and Persistence of Cholera," *BioSystems* 31, no. 2 (1993): 209–221; Jeffrey W. Turner et al., "Plankton Composition and Environmental Factors Contribute to Vibrio Seasonality," *The ISME Journal* 3, no. 9 (2009): 1082–92.

27. Connie Lam et al., "Evolution of Seventh Cholera Pandemic and Origin of 1991 Epidemic, Latin America," *Emerging Infectious Diseases* 16, no. 7 (2010): 1130.

28. "Cholera Epidemic Kills 51 in Peru," *The Times* (London), Feb. 11, 1991.

29. Simon Strong, "Peru Minister Quits in Cholera Row," *The Independent*, March 19, 1991; Malcolm Coad, "Peru's Cholera Epidemic Spreads to Its Neighbors," *The Guardian*, April 18, 1991; "Cholera Cases Confirmed Near Border with U. S.," *Montreal Gazette*, March 18, 1992; William Booth, "Cholera's Mysterious Journey North," *The Washington Post*, Aug. 26, 1991; "Baywatch Filming Hit by Cholera Alert," *London Evening Standard*, July 29, 1992; Barbara Turnbull, "Flight Hit by Cholera, 2 Sought in Canada," *Toronto Star*, Feb. 22, 1992; Les Whittington, "Mexico; Traffickers Blamed for Spread of Cholera," *Ottawa Citizen*, Sept. 11, 1991.

30. J. P. Guthmann, "Epidemic Cholera in Latin America: Spread and Routes of Transmission," *The Journal of Tropical Medicine and Hygiene* 98, no. 6 (1995): 419.

31. Jazel Dolores and Karla J. F. Satchell, "Analysis of *Vibrio cholerae*: Genome Sequences Reveals Unique rtxA Variants in Environmental Strains and an rtxA-Null Mutation in Recent Altered El Tor Isolates," *mBio* 4, no. 2 (2013); Ashrafus Safa, G. Balakrish Nair, and Richard Y. C. Kong, "Evolution of New Variants of *Vibrio cholerae* O1," *Trends in Microbiology* 18, no. 1 (2010): 46–54.

32. A. K. Siddique et al., "El Tor Cholera with Severe Disease: A New Threat to Asia and Beyond," *Epidemiology and Infection* 138, no. 3 (2010): 347–52.

33. R. Piarroux and B. Faucher, "Cholera Epidemics in 2010: Respective Roles of Environment, Strain Changes, and Human-Driven Dissemination," *Clinical Microbiology and Infection* 18, no. 3 (2012): 231–38.

34. Deborah Jenson et al., "Cholera in Haiti and Other Caribbean Regions, 19th Century," *Emerging Infectious Diseases* 17, no. 11 (Nov. 2011).

35. 引自 2011 年 1 月 25 日对安瓦尔·哈克的采访。

36. 引自对丽塔·科尔韦尔的采访；"The United Nations' Duty in Haiti's Cholera Outbreak," *The Washington Post*, Aug. 11, 2013。

37. Carlos Seas et al., "New Insights on the Emergence of Cholera in Latin America During 1991: the Peruvian Experience," *American Journal of Tropical Medicine and Hygiene* 62, no. 4 (2000): 513–17.

38. Luigi Vezzulli et al., "Long-Term Effects of Ocean Warming on the Prokaryotic Community: Evidence from the Vibrios," *The ISME Journal* 6, no. 1 (2012): 21–30.

39. Peter Andrey Smith, "Sea Sick," *Modern Farmer*, Sept. 11, 2013.

40. Colwell, "Global Climate and Infectious Disease."

41. Alexander, "An Overview of the Epidemiology of Avian Influenza."

42. Drexler, *Secret Agents*, 65.

43. Joan Brunkard, "Climate Change Impacts on Waterborne Diseases Outbreaks," International Conference on Emerging Infectious Diseases, Atlanta, GA, March 12, 2012; Violeta Trinidad Pardío Sedas, "Influence of Environmental Factors on the Presence of *Vibrio cholerae* in the Marine Environment: A Climate Link," *The Journal of Infection in Developing Countries* 1, no. 3 (2007): 224–41.

44. Jonathan E. Soverow et al., "Infectious Disease in a Warming World: How Weather Influenced West Nile Virus in the United States (2001–2005)," *Environmental Health Perspectives* 117, no. 7 (2009): 1049–52.

45. Peter Daszak, "Fostering Advances in Interdisciplinary Climate Science," lecture, Arthur M. Sackler Colloquia of the National Academy of Sciences, Washington, DC, March 31–April 2, 2011.

46. S. Mistry and A. Moreno-Valdez, "Climate Change and Bats: Vampire Bats Offer Clues to the Future," *Bats* 26, no. 2 (Summer 2008).

47. Lars Eisen and Chester G. Moore, "*Aedes* (*Stegomyia*) *aegypti* in the Continental United States: a Vector at the Cool Margin of Its Geographic Range," *Journal of Medical Entomology* 50, no. 3 (2013): 467–78; Diana Marcum, "California Residents Cautioned to Look Out for Yellow Fever Mosquito," *Los Angeles Times*, Oct. 20, 2013.

48. D. Roiz et al., "Climatic Factors Driving Invasion of the Tiger Mosquito (*Aedes albopictus*) into New Areas of Trentino, Northern Italy," *PLoS ONE* 6, no. 4 (April 15, 2011): e14800.

49. Laura Jensen, "What Does Climate Change and Deforestation Mean for Lyme Disease in the 21st Century?" Tick Talk, an investigative project on Lyme disease, SUNY New Paltz.

50. Andrew Nikiforuk, "Beetlemania," *New Scientist*, Nov. 5, 2011.

51. M. C. Fisher et al., "Emerging Fungal Threats to Animal, Plant and Ecosystem Health," *Nature* 484 (April 2012): 186–94.

52. Ibid.

53. Arturo Casadevall, "Fungi and the Rise of Mammals," *PLoS Pathogens* 8, no. 8 (2012): e1002808.

54. Arturo Casadevall, "Thoughts on the Origin of Microbial Virulence," International Conference on Emerging Infectious Diseases, Atlanta,

GA, March 13, 2012.

55. 引自拉里·麦道夫 2012 年 6 月 5 日发给 Pro-MED 邮件订阅用户的邮件。

56. Fisher, "Emerging Fungal Threats to Animal, Plant and Ecosystem Health."

第九章　大流行的逻辑

1. Markus G. Weinbauer and Fereidoun Rassoulzadegan, "Extinction of Microbes: Evidence and Potential Consequences," *Endangered Species Research* 3, no. 2 (2007): 205–15; Gerard Tortora, Berdelle Funke, and Christine Case, *Microbiology: An Introduction*, 10th ed. (San Francisco: Pearson Education, 2010).

2. Kat McGowan, "How Life Made the Leap from Single Cells to Multicellular Animals," *Wired*, Aug. 1, 2014.

3. 从观看了打喷嚏或患有痘样病变照片的受试者体内采集的血样，其所含白介素-6 要比观看了枪口或家具照片的受试者高出 23.6%。C. L. Fincher and R. Thornhill, "Parasite-Stress Promotes In-Group Assortative Sociality: The Cases of Strong Family Ties and Heightened Religiosity," *Behavioral and Brain Sciences* 35, no. 2 (2012): 61–79.

4. Sabra L. Klein and Randy J. Nelson, "Influence of Social Factors on Immune Function and Reproduction," *Reviews of Reproduction* 4, no.3 (1999): 168–78.

5. Matt Ridley, *The Red Queen: Sex and the Evolution of Human Nature* (New York: Macmillan, 1994), 80.

6. Michael A. Brockhurst, "Sex, Death, and the Red Queen," *Science*, July 8, 2011.

7. Makoto Takeo et al., "Wnt Activation in Nail Epithelium Couples Nail Growth to Digit Regeneration," *Nature* 499, no. 7457 (2013): 228−32.

8. Joshua Mitteldorf, "Evolutionary Origins of Aging," in Gregory M. Fahy et al., eds., *The Future of Aging: Pathways to Human Life Extension* (Dordrecht: Springer, 2010).

9. Jerome Wodinsky, "Hormonal Inhibition of Feeding and Death in Octopus: Control by Optic Gland Secretion," *Science* 198, no. 4320 (1977): 948−51.

10. Valter D. Longo, Joshua Mitteldorf, and Vladimir P. Skulachev, "Programmed and Altruistic Ageing," *Nature Reviews Genetics* 6, no.11 (2005): 866−72.

11. 引自 2015 年 2 月 4 日对乔舒华·米特尔多尔夫的采访。

12. Catherine Clabby, "A Magic Number? An Australian Team Says It Has Figured Out the Minimum Viable Population for Mammals, Reptiles, Birds, Plants and the Rest," *American Scientist* 98 (2010): 24−25.

13. Curtis H. Flather et al., "Minimum Viable Populations: Is There a 'Magic Number' for Conservation Practitioners?" *Trends in Ecology & Evolution* 26, no. 6 (2011): 307−16.

14. 依据衰老的自适应理论，自杀基因适应于群体而非个体，目前我们仍不知晓究竟是什么进化机制导致群体选择的出现。Joshua Mitteldorf and John Pepper, "Senescence as an Adaptation to Limit the Spread of Disease," *Journal of Theoretical Biology* 260, no. 2 (2009): 186−95.

15. Diogo Meyer and Glenys Thomson, "How Selection Shapes Variation of the Human Major Histocompatibility Complex: A Review," *Annals of Human Genetics* 65, no. 1 (2001): 1−26.

16. 引自 2015 年 2 月 6 日对格兰尼斯·汤姆森的采访；Meyer and Thomson, "How Selection Shapes Variation of the Human Major

Histocompatibility Complex"。

17. Ajit Varki, "Human-Specific Changes in Siglec Genes," video lecture, CARTA: The Genetics of Humanness, April 9, 2011; Darius Ghaderi et al., "Sexual Selection by Female Immunity Against Paternal Antigens Can Fix Loss of Function Alleles," *Proceedings of the National Academy of Sciences* 108, no. 43 (2011): 17743–48.

18. Alasdair Wilkins, "How Sugar Molecules Secretly Shaped Human Evolution," io9, Oct. 10, 2011.

19. 引自 2015 年 2 月 9 日对阿吉特·瓦尔基的采访；Bruce Lieberman, "Human Evolution: Details of Being Human," *Nature*, July 2, 2008。

20. Kenneth D. Beaman et al., "Immune Etiology of Recurrent Pregnancy Loss and Its Diagnosis," *American Journal of Reproductive Immunology* 67, no. 4 (2012): 319–25.

21. Annie N. Samraj et al., "A Red Meat–Derived Glycan Promotes Inflammation and Cancer Progression," *Proceedings of the National Academy of Sciences* 112, no. 2 (2015): 542–47.

22. F. B. Piel et al., "Global Epidemiology of Sickle Haemoglobin in Neonates: A Contemporary Geostatistical Model-Based Map and Population Estimates," *The Lancet* 381, no. 9861 (Jan. 2013): 142–51.

23. Elinor K. Karlsson, Dominic P. Kwiatkowski, and Pardis C. Sabeti, "Natural Selection and Infectious Disease in Human Populations," *Nature Reviews Genetics* 15, no. 6 (2014): 379–93.

24. David J. Anstee, "The Relationship Between Blood Groups and Disease," *Blood* 115, no. 23 (2010): 4635–43.

25. Karlsson, Kwiatkowski, and Sabeti, "Natural Selection and Infectious Disease in Human Populations."

26. Anstee, "The Relationship Between Blood Groups and Disease."

27. Gregory Demas and Randy Nelson, eds., *Ecoimmunology* (New York:

Oxford University Press, 2012), 234.

28. Meyer and Thomson, "How Selection Shapes Variation of the Human Major Histocompatibility Complex."

29. Fincher and Thornhill, "Parasite-Stress Promotes In-Group Assortative Sociality."

30. McNeill, *Plagues and Peoples*, 91–92.

31. Fincher and Thornhill, "Parasite-Stress Promotes In-Group Assortative Sociality."

32. E. Cashdan, "Ethnic Diversity and Its Environmental Determinants: Effects of Climate, Pathogens, and Habitat Diversity," *American Anthropologist* 103 (2001): 968–91.

33. Carlos David Navarrete and Daniel M. T. Fessler, "Disease Avoidance and Ethnocentrism: The Effects of Disease Vulnerability and Disgust Sensitivity on Intergroup Attitudes," *Evolution and Human Behavior* 27, no. 4 (2006): 270–82.

34. Andrew Spielman and Michael d'Antonio, *Mosquito: The Story of Man's Deadliest Foe* (New York: Hyperion, 2002), 49.

35. Diamond, *Guns, Germs, and Steel*, 210–11.

36. Sonia Shah, *The Fever: How Malaria Has Ruled Humankind for 500, 000 Years* (New York: Farrar, Straus and Giroux, 2010), 41–43.

37. R. Thornhill and S. W. Gangestad, "Facial Sexual Dimorphism, Developmental Stability and Susceptibility to Disease in Men and Women," *Evolution and Human Behavior* 27 (2006): 131–44.

38. A. Booth and J. Dabbs, "Testosterone and Men's Marriages," *Social Forces* 72 (1993): 463–77.

39. Anthony C. Little, Lisa M. DeBruine, and Benedict C. Jones, "Exposure to Visual Cues of Pathogen Contagion Changes Preferences for Masculinity and Symmetry in Opposite-Sex Faces," *Proceedings*

of the Royal Society B: Biological Sciences 278, no. 1714 (2011): 2032–39.

40. Meyer and Thomson, "How Selection Shapes Variation of the Human Major Histocompatibility Complex."

41. Margaret McFall-Ngai et al., "Animals in a Bacterial World, a New Imperative for the Life Sciences," *Proceedings of the National Academy of Sciences* 110, no. 9 (2013): 3229–36; Gerard Eberl, "A New Vision of Immunity: Homeostasis of the Superorganism," *Mucosal Immunology* 3, no. 5 (2010): 450–60.

42. John F. Cryan and Timothy G. Dinan, "Mind-Altering Microorganisms: The Impact of the Gut Microbiota on Brain and Behaviour," *Nature Reviews Neuroscience* 13, no. 10 (2012): 701–12.

43. McGowan, "How Life Made the Leap from Single Cells to Multicellular Animals."

44. F. Prugnolle et al., "Pathogen-Driven Selection and Worldwide HLA Class I Diversity," *Current Biology* 15 (2005): 1022–27.

45. Kenneth Miller, "Archaeologists Find Earliest Evidence of Humans Cooking with Fire," *Discover*, May 2013.

46. Christopher Sandom et al., "Global Late Quaternary Megafauna Extinctions Linked to Humans, Not Climate Change," *Proceedings of the Royal Society B: Biological Sciences* 281, no. 1787 (June 4, 2014).

第十章 追踪下一场传染病

1. Saeed Ahmed and Dorrine Mendoza, "Ebola Hysteria: An Epic, Epidemic Overreaction," CNN, Oct. 20, 2014.

2. Reuters, "Kentucky Teacher Resigns Amid Parents' Ebola Fears: Report," *The Huffington Post*, Nov. 3, 2014; Olga Khazan, "The

Psychology of Irrational Fear," *The Atlantic*, Oct. 31, 2014; Amanda Terkel, "Oklahoma Teacher Will Have to Quarantine Herself After Trip to Ebola-free Rwanda," *The Huffington Post*, Oct. 28, 2014; Amanda Cuda and John Burgeson, "Milford Girl in Ebola Scare Wants to Return to School," www.CTPost.com,Oct.30,2014.

3. Matt Byrne, "Maine School Board Puts Teacher on Leave After She Traveled to Dallas," *Portland Press Herald*, Oct. 17, 2014.

4. Ahmed and Mendoza, "Ebola Hysteria"; CDC, "It's Turkey Time: Safely Prepare Your Holiday Meal," Nov. 25, 2014.

5. Khazan, "The Psychology of Irrational Fear."

6. Jere Longman, "Africa Cup Disrupted by Ebola Concerns," *The New York Times*, Nov. 11, 2014; "The Ignorance Epidemic," *The Economist*, Nov. 15, 2014.

7. Eyder Peralta, "Health Care Worker on Cruise Ship Tests Negative for Ebola," NPR, Oct. 19, 2014.

8. "'Ebola' Coffee Cup Puts Plane on Lockdown at Dublin Airport," RT. com, Oct. 30, 2014.

9. "Ottawa's Ebola Overkill," *The Globe and Mail*, Nov. 3, 2014.

10. Drew Hinshaw and Jacob Bunge, "U. S. Buys Up Ebola Gear, Leaving Little for Africa," *The Wall Street Journal*, Nov. 25, 2014.

11. Katie Helper, "More Americans Have Been Married to Kim Kardashian than Have Died from Ebola," *Raw Story*, Oct. 22, 2014.

12. H. Rhee and D. J. Cameron, "Lyme Disease and Pediatric Autoimmune Neuropsychiatric Disorders Associated with Streptococcal Infections (PANDAS): An Overview," *International Journal of General Medicine* 5 (2012): 163–74.

13. Jennifer Newman, "Local Lyme Impacts Outdoor Groups and Businesses," and Zameena Mejia, "On the Trail of De-Railing Lyme," Tick Talk,

State University of New York at New Paltz, 2014.

14. Maria G. Guzman, Mayling Alvarez, and Scott B. Halstead, "Secondary Infection as a Risk Factor for Dengue Hemorrhagic Fever/Dengue Shock Syndrome: An Historical Perspective and Role of Antibody-Dependent Enhancement of Infection," *Archives of Virology* 158, no. 7 (2013): 1445–59; "Dengue," CDC website, June 9, 2014.

15. Sean Kinney, "CDC Errs in Levels of Dengue Cases in Key West," *Florida Keys Keynoter*, July 17, 2010.

16. Sean Kinney, "CDC Stands by Key West Dengue-Fever Report," *Florida Keys Keynoter*, July 28, 2010.

17. Denise Grady and Catharine Skipp, "Dengue Fever? What About It, Key West Says," *The New York Times*, July 24, 2010.

18. Bob LaMendola, "Broward Woman Gets Dengue Fever on Key West Trip," *Sun-Sentinel*, July 30, 2010.

19. "Woman in Florida Diagnosed with Cholera," CNN, Nov. 17, 2010; "Cholera, Diarrhea and Dysentery Update 2011 (23): Haiti, Dominican Republic," ProMED, July 26, 2011; Juan Tamayo, "Cholera Reportedly Kills 15, Sickens Hundreds in Eastern Cuba," *The Miami Herald*, July 6, 2012; Fox News Latino, "Puerto Rico: Cholera, After Affecting Haiti and Dominican Republic, Hits Island," July 5, 2011; "Shanty Towns and Cholera," editorial, *The Freeport News*, Nov. 15, 2012.

20. "Why Pandemic Disease and War are So Similar," *The Economist*, March 28, 2015.

21. Deborah A. Adams et al., "Summary of Notifi able Diseases—United States, 2011," *MMWR* 60, no. 53 (July 5, 2013): 1–117.

22. Stephen S. Morse, "Public Health Surveillance and Infectious Disease Detection," *Biosecurity and Bioterrorism* 10, no. 1 (2012): 6–16.

23. Baize, "Emergence of Zaire Ebola Virus Disease in Guinea."

24. Norimitsu Onishi, "Empty Ebola Clinics in Liberia Are Seen as Misstep in US Relief Effort," *The New York Times*, April 11, 2015.

25. 引自 2012 年 1 月在香港地区对潘烈文的采访。

26. Karen J. Monaghan, "SARS: Down but Still a Threat," in Institute of Medicine, *Learning from SARS: Preparing for the Next Disease Outbreak* (Washington, DC: National Academies Press, 2004), 255.

27. Erin Place, "In Light of EEE Death, County Opts to Spray," *The Palladium-Times*, Aug. 16, 2011.

28. 引自 2014 年 6 月 6 日对伊凡·盖顿的采访。

29. Aleszu Bajak, "Asian Tiger Mosquito Could Expand Painful Caribbean Virus into U. S.," *Scientific American*, Aug. 12, 2014; Pan American Health Organization, "Chikungunya: A New Virus in the Region of the Americas," July 8, 2014.

30. Charles Kenny, "The Ebola Outbreak Shows Why the Global Health System Is Broken," *BusinessWeek*, Aug. 11, 2014; Kus, "New Delhi Metallo-ss-lactamase-1"; 引自对裴伟士的采访; Davis, *The Monster at Our Door*, 112.

31. 引自 2012 年 1 月对潘烈文的采访。

32. USAID, "Emerging Pandemic Threats: Program Overview," June 2010.

33. Martin Cetron, "Clinician-Based Surveillance Networks Utilizing Travelers as Sentinels for Emerging Infectious Diseases," International Conference on Emerging Infectious Diseases, Atlanta, GA, March 13, 2012.

34. 引自 2013 年 7 月 31 日对詹姆斯·威尔逊的采访; Wolfe, *The Viral Storm*, 213; Rodrique Ngowi, "US Bots Flagged Ebola Before Outbreak Announced," Associated Press, Aug. 9, 2014。

35. 引自对詹姆斯·威尔逊的采访; Wolfe, *The Viral Storm*, 195, 213; Ngowi, "US Bots Flagged Ebola Before Outbreak Announced"; David Braun, "Anatomy of the Discovery of the Deadly Bas-Congo Virus,"

National Geographic, Sept. 27, 2012。

36. Gina Kolata, "The New Generation of Microbe Hunters," *The New York Times*, Aug. 29, 2011; Jan Semenza, "The Impact of Economic Crises on Communicable Diseases," International Conference on Emerging Infectious Diseases, Atlanta, GA, March 12, 2012.

37. Larry Brilliant, "My Wish: Help Me Stop Pandemics," TED, Feb. 2006.

38. 引自对彼得·达斯扎克的采访。

39. Walsh, "Emerging Carbapenemases."

40. Alex Whiting, "New Pandemic Insurance to Prevent Crises Through Early Payouts," Reuters, March 26, 2015.

41. 引自对詹姆斯·威尔逊的采访。

42. Christopher Joyce, "Cellphones Could Help Doctors Stay Ahead of an Epidemic," *Shots*, NPR's Health Blog, Aug. 31, 2011.

43. Pan American Health Organization, "Epidemiological Update: Cholera," March 20, 2014.

44. 不仅贝尔安斯遭受运营不善的援助项目的影响，整个海地都在遭受类似的问题。根据 2012 年一份调查显示，海地超过三分之一的水井由援助组织修建，其中大部分都年久失修且已被粪便细菌污染。我回到太子港后遇到了一个英国年轻人，他自豪地谈起他用自己的信托基金在当地一所小学里修建了厕所。且不说正在全国肆虐的霍乱疫情，以及海地人持续生活在充满排泄物的环境中这一明显的现实状况，这个英国小伙子也没考虑到他支持修建的厕所究竟该怎么处理里面的排泄物。当我问他这个问题时，他顿了一下。"可能是排到河里吧，"他最终说，"和其他人一样！"参见 Jocelyn M. Widmer et al., "Water-Related Infrastructure in a Region of Post-Earthquake Haiti: High Levels of Fecal Contamination and Need for Ongoing Monitoring," *The American Journal of Tropical Medicine and Hygiene* 91, no. 4 (Oct. 2014): 790–97。

● 致谢

在写作本书的过程中，我从许多人那儿获取了资料信息，无论是卫生设施工程师和考古学家，还是遗传学家和流行病学家，这些人有一个共通之处，就是愿意跟一个突然造访的科学记者谈天说地。虽然我在书里仅直接引用了他们中几个人的话，但他们都对这本书的写作提供了很大的帮助。没有他们的慷慨相助，这本书难以写成。

若没有形形色色的个人和机构帮助，我过去6年间的研究和报道也难以为继。普利策危机报道中心不仅资助了我的报道行程，还把我对1832年纽约市霍乱疫情和2010年太子港霍乱疫情的报道转化成了一个炫目的可视化交互项目（"绘制霍乱地图"，见 choleramap.pulitzercenter.org）。这个平行呈现出两场疫情的项目，着重突出了霍乱大流行迅速传播的过程，也令我对疾病大流行的社会和政治根源有了更加明确的理解。危机报道中心的彼得·索伊尔、丹·麦卡利、娜塔莉·爱普尔怀特、扎克·柴尔德、乔恩·索伊尔和团队其他人，让这个项目落地。无国界医生组织的奥利弗·舒尔茨和伊凡·盖顿是在一线抗击疫情的英雄，他们在多个大洲克服了当地的技术和官僚障碍，让我得以使用他们收集到的关于海地霍乱疫情的数据。兰迪·胡特·爱泼斯坦、马修·卡岑、斯蒂芬·罗马留斯基、唐·博伊斯等人也为我提供了至关重要的帮助；纽约医学院主办了一场与这个项目和我这本书相关的公共活动。

纽约州立大学新帕尔兹分校的吉姆·奥特维、玛丽·奥特维和丽莎·菲利普斯给了我一个新闻学荣誉教授的职位，让我教授一门关于传染病调查的课程。长达一个学期的针对莱姆病的合作调查项目，让我对这个难以理解的跨物种传播疾病有了基本的认识。我要感谢他们三位，也感谢我的学生，他们的认真勤勉使这门课能顺利结束。TEDMED的纳西姆·阿瑟菲和她的同事给我提供了一个闪亮的舞台，让我有机会表达我对疾病大流行的看法以及人类对大流行的理解。乔迪·所罗门及其同事让我有机会将这本书里的材料传递给全国上下关注这个问题的观众。

我欠《法国世界外交论衡月刊》前记者菲利普·里维埃尔一个很大的人情，他不仅绘制了刊载在刊物上的漂亮地图，还为本书提供了重要的反馈。来自我的好朋友迈克尔·马克利，我的父母哈斯木克·沙阿医生、汉莎·沙阿医生所做的有见地的评价，也极大地提升了本书的品质。我还要感谢戴维·菲斯曼，愿意花费时间阅读本书的初稿，以及迈克尔·奥勒森、陈道、特伦特·杜菲，他们也给了我有用的评论意见。弗朗西斯·波特金在海地一路陪伴我，让这趟原本艰难的旅程变得轻松些许；感谢詹妮弗·巴伦吉在我写完一稿又一稿时耐心聆听我的抱怨。本书的写作参考了《科学美国》《耶鲁环境 360》《外交事务》《大西洋月刊》《法国世界外交论衡月刊》等报刊刊发的流行病相关报道文章。戴维·菲斯曼和阿什莉·图伊特将霍乱沿伊利运河传播的故事捋清了脉络，而且与我分享了各种数据。广州的苏冬霞（音）、新德里的丽塔·寇可西和太子港的希恩·鲁本斯·基恩·萨克拉为我提供了很棒的后勤支持。凯瑟琳·冈瑟是可靠的研究助手。

我要感谢我亲爱的经纪人夏洛特·希迪，她始终如一地给予我支持，还要感谢我的编辑莎拉·克里奇顿以及法勒、施特劳斯和吉鲁出版社（FSG）的其他朋友，在大家的努力下，这本书才能够出版面世。最后，我要感谢马克·布尔默和我的两个儿子 Z、K，感谢他们在我的报道与写作生涯中一直给予的支持。

索引

（索引中的页码为原书页码，即本书边码）